U0145331

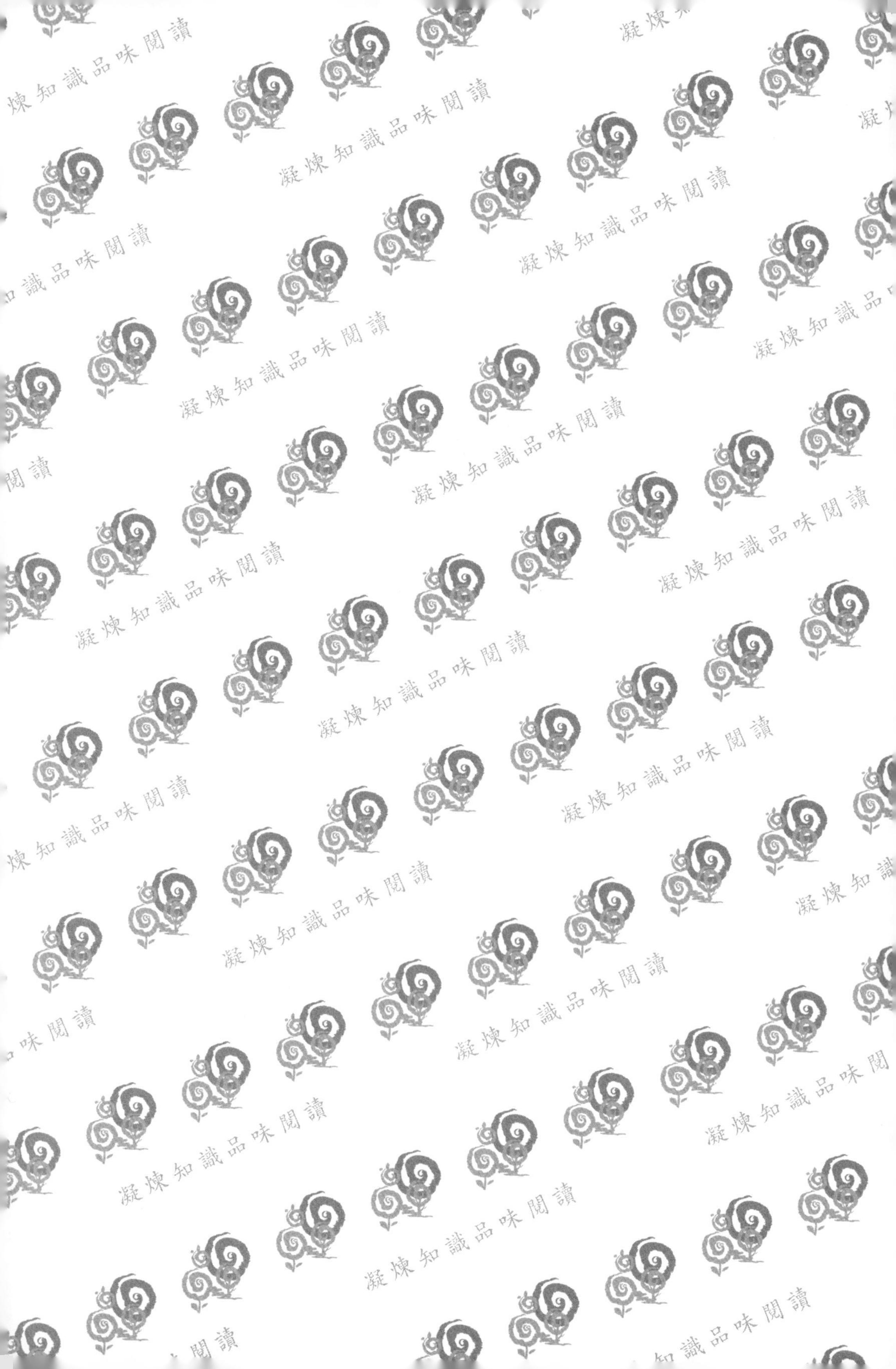

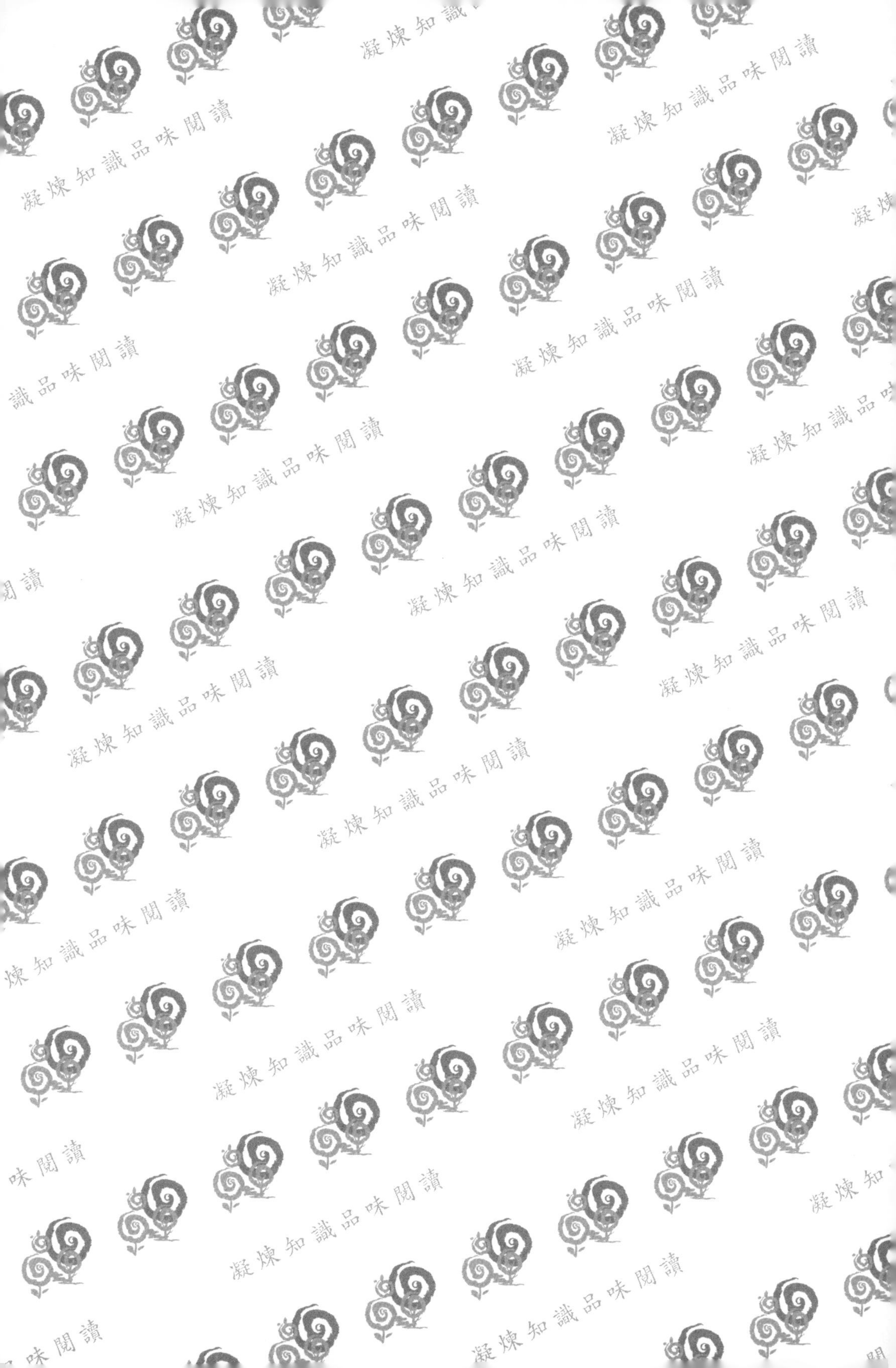
凝煉知識品味閱讀

圖解系列

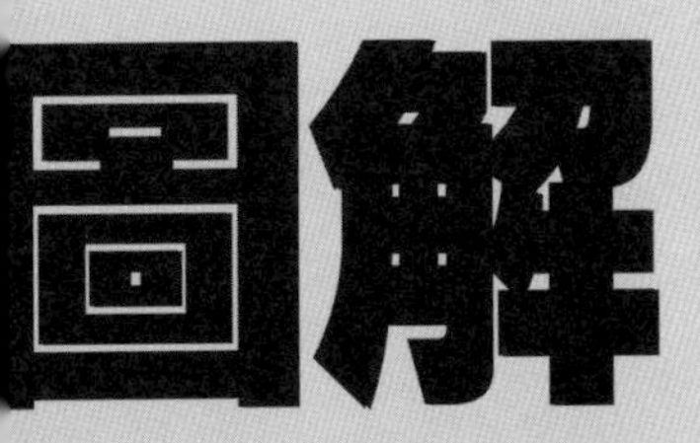

五南圖書出版公司 印行

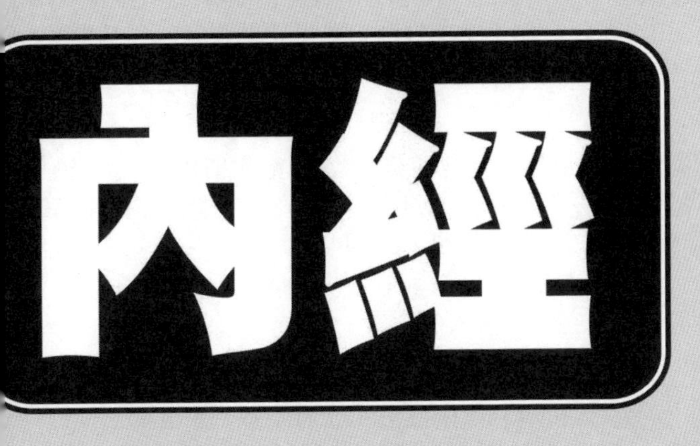

# 圖解內經

第三版

李家雄／著

閱讀文字

理解內容

觀看圖表

圖解讓內經更簡單

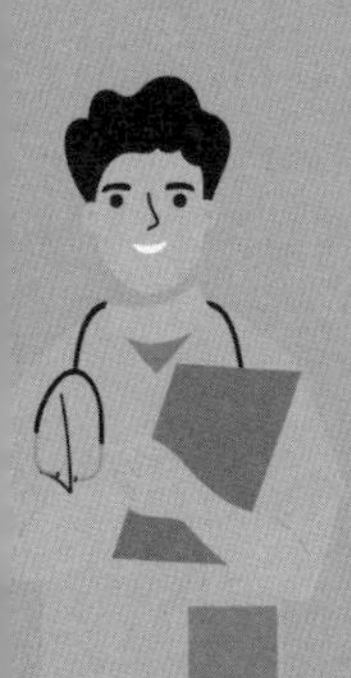

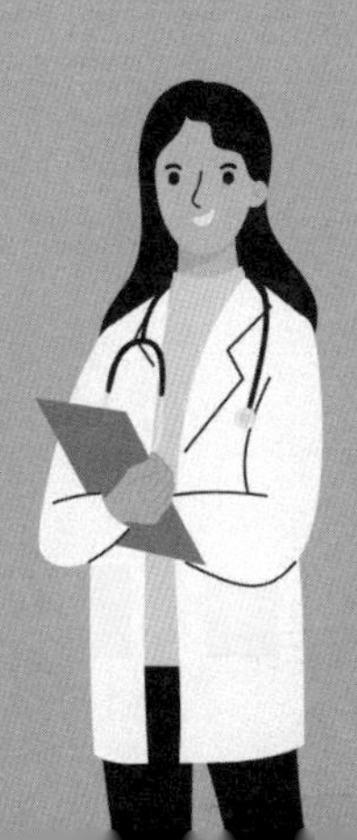

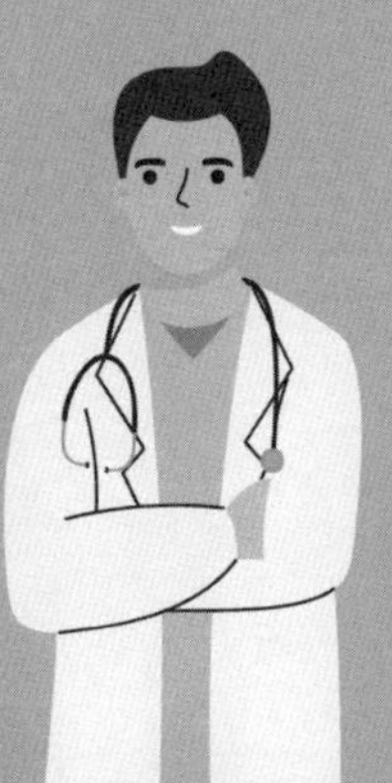

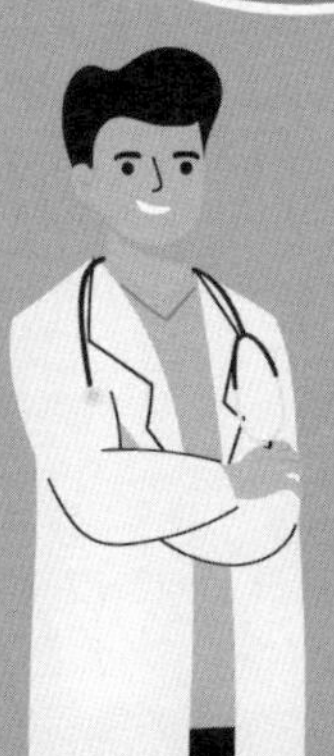

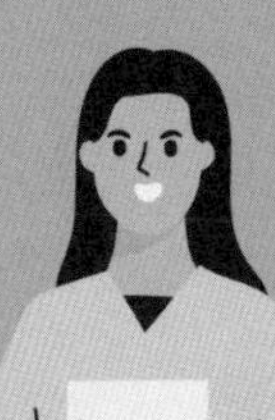

# 推薦序一

《黃帝內經》有云：「望而知之，謂之神！」為什麼古人習醫要跟在師父身邊數年，甚至十年以上？原因就是中醫對疾病的診斷方法中，「望診」是最深奧，也是最難學習的。

中醫認為五官與身體的五臟健康息息相關。五官氣色之好壞透露出人體健康的蛛絲馬跡。因此，醫者診察病人，首先要觀察其眼神和臉色。人體五臟六腑的精華之氣都要上注於目，有人眼神銳利，有人眼神柔和，還有人眼神遲滯。另外，《論語・為政篇》亦云：「視其所以，觀其所由，察其所安，人焉廋哉！人焉廋哉！」由此可知，一位高明的醫者同時也是一位精於閱人的智者。

李家雄醫師行醫數十年，經驗、閱歷為醫界翹楚。本書中深入淺出地運用中醫望診的知識與技巧，重點講述通過望診來測試健康狀況。如何望神、望形體、望頭頸、望眼、望耳、望鼻、望口腔、望舌、望手、望足等，大致掌握五臟六腑的健康狀況，了解人體內發生的變化，判斷人體是否患病及所患疾病的情況，以便及早進行診治。

最後，希望藉由李醫師在本書中的經驗分享，能讓正在閱讀的您更清楚自己的「身體語言」。

財團法人藥害救濟基金會董事長　**林水龍**

# 推薦序二

認識李醫師已超過二十五年，當年是在學長曾國烈醫師及學弟王國書醫師的推薦下至李醫師的中醫診所實習，經過一段時間感受到原來中醫可以這麼用，見李醫師諸多望診書籍的驚喜，老祖宗的東西可以這樣動，如經脈操練功法，我著實獲益良多。

這本書接續並累積老師一貫的臨床心得與人生體悟，不但對於臨床中醫師可開啟另一扇門，對一般讀者更是可以好好研讀與運用的生活好工具書。

衛生福利部朴子醫院院長　蔡宗龍

# 序

**《圖解內經》讓我有機會更仔細研讀《黃帝內經》（以下簡稱《內經》）。《內經》的第一篇是〈上古天真論〉，最後一篇是〈癰疽論〉，癰疽就是癌症腫瘤，而現代人每 4人就有1人罹患癌症，其重要性由此可知；另外，從「上古天真」到「癰疽」最令人矚目的章節是「順氣一日分為四時」與「九宮八風」，內容談論天文地理及氣象醫學。在第二次世界大戰後，德國才有氣象醫學報告，相對之下，《內經》「資源」豐富不在話下。**

《圖解內經》分 6 大章：第 1 章陰陽五行學說；第 2 章臟象學說；第 3 章經絡學說；第 4 章病因病機學說；第 5 章病證、診斷、治療；第 6 章養生學說。

《圖解內經》提醒人們，平時知道而忽略的「生命」點滴。《內經》共 162 篇，筆者以《內經》臨床經驗有 30 多年，加上參考日耳曼民族近代的氣象醫學報告、大和民族的考古學、人類學趣味部分，來考證中華民族數千年的醫學文化資源。其中，最珍貴的漢朝馬王堆出土一號、三號漢墓，搜集的養生資料彌足珍貴，這些是西元前 100 到 200 年的實物，也有近代人皆知的〈易筋經〉、〈八段錦〉、〈五禽戲〉相關的導引、帛書 44 式。《圖解內經》是筆者研讀《內經》、《身體觀察》、《骨科實習手冊》、《用氣象讀身體》、《呼吸器學》、《日本人の骨》、《傷寒論》、《醫方集解》、《本草備要》，再三淬鍊的心得點滴。筆者 1 年寫了 30 萬字，刪掉 14 萬字。

從國考內經的考情分析，了解「**《內經》出題的方向，就是要重點原文背超熟**」，筆者背誦《內經》30 多年，每天清晨必背全書篇名，例如：〈經脈〉篇……。歷年考題在全書 162 篇中，占 51 篇（素問 32 篇，靈樞 19 篇），目前大部分考生已大多準備到 63 篇，因為基礎題部分出題範圍涵蓋越來越廣，雖然背誦有分數，理解不夠也難以得分。臨床變化題，趨向要拿到分數，一定要原文背誦很熟，才能推敲。從目前《內經》在市面上的需求，看到不爭的事實：確實有些《內經》部分內容混淆不清，或是不合乎時代潮流，因此內容需要越來越實用化、現代化。

筆者用了 30 多年背誦《內經》經文，除了〈經脈〉篇實用外，〈五色〉篇、〈五閱五使〉篇、〈陰陽二十五人〉篇、〈逆順肥瘦〉篇、〈本藏〉篇、〈瘦夭剛柔論〉、〈通天〉篇、〈師傳〉篇、〈方盛衰論〉、〈淫邪發夢〉篇、〈論疾診尺〉篇……，幾乎不會出題，至少以前幾乎都沒有出題。(除了〈本藏〉篇)

〈欬論〉、〈痿論〉、〈厥論〉、〈痺論〉、〈風論〉、〈熱論〉、〈水熱穴論〉、〈骨空論〉……是考題必然出現的臨床篇章，也是最具實用價值的。有些內容必須去蕪存菁，所以筆者精挑篇章，細選經文，來精雕細鑿。

筆者試著要求自己，想著讀者對《內經》的需求，來寫《圖解內經》。所以，筆者分析《內經》的精神有二個面向：

（一）對外：覽觀雜學（分而論之）及於比類（參而合之）通合道理（素問 76 示從容論）——博學、審問、慎思、明辨、篤行，各篇章獨立，又互相交流融合。

（二）對內：藏之臟腑，每旦讀之（素問 19 玉機真藏論）——趁每天早上，我們思路最清楚的時候，默而識之，學而不厭，好好下功夫背誦。

筆者撰寫《圖解內經》，是從中醫師國考的立場出發，薪傳之際，更是點滴在心頭。因為有了馬光亞老師的「八蝦」與「深入靈素」(時年 75 歲）的啟發，讓我在這 30 多年來，和妻子郭月英老師（「郭老師養生料理」創辦人）不敢絲毫忘懷。因為有馬老師的舉一隅，才有我們今日的三隅反，所以至今仍銘感五內。

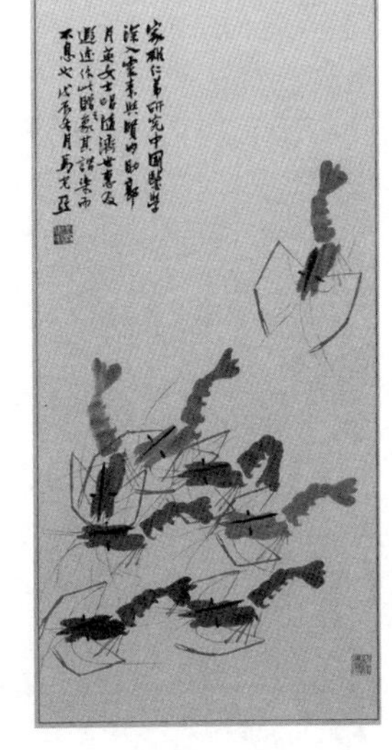

**李家雄**
金山南路診所

目錄 CONTENTS

序

## 第1章　陰陽五行學說



## 第2章　臟象學說

## 第3章　經絡學說

目錄 CONTENTS



## 第4章　病因病機學說

## 第5章　病證、診斷、治療

目錄 CONTENTS

## 第6章　養生學說

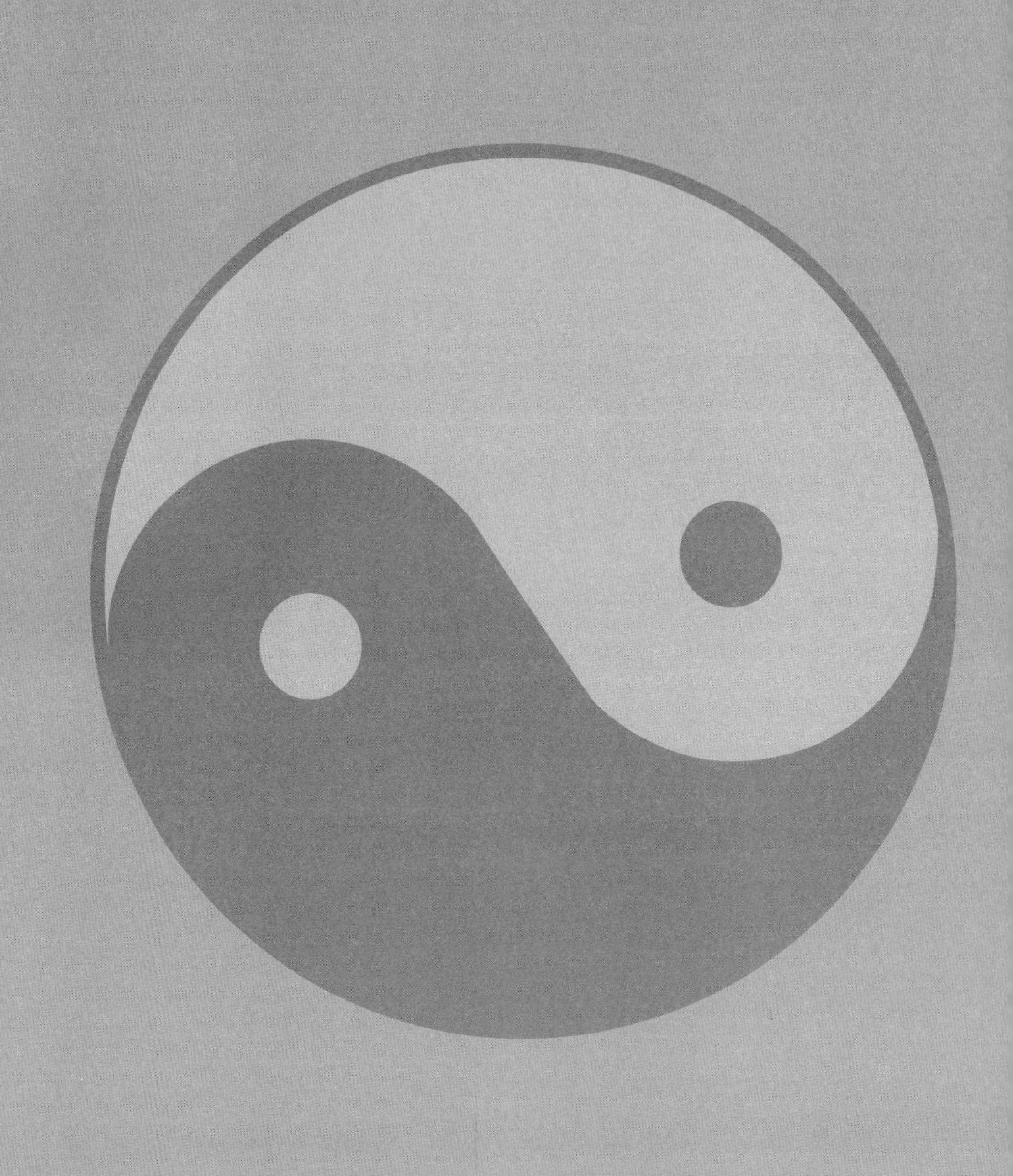

# 第1章
# 陰陽五行學說

金匱真言論（素問4）
1-1　動脈陽剛，靜脈陰柔
1-2　養精蓄銳的時刻（Timing ）
陰陽應象大論（素問5）
1-3　味形氣精化人生
1-4　心肝寶貝巨闕穴與期門穴
1-5　暮春者與心血管石灰化
陰陽離合論（素問6）
1-6　厲鬼兌現
陰陽別論（素問7）
1-7　崑崙山高歌一曲
陰陽清濁（靈樞40）
1-8　清者自清——太淵穴，濁者自濁——足三里
陰陽繫日月（靈樞41）
1-9　橫膈膜吸氣，盆膈膜呼氣

# 1-1 動脈陽剛，靜脈陰柔

**西方醫學是哪裡有問題，就從哪裡下手**。頭痛找腦神經內科，喉痛找耳鼻喉科，把人體區分成各個獨立的器官組合體，心臟是心臟，肝臟是肝臟。而《內經》要醫師診斷出實虛，再捫經循絡，找出阻塞不通的部分，施以針灸及湯藥療法，或導引按蹻，病人**往往在治療 A 的表象問題下，連 B 的長年痼疾也一併治好了**。

常見糖尿病的「**截肢**」多見於下肢（**病陰中之陰**），就是陰中之陰受損日久造成，即股動脈（**陰中之陽**）輸出不良，股靜脈（**陰中之陰**）回流也不良，末梢血管栓塞壞死。現代**臟器移植**越來越進步，肝臟、腎臟和心臟是最常見的案例，肺臟的移植比例也日漸增多。據歐美統計（Augarten A.et al;Reversal of digital clufling after lung transplantation in cystic fibrosis patients Pediatr Pulmonol.34:378-380,2002），肺臟移植患者，移植前手指的杵狀指現象，在手術後半年到 2 年，指甲都會恢復正常，意謂著肺臟嚴重梗塞（Chronic Obstructive Pulmonary Disease, COPD）等（**病陽中之陰**）非移植手術無法存活時，肱動脈（**陽中之陽**）到末梢的動脈也不良，回流的肱靜脈（**陽中之陰**）也差，才會造成杵狀指；在移植手術後，從肺靜脈輸送氧氣（$O_2$）回心臟呈現正常狀態，而整個心臟運作也是如此，讓肱動脈與肱靜脈恢復正常化，所以手指末梢的杵狀指也因此而改善。

心臟的主動脈輸出、入主四肢，肱動脈入上肢，股動脈入下肢，所以心臟衰竭或接近衰竭的人，會出現心臟無力，常會感到困擾。最先出現的症狀，就是四肢無力、懶得動，心臟結構加速老化，至於衍生的疾病或致死的病症則因人而異。然而脾主四肢，以上的症狀可視為脾造血不理想，所以四肢無法擁有心臟輸出的優質血液（脾臟將老廢紅血球分解成膽紅素，膽紅素 80% 來自老廢紅血球，心主血，脾臟血，肝統血是也。）。

**小博士解說**

心臟過度陰柔，可能出現主動脈瓣逆流，就是主動脈瓣閉鎖不全，血流的路徑變大，理論上血液更方便出去，但因為心臟無力，血液不能順利的出去，所以血液逆流，可見到末梢動脈如橈動脈出現大脈與速脈。近來因生活習慣病的蔓延與高齡化社會的來臨，病患數目與日俱增，類風濕性主動脈瓣逆流持續慢性發炎的結果，是主動脈瓣尖纖維化，反覆地瘢痕病著造成。

心臟過度陽剛，有可能開始出現主動脈瓣狹窄，剛開始有一段時間不會有任何症狀，因為左心室抗壓負荷的適應度很大，可見到末梢動脈如橈動脈出現小脈與遲脈。即使高度的主動脈狹窄也一樣，但是，一旦出現症狀，預後多不良。

## 五臟應五時各有收受損益

| 風 | 季節 | 病灶（主要感應穴區） | 和諧狀態 | 部位 | 主要感應肢體與生命態度 | 陰陽相應五臟 |
|---|---|---|---|---|---|---|
| 東 | 春 | 肝俞 | 安魂好臥，心情愉快 | 頭頸項 | 頭腦、生命理念 | 陰中之陽（少陰）肝臟 |
| 南 | 夏 | 心俞 | 安心開心、和顏悅色 | 胸內臟 | 胸腔功能、胸懷 | 陽中之陽（太陽）心臟 |
| 西 | 秋 | 肺俞 | 氣魄足，行動果敢乾脆 | 肩背 | 行事風格、責任 | 陽中之陰（少陽）肺臟 |
| 北 | 冬 | 腎俞 | 精氣強，表情神采奕奕 | 腰股四肢 | 腹腔功能、肚量 | 陰中之陰（太陰）腎臟 |
| 中央 | 為土 | 脾俞 | 脾氣好、腦子清楚 | 脊 | 壽命、生活智慧 | 陰陽和平脾臟 |

## 陰陽互動

清陽（上竅—頭面七竅）

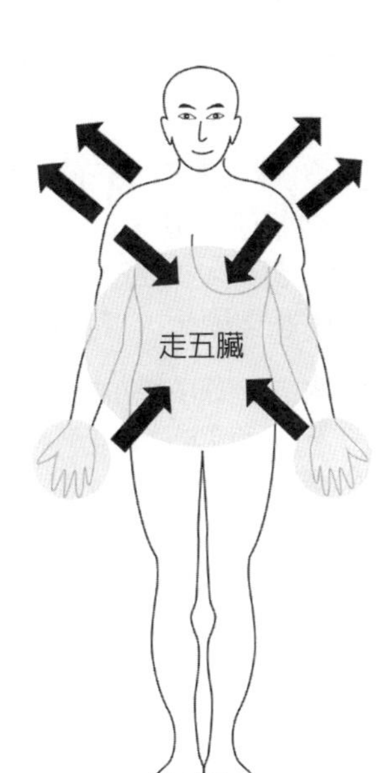


濁陰 （下竅—下腹部二竅）
肺含氣（氧氣）最多為魄，肝含血最多為魂

臍以上為天，呼吸消化吸收；臍以下為地，排泄

## 四氣的上下變化

| 四氣 | 上下變化 |
|---|---|
| 寒氣 | 下凝，以生濁陰 |
| 濁氣 | 不下而在上必䐜脹 |
| 熱氣 | 上散，以生清陽 |
| 清氣 | 不上而在下必飧泄 |

# 1-2 養精蓄銳的時刻（Timing）

「冬病在陰，夏病在陽，春病在陰，秋病在陽。」春脈弦、夏脈鉤、秋脈毛、冬脈石（四經應四時），血管的大小粗細張縮，會受氣候溫度影響，**夏天暑熱脈管多放鬆而呈鉤狀，冬天寒冷脈管多緊縮而如石**，室內的空調溫度及人們的穿著也會影響。相對而言，股動脈（下肢屬陰）比肱動脈（上肢屬陽）粗大，腹股溝（氣街）的脈診比腋下（極泉）更明顯更強，是手腳陰陽的互動。

《內經》在節氣與時辰及經脈上有一套實用的理論系統，所以醫師在用藥上也較能掌握與提高診斷的效益，如內傷與虛勞，都是傷損過耗臟腑機能。患者早期的飲食與睡眠狀況可作解析，進而提早調理，減少中風或再中風的機率。事實上，現代西醫也有用此套理論來實施打針用藥。

**下午三時至下午十一時，包括申、酉、戌、亥等四時辰**，膀胱、腎，心包、三焦經脈，此階段的情緒與精神，若很累或情緒很不穩，都是過度耗損臟腑元氣造成的，所以腎與三焦經脈與原氣關係最親密。在這八小時，是人體的「**收斂**」時間（**秋病在陽**）；若是中午過後，又是本態性高血壓患者，一定要注意休息、保養，才不會中風。

人在午睡後應該會神采奕奕，如果不是，就是飲食缺乏營養，或是生活步調有問題。**下午十一時至上午七時，包括子、丑、寅、卯等四時辰**，屬膽、肝、肺、大腸經脈，內傷愈嚴重的人，此「**蓄臓**」時間（**冬病在陰**），必然睡不安穩，如本態性高血壓患者，多已有動脈粥狀樣硬化，或慢性腎臟病等症狀。

防治中風，需注意人腦在缺氧和缺乏葡萄糖的狀況下，非常敏感；日常活動與飲食習慣，會對腦部產生影響，如果我們好好規劃和調整作息，都可改善腦缺氧所帶來的四肢功能不良及焦慮疲憊。

**小博士解說**

《傷寒論》六條經文中，述及六經的欲解時辰：

125 太陽病，欲解時辰，從巳至未上。

213 陽明病，欲解時辰，從申至戌上。

244 少陽病，欲解時辰，從寅至辰上。

259 太陰病，欲解時辰，從亥至丑上。

305 少陰病，欲解時辰，從子至寅上。

345 厥陰病，欲解時辰，從丑至卯上。

欲解時辰，就是各經最強勢的時辰，十二時辰中最重要的時辰是「寅」（3am~5:00），它是少陰病、厥陰病、少陽病三病的欲解時辰。

三魂七魄，魂屬肝，丑時：關丑（蛇尾），魄屬肺，寅時：開寅（虎頭）。

一般人睡眠時間是 9:00pm~7:00am（亥子丑寅卯）；正常美容時間是 11:00pm~5:00am（子丑寅）；睡得最深沉多是 3:00am~5:00am（寅）。

## 四季、天紀、地化、溫度、動作、五官

| 四季 | 春 | 夏 | 秋 | 冬 |
|---|---|---|---|---|
| 天紀 | 風 | 暑 | 燥 | 寒 |
| 地化 | 生 | 長 | 收 | 藏 |
| 溫度 | 溫 | 熱 | 涼 | 寒 |
| 動作 | 微動 | 多動 | 少動 | 不動 |
| 五官 | 眼睛（看） | 舌（談、吃、喝） | 鼻（嗅） | 耳（聽聞） |

## 內外相應的五臟功能系統表

| 自然界 | | | | 陰陽 | 人體 | | | | | | | | | | |
|---|---|---|---|---|---|---|---|---|---|---|---|---|---|---|---|
| 五方 | 五時 | 五氣 | 生化 | 五行 | 五臟 | 五腑 | 五體 | 五官 | 五華 | 五色 | 五音 | 五聲 | 五味 | 五志 | 變動 |
| 東 | 春 | 風 | 生 | 木 | 肝 | 膽 | 筋 | 目 | 爪 | 青 | 角 | 呼 | 酸 | 怒 | 握 |
| 南 | 夏 | 熱 | 長 | 火 | 心 | 小腸 | 脈 | 舌 | 面 | 赤 | 徵 | 笑 | 苦 | 喜 | 擾 |
| 中 | 長夏 | 濕 | 化 | 土 | 脾 | 胃 | 肉 | 口 | 唇 | 黃 | 宮 | 歌 | 甘 | 思 | 噦 |
| 西 | 秋 | 燥 | 收 | 金 | 肺 | 大腸 | 皮毛 | 鼻 | 毛 | 白 | 商 | 哭 | 辛 | 悲 | 咳 |
| 北 | 冬 | 寒 | 藏 | 水 | 腎 | 膀胱 | 骨髓 | 耳 | 髮 | 黑 | 羽 | 呻 | 鹹 | 恐 | 慄 |

## 內外相應的五臟功能系統表

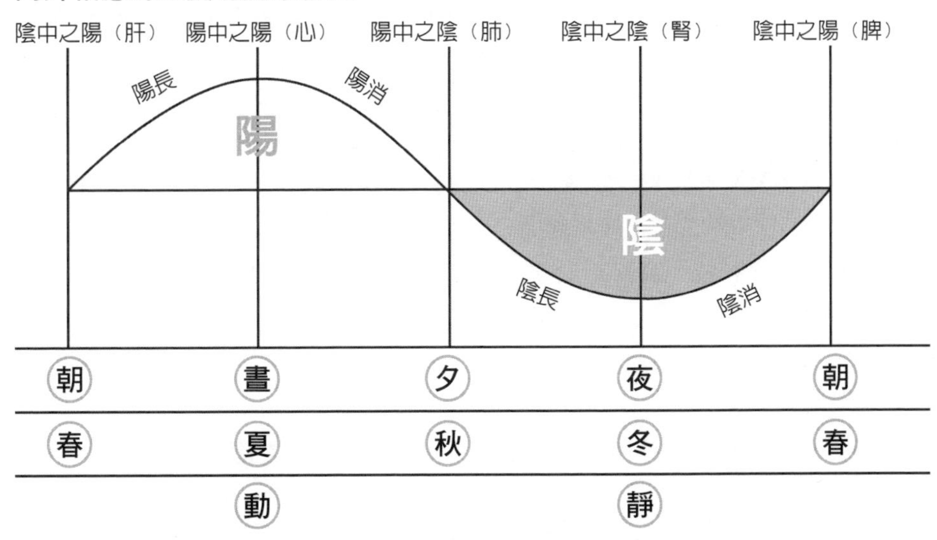


一日分為四時，陰中有陰，陽中有陽

# 1-3 味形氣精化人生

**陰陽者天地之道，萬物之綱紀，變化之死，生殺之本始，神明之腑**。天地之化，都在化學元素的循環變化中，諸多的化學元素中，最能代表天地變化，首推氮（陰）與碳（陽）萬化之生殺萬化，氮與碳如水火不容，各司其職，更似水火既濟，共襄生命大業，碳與氮的循環，開啟生命的源頭。

## 陽化氣，陰成形

陽化萬物之氣，主生成、化生力量，可比碳之循環，經陽光、空氣、水，由植物引入生物體間，合成碳水化合物，提供生命活動、生存能量。陰成萬物之形，主成長、構成形體，可比氮之循環，經微生物引入生物體間，成為構成有機體架構之蛋白質及遺傳物質 DNA。

### （一）陰味：氮（N）在空氣中

「陰成形」：陰成菌物之形，主生長，構成形體：

1. 經過雷電及固氮菌引入生命（春生）
2. 經食物鏈周轉於微生物和動物之間（夏長）
3. 再以**排泄物（屎）**及死亡之有機質的型態回歸土壤（秋收）
4. 經微生物代謝回復氮氣重回大氣中（冬藏）

### （二）陽氣

**碳（C）由植物的光合作用與水合成碳水化合物**，同樣經食物鏈在動植物間傳遞，提供生物體存活能量，最後經**呼吸作用**，回復二氧化碳型態回歸大氣。陽化氣，陰成形，「陽化氣」——陽化萬物之氣，主生成，化生力量。

**味歸形，形歸氣，氣歸精，精歸化（人食之五味，以養生命成就形體，形體肢節以生氣活潑地生活）**。味傷形，氣傷精，精化為氣，氣傷於味。味厚泄、薄通，氣薄發泄厚發熱。氣味辛甘發散為陽，酸苦涌泄為陰。

1. 辛甘發散（**桂枝、麻黃**）為陽：陽勝則陰病，陽勝則熱——桂枝湯、麻黃湯發表。
2. 酸苦湧泄（**芍藥、黃連**）為陰：陰勝則陽病，陰勝則寒——芍藥甘草湯、黃連湯走裏。

**天地之化，春夏天之陰陽，春陽生，夏陰長。秋冬地之陰陽，秋陽殺，冬陰臟。**

腫→血管出問題、淋巴液或組織液阻塞而發炎。痛→神經出問題發炎。

## 天地之陰陽轉化

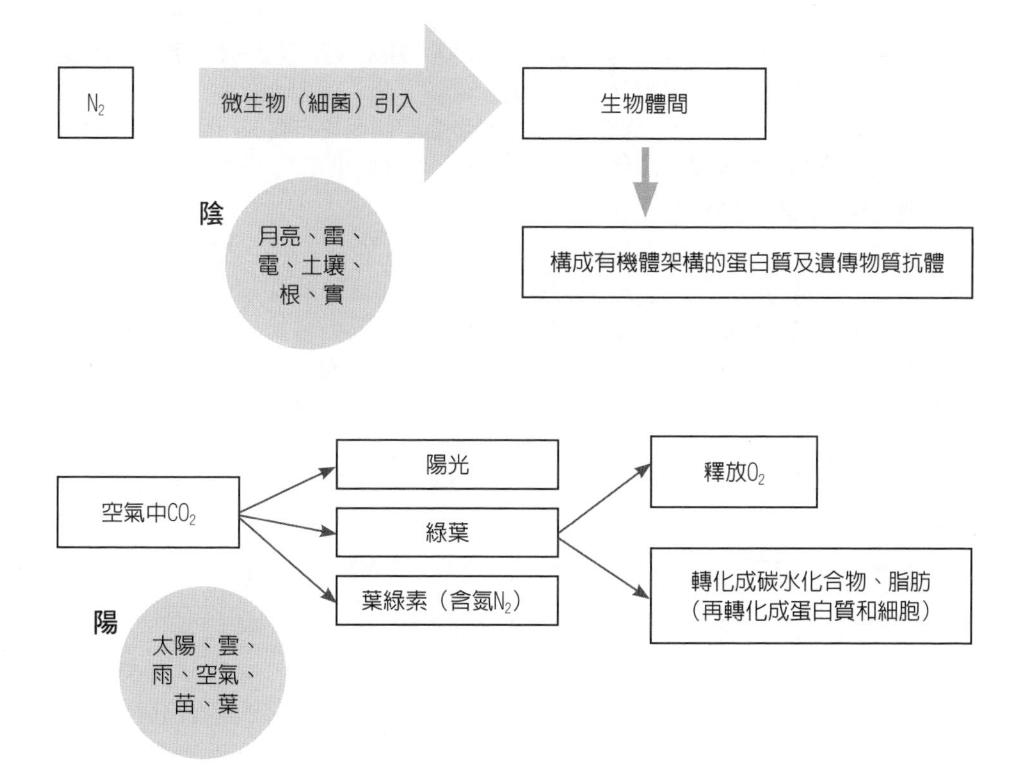


**+ 知識補充站**

碳與氮的循環開啓生命的源頭，氮由空氣經雷電及固氮菌引入生命，經由食物鏈周轉於微生物、植物、動物間。再以排泄物及死亡之有機物的型態回歸土壤，經微生物代謝回復氮氣重回大氣中。

碳則由植物的光合作用與水合成碳水化合物，同樣經食物鏈在動植物間傳遞，提供生物體存活能量，最後經呼吸作用，回復二氧化碳型態回歸大氣。

## 1-4 心肝寶貝巨闕穴與期門穴

（參考2-10）

中醫用陰陽的特性（水和火）構成了陰和陽，來說明人體的病理變化。所有疾病發生、發展的過程，其實就是一種正（免疫）邪（細菌、病毒、其他外來物質）抗爭的過程。當因為邪氣作用下（或本身機能病理性亢奮）所致的陰或陽任一方高於正常水準的病變，呈現陰盛或陽盛，「陰盛則陽病，陽盛則陰病」，「陰盛則寒，陽盛則熱」。

中國人很重視「心肝」，「肝心」（甘心）、「肝腎」對日本人來說也很重要。心臟從主動脈輸出的肝動脈，因為脾產生一種「脾缺氧素」，此物質通過肝臟後，賦予心臟對抗氧能力，可有效防止缺氧所致的心力衰竭。**鳩尾穴、巨闕穴（心募穴）、中脘穴（胃募穴）**在**中庭**之下，皆屬於任脈，乾隆十常揉腹，就可以活化**巨闕穴、中脘穴、期門穴（肝募穴）、日月穴（膽募穴）**及臍旁二寸大腸募穴的天樞穴（胃經脈）。人們在運動或活動時，透過這些妙穴及腹部肌肉群和肋間肌，讓人身心輕愉外，對改善肝臟病、腎臟病、心臟病、糖尿病更是妙不可喻的。

1. 五久勞：久行傷筋、久立傷骨、久坐傷肉、久臥傷氣、久視傷血。
2. 四大過勞：勞心、勞力、房勞、懶勞，冬天嚴禁，不禁者春天易病腦心血管疾病。
3. 三大誤食：偏食、過食、少食，夏天最忌，不忌者，秋冬天易腸胃出病，免疫系統出問題。
4. 少火 ➔ 少量：養生、輕愉身心 ➔ 少量多餐多變化→飲食。

   壯火 ➔ 大量：暴飲暴食、過勞 ➔ 少量多次多運動（休息）→活動。

俱感於邪，在上則右盛（上半身右側淋巴液一起回流心臟），在下則左盛，除了右側上半身之外的淋巴液，其他的淋巴液一起回流心臟，即右側上半身與下半身的淋巴液同組作業，此天地陰陽所不能全也，故邪居之。

壯火（散氣、火大）之氣衰；少火（食氣、生氣）之氣壯。食氣之火養生氣，一而盛、二而衰、三而竭。源源不絕之小火，四肢末端的井滎俞源經合穴群，是出溜注過行入，經脈入臟腑，手足靜脈回流心臟。

## 陰陽體質疾病

| 體質 | 病症 | 病機 |
|---|---|---|
| 陽 | 身熱，五心熱 | 腠理閉，喘麤為之俛仰，汗不出而熱，齒乾以煩冤腹滿，死，能冬不能夏 |
| 陰 | 身寒，厥逆 | 汗出，身常清，數慄而寒，寒則厥，厥則腹滿，死，能夏不能冬 |

## 身體調養

| 不舒服 | 問題所在 | 改善方法 |
|---|---|---|
| 頭 | 肺（空氣、呼吸） | 更換環境，空氣流通<br>運動、活動➔開胸利膈 |
| 足 | 嗌（飲食、消化、吞嚥） | 言語、唱歌<br>食飲改善 |
| 人事 | 五臟（生活起居作息） | 調整生活習慣<br>（搬家、換工作—里仁為美） |

| 傷 | 病 |
|---|---|
| 冬寒 | 春溫 |
| 春風 | 夏飧泄 |
| 夏暑 | 秋痎瘧 |
| 秋濕 | 冬咳嗽 |

## 五臟精神變化

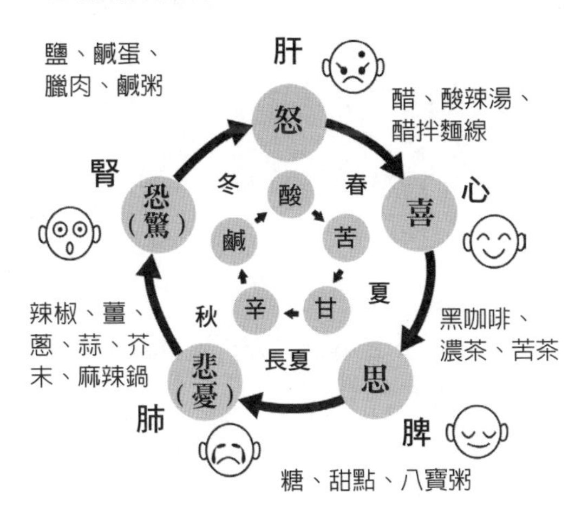


1. 肝臟→魂→怒；2. 心臟→神→喜；3. 脾臟→意智→思；4. 肺臟→魄→悲（憂）；5. 腎臟→精志→恐（驚）

> **＋ 知識補充站**
>
> 養肝輕揉期門，愛心撫摸巨闕。

## 上腹部七要穴

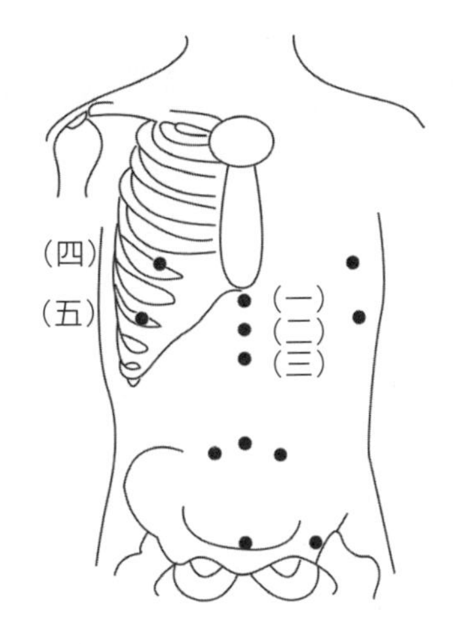


(一) 輕揉鳩尾穴（任脈）促進橫膈膜吸氣功能
(二) 撫摸巨闕穴（心之募穴）促進心臟血液循環，緩解心痛與胸悶
(三) 揉按中脘穴（胃之募穴）改善腸胃功能，緩解腹部疼痛
(四) 輕輕搓揉期門穴（肝之募穴）
(五) 日月穴（膽之募穴）促進肝膽功能，緩解胸脇疼痛

# 1-5 暮春者與心血管石灰化

經絡是人體「活」的通路，只出現於活的身體，它包括人體皆有之神經、血管、淋巴管、肌肉……纖維。所以，人活的時候這些氣與能量互相運作，人死了雖還是有神經、血管、肌肉……纖維，卻沒有經絡了，但經絡與人的靈魂共存，看經絡就是看人的靈魂與生命訊息。

欲而無貪與養心莫善寡欲，是孔子與孟子不老祕密的要訣，就是要讓心臟活潑有力，心肌是橫紋肌，與骨骼肌的結構一樣，但功能是內臟肌，（平滑肌，smooth muscle）就是要「暮春者」，（遊山玩水、輕鬆過日子——《論語》〈先進〉篇、王羲之〈蘭亭序〉）都是讓人延年樂命和愛人。**動脈硬化有化學性的血管內脂質細胞硬化（atherosis），和物理性的血管壁形狀硬化、石灰化而喪失彈性（sclerosis）**，人只要多運動，身體就會減少物理性硬化；飲食多注意，身體就可以減少化學性硬化。如果人們都注重養生，不長壽也難。

在人體免疫機制中，分為自我認知性（self-recognition）與自我耐受性（self-tolerance），最具代表性的就是免疫 T 細胞，因為它必須認識適合自己組織的蛋白質，卻又對自身破碎的蛋白質缺乏反應，因為**當自體免疫系統失去自我耐受性機制的時候，就會出現自體免疫疾病**。人體的內在因子千變萬化，認識自己屬於正面作用，效法陰陽就是調理正面與負面，以取得動力平衡，認識三善。

**善治者：治皮毛 ➔ 肌膚 ➔ 筋脈 ➔ 六腑 ➔ 五臟**

**小博士解說**

健全而完整的免疫系統，在一個健康的個體中，不僅能有效辨識清除外來致病菌，更要能區分敵我而不傷害自我個體，也就是自我耐受性。

I 型糖尿病占全糖尿病病例中不到 10%，為自體免疫細胞破壞胰臟 B 細胞造成，一定缺乏胰島素，幼兒破壞速度快速，成人徐緩。腦中風、心肌梗塞、閉塞性動脈硬化（大血管症是動脈硬化症，而且是糖尿病合併症的危險，是高血壓、脂質異常症並存的重要危險因子，動脈硬化症即使沒有糖尿病也可能發病，只要輕度血糖值上升，耐糖能障礙就成為實際的危險因子）。

自體免疫性的糖尿病是，幼少期到青年期之間發病為多，任何年齡都有可能發病，成人則是遲發性自體免疫性糖尿病。肥胖者也有可能罹患此型糖尿病，成人患者因為自體免疫抗體問題重重，因此胰島素療法比起 II 型糖尿病患者就更加必要了。另外，自體免疫性 I 型糖尿病，都應小心注意有無其他免疫性疾病，如橋本病、Addison 病、白斑、自體免疫性肝炎、重症肌無力、惡性貧血等。

## 四時八風之邪與五臟病變的一般規律

| 春 | 夏 | 長夏 | 秋 | 冬 |
|---|---|---|---|---|
| 東風生於春<br>病在肝（督會）<br>俞在頸項 | 南風生於夏<br>病在心（血會）<br>俞在胸脅（心俞、膈俞） | 中央為土<br>病在脾<br>俞在脊（脊中） | 西風生於秋<br>病在肺（肺俞）<br>俞在肩背（魂門） | 北風生於冬<br>病在腎（腎俞）<br>俞在腰股（志室） |
| 春氣者，病在頭 | 夏氣者，病在臟 | | 秋氣者，病在肩背 | 冬氣者，病在四肢 |
| 春善病鼽衄 | 仲夏善病胸脅 | 長夏善病洞泄寒中 | 秋善病風瘧 | 冬善病痺厥 |

註：俞，即俞穴。腧穴為經氣輸注之處，同時也常是邪氣入侵的門戶。

## 歲數調養

| 歲數 | 正常標準 | 常態 | 改善情態 |
|---|---|---|---|
| 四十 | 不惑 | 活動不再靈活 | 要多活動運動 |
| 五十 | 天命 | 行動不再方便 | 活動運動不要超過自己極限 |
| 六十 | 養腦益身 | 上七竅和下二竅皆越來越不如意 | 行萬里路，讀萬卷書，聰耳明目 |
| 七十 | 從心所欲，欲不逾矩 | 肢節諸竅皆不盡如意 | 盡自己所能，遊山玩水，不要超過體能極限，欣賞藝術，盆栽園藝 |

## 人之陰陽

| 臟器 | 金匱真言論 |
|---|---|
| 心 | 背為陽，陽中之陽 |
| 肺 | 背為陽，陽中之陰 |
| 腎 | 腹為陰，陰中之陰 |
| 肝 | 腹為陰，陰中之陽 |
| 脾 | 腹為陰，陰中之至陰 |

註：
外為陽，背為陽，腑者為陽，膽胃大腸小腸膀胱三焦六腑，皆為陽。
內為陰，腹為陰，臟者為陰，肝心脾肺腎五臟，皆為陰。

# 1-6 厲鬼兌現

（參考5-28）

人體經脈系統中，有三大幫浦（pump）系統，每個系統都是靠瓣膜（valve）在運作。身體循環運作的三大幫浦是——**心臟幫浦（中傍人事以養五臟—心臟運送全身血液）、骨骼肌幫浦（下象地以養足—腳的靜脈回流為主）、呼吸幫浦（上配天以養頭—腦幹的呼吸中樞）**，呼吸幫浦是胸腔腹腔的靜脈壓力變化所形成，由最末梢的微淋巴管與細胞組織間液的壓力變化，間接影響體腔的所有壓力變化而來。骨骼肌幫浦是靜脈回流心臟，要靠骨骼肌活動來擠壓靜脈，靜脈血液才能回流心臟，因此，腳的骨骼肌比手更具幫浦效益。心臟幫浦是動脈靠心臟本身的壓力，就可以將血液輸送到身體各部位的微血管。

所入為合，是進入注入，從本臟輸轉的立場而言，文字表面的意思就是「經脈入臟腑」，與〈經脈篇〉是十二經脈一脈相傳的循環不已大不相同，實際上就是三大幫浦在運作。

十二經脈循行路線：

1. 手三陰經脈是體軀到手指端（三陽之根源）➔ 心臟幫浦。
2. 手三陽經脈是手指端到體軀（頭面部）（三陽之結）➔ 骨骼肌幫浦—呼吸幫浦。
3. 足三陰經脈是腳趾端到體軀（三陰之根源）➔ 骨骼肌幫浦—呼吸幫浦。
4. 足三陽經脈是體軀（頭面部）到腳趾端（三陰之結）➔ 心臟幫浦。

十二經筋的循行路線，從四肢末端到體軀，就是骨骼肌幫浦在作業。

人睡一覺後或打個噴嚏，神經就活絡起來，與腦脊髓液、下視丘、腦下垂體等有相當密切的關係。透過去除大腦因為疲勞而產生的酸性物質，人才得以神采奕奕。腦脊髓液透過硬腦膜、矢狀靜脈竇，以靜脈血回流心臟，腦脊髓液的循環就如同任脈與督脈的循環，也就是脊椎骨的血液循環。

**小博士解說**

健胃整腸最神效的是厲兌穴，厲兌穴很方便壓按揉轉踩踏，促進腸胃黏膜的循環，增進基礎代謝率，腳的動作必波及厲兌穴，現代人腦神經衰弱、焦慮、恐慌、歇斯底里，可以腳趾用力抓地，使第三趾最用力，配合手揉轉第三趾，活化心臟血液循環，第三趾越僵硬冰冷、色澤不好的人，胃方面的問題越大，即使不胃痛或反胃，也會睡眠不良，甚至失眠。導引按蹻厲兌穴：

1. 右大拇指、食指漸漸用力掐捏右厲兌穴，緩緩調息，同時漸漸用力，呼吸調息共十回。
2. 左大拇指、食指漸漸用力掐捏左厲兌穴，緩緩調息，同時漸漸用力，呼吸調息共十回。
3. 兩手大拇指、食指漸漸用力抓捏同側厲兌穴，緩緩調息，呼吸調息共十回。可直接助益入睡，替親友抓捏厲兌穴助眠效果非常好。

## 六經的根結

| 離合 | 陰陽 | 根（起始） | 結（終止） | 生命訊息 |
|---|---|---|---|---|
| 開 | 太陽 | 至陰 | 命門（睛明、瞳子髎、承泣） | 眼睛（視覺） |
| 闔 | 陽明 | 厲兌 | 顙大（地倉、迎香） | 口唇鼻子（嗅覺） |
| 樞 | 少陽 | 竅陰 | 籠（耳門、聽宮、聽會） | 耳朵（聽覺） |
| 開 | 太陰 | 隱白 | 太倉（章門） | 肝膽腸胃（腹腔消化） |
| 樞 | 少陰 | 湧泉 | 廉泉（金津、玉液） | 咽喉（頭腦） |
| 闔 | 厥陰 | 大敦 | 玉英絡於膻中 | 心肺（胸腔呼吸） |

## 五指（趾）對應臟腑

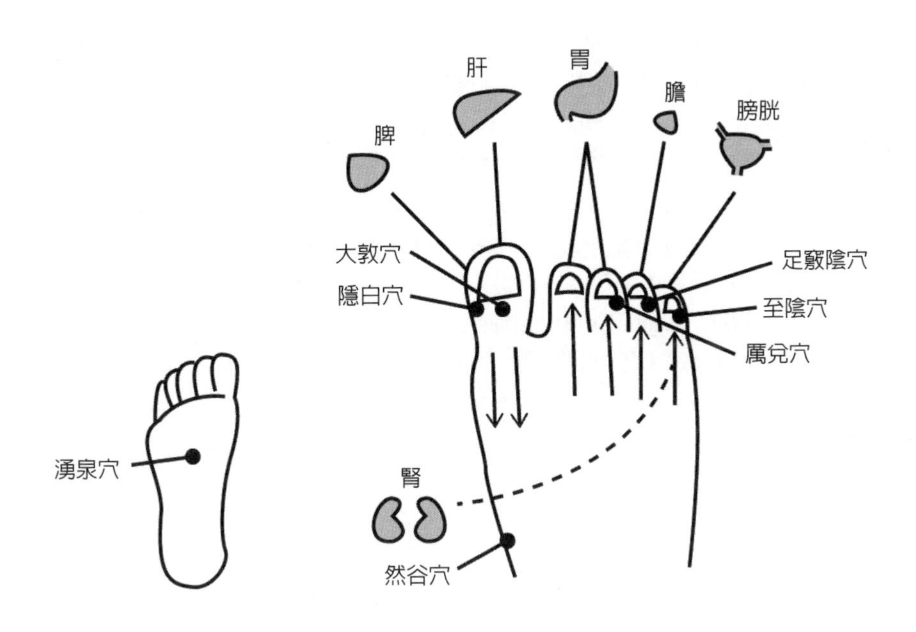


**＋ 知識補充站**

拿捏厲兌穴，稍微痠痛，厲鬼兌現，立即安神助眠。

# 1-7 崑崙山高歌一曲

（參考5-23）

《內經》〈熱病篇〉「心疝暴痛，取足太陰厥陰盡刺去其血絡」，〈三部九候論〉**「必先去其血脈而後調之，無問其病，以平為期。」**心臟的與五臟六腑診察的脈動處。全在「三部九候」（全身主要動脈跳動處），小腿通常是血絡浮現最多的地方，尤其是從膝到踝間。在臨床上，如果頸部右側頸靜脈回流，導致心臟運作不良，只要抬頭，就可以看到下巴到鎖骨間出現小靜脈凸顯；而症狀越嚴重的人，心臟三尖瓣結構大多有缺陷。

只要小腿有血絡，針入血絡凝集的地方，如黍米之粒，在留針十分鐘後，再引針出來（吸氣進針—快速，呼氣出針—緩慢），大多可以看到大隱靜脈的血隨之而出，所以這不只是正常放血（砭）中表層小隱靜脈的瘀血；感冒風邪將癒、聲音嘶啞的人，瀉針**崑崙**，即使表面不見血絡，引針而出也大多可見到大隱靜脈血隨之而出，**地機、陽交、委陽、風市**……是血絡最常出現的部位，**地機**血絡多，肝腎負擔大，導致脾經脈循環不良。四肢靜脈的凸顯血絡，在引針出血後，有助靜脈回流心臟，即三陰在手足；靜脈回流心臟後，有助動脈輸出到頭面，即三陽在頭面。十二經脈連絡臟腑與肢節，與十二月和十二時辰相互感應。

「必清必淨，司八正邪，別五中部」就是在了解病情時，一定要了解病人，譬如：「疥瘡，若忽略陰毛處的疥蟲就是發源地的話，就算過了幾年也治不好。」又如治香港腳的黴菌藥，不是人人都能服用，因為要先驗麩草酸轉氨基脢（Glutamate Oxaloacetate Transaminase, GOT）、血清丙酮轉氨基脢（Glutamate Pyruvate Transaminase, GPT）後，確定肝功能無虞後，才能服用口服殺黴菌藥。

《內經》一再強調「治未病，望而知之謂之神」，是歷代中醫師要求的境界。但是，疥瘡則非西醫治療不可。黴菌好發於體弱多病的人身上，可能在體外，也可能在體內，必見於過勞者，不論是上班族、產婦或病人，因為超過體能負擔（樹必自腐而後蟲生）而發病，所以要先強化肝臟、腎臟功能**（尤其是肝臟與腎臟的造血前驅因子）**，不但可以強化造血功能，也可以改善免疫問題。中藥治本或九補一攻，都是「中藥標竿治療」。藥食氣味，陰陽薄厚，皆有其導向。

**小博士解說**

以袋鼠現在的環境中去調查，一隻懷孕的袋鼠在跳躍時，最長距離可以達到200 mile（320 公里）。牠的腎臟功能特別強大，因為牠腳上腓長肌與比目魚肌的交集處（希臘人稱阿基里斯腱，很優秀）導因於腳底的跳躍，也就是運動到屈拇長肌的大腳趾，屈拇長肌越有抓地力，會帶動整隻腳的運動。因此，大腳趾越有力的人會越健康，除了先天有關係，後天的努力也很重要。

## 十二從應十二月，十二月應十二脈（時辰）

| 肺手太陰 | 大腸手陽明 | 胃足陽明 | 脾足太陰 |
|---|---|---|---|
| 正月（寅） | 二月（卯） | 三月（辰） | 四月（巳） |
| 心手少陰 | 小腸手太陽 | 膀胱足太陽 | 腎足少陰 |
| 五月（午） | 六月（未） | 七月（申） | 八月（酉） |
| 心包手厥陰 | 三焦手少陽 | 膽足少陽 | 肝足厥陰 |
| 九月（戌） | 十月（亥） | 十一月（子） | 十二月（丑） |

## 氣味陰陽屬性及功能

| 氣味 | 氣（陽） | | 味（陰） | |
|---|---|---|---|---|
| | 出上竅 | | 出下竅 | |
| 分類 | 厚 | 薄 | 厚 | 薄 |
| 屬性 | 陽 | 陽中陰 | 陰 | 陰中陽 |
| 功能 | 發熱 | 發泄 | 泄 | 通 |

註：氣味辛甘發散為陽，酸苦湧泄為陰。

## 藥食氣味的陰陽屬性及作用

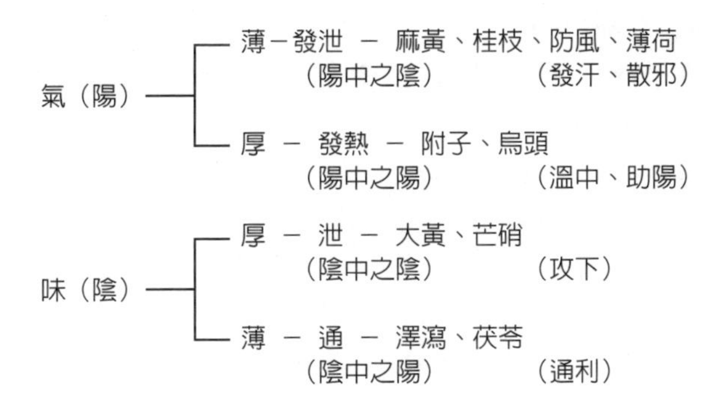


搓揉三陰交（脾經脈）與太溪（腎經脈），促進腎上腺循環功能，增強意志，改善志氣萎靡、意識混沌不清。

＋ **知識補充站**

肝→在志為怒，怒傷肝 心→在志為喜，喜傷心 脾→在志為思，思傷脾。
肺→在志為憂，憂傷肺 腎→在志為恐，恐傷腎。

# 1-8 清者自清—太淵穴，濁者自濁—足三里

（參考2-15、3-5、5-28、5-29）

《內經》〈經脈篇〉，每條經脈皆有是動病與所生病，如大腸經脈，是動病「齒痛頸腫」，所生病（津液）「目黃，鼽衄，口乾，喉痺，肩臂痛」所反應的神經網絡分工是各有所屬。肝經脈是動病「腰痛」，所生病「胸滿嘔逆」，腎經脈是動病「飢不欲食，面如漆柴」，所生病「口熱、舌乾、咽腫」。肺經脈的疾病中，「氣盛有餘，則肩背痛風寒，汗出中風，**小便數而欠**。氣虛則肩背痛寒，少氣不足以息，**溺色變**。」胃經脈則「氣盛則身以前皆熱，其有餘於胃，則消穀善飢，**溺色黃**」，小便的問題與呼吸或消化都有密切關係。清氣之於肺也有盛虛，濁氣之於胃，亦有盛虛，症狀大異。從病症來反觀臟腑疾病，通常目黃會讓人聯想肝膽方面的疾病，腰痛會讓人想到腎臟疾病，食欲不振會想到胃腸功能出問題。

清者上注於肺（呼吸器官：鼻、咽、喉、細支氣管、支氣管、氣管、肺、胸膜）：呼吸之氣，**清（空氣之氣）化為濁（血液之氣）**。濁者下注於胃（消化器官：口、齒、舌、唾液腺、咽頭、食道、胃、小腸、肝、膽、胰臟、大腸、肛門）：飲食營養之氣，**濁（飲食）化為清（營養）**。

十二經脈，以應十二經水者，其五色各異，清濁不同。

受穀者濁，濁者注陽，濁而清者，上出於咽。

〔受穀者濁 ➔ 胃 ➔ 小腸、肝 ➔ 心 ➔ 營養精華 ➔ 咽喉（腦）〕

受氣者清，清者注陰，清而濁者，則下行。

（受氣者清 ➔ 肺 ➔ 心 ➔ 氧氣 ➔ 全身）

清濁相干，命曰亂氣。（氧氣或營養精華，「吸」「收」不良）

**小博士解說**

中醫把脈，以橈動脈的太淵為主，頸動脈的人迎為輔，嚴重患者要一齊診人迎與太淵二脈，從其中的速度與大小了解病情，左右手血壓相差很多的人，多有一側血管栓塞，全身的血管必然多處石灰化，尤其是主動脈，主動脈剝離就是代表性病例。

只要不是嚴重劇烈疼痛，上胸部疼痛指壓太淵穴就有效果，腹部疼痛按摩足三里穴也有功效，通常腸胃方面足三里穴，呼吸系統方面太淵穴。

敲打兩側足三里穴激活脛骨前肌、腓骨長肌、腓骨短肌、腓骨第三肌，促進小隱靜脈回流心臟順暢，促進胃經脈、膽經脈循環，助益消化吸收。

動要多動常動，才能活動血脈，敲打日久，動作上手之後，可擴及更大區域，兩側輪流敲打，如搓麵粉糰做餃子一樣，透過激活肌肉、經脈、穴道，達到促進氣血循環。

## 肺胃氣盛氣虛

| 部位 | 氣盛有餘 | 氣虛 |
| --- | --- | --- |
| 肺 | 肩背痛<br>風寒汗出<br>中風、小便數而欠 | 肩背痛寒<br>少氣不足以息<br>溺色變 |
| 胃 | 身以前皆熱 | 身以前皆寒慄 |

## 肺經脈、胃經脈

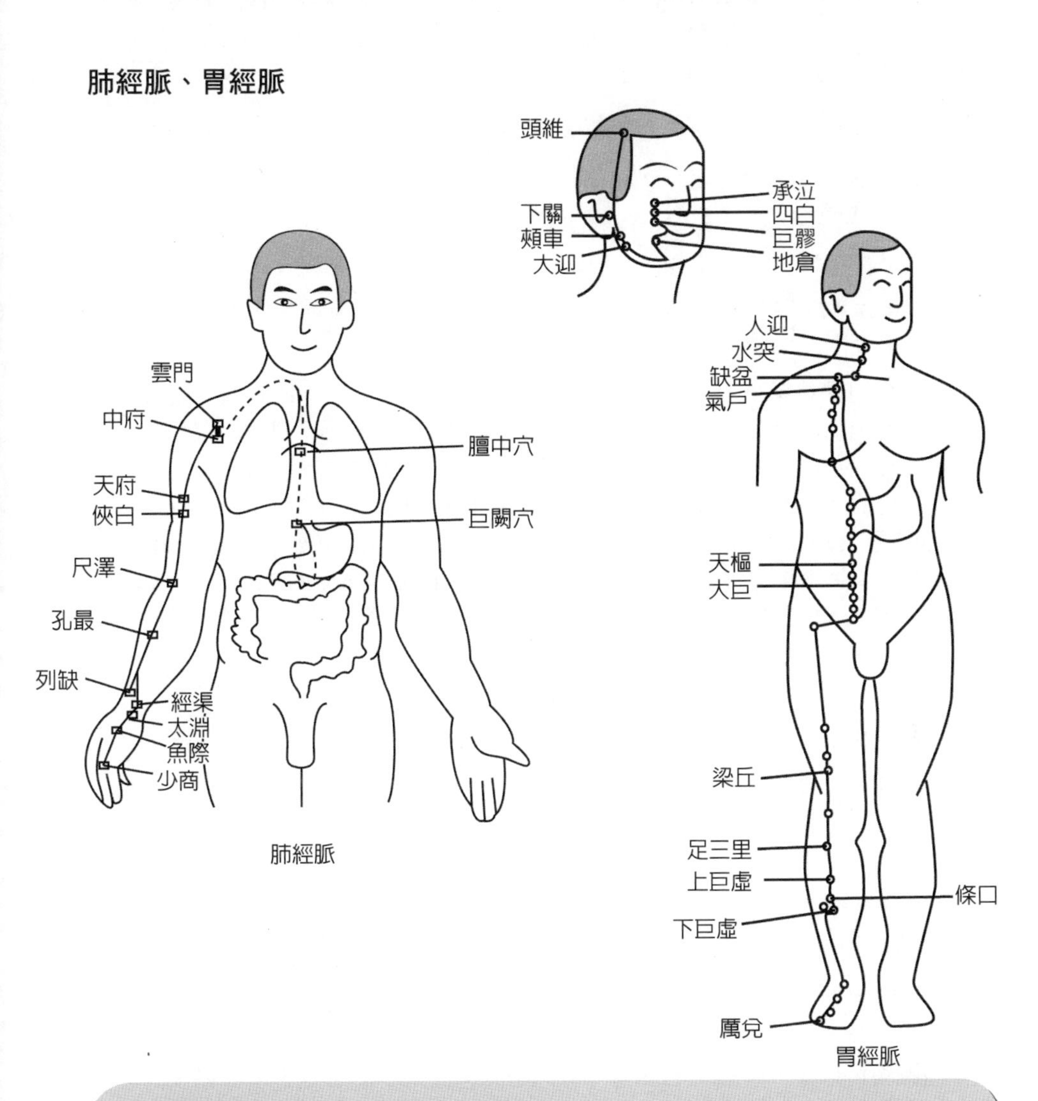


肺經脈

胃經脈

**＋ 知識補充站**

搓揉太淵養益肺氣，揉按足三里養益腸胃。

# 1-9 橫膈膜吸氣，盆膈膜呼氣

有人也許會問：「我到底是虛胖，還是水腫呢？」人的體形肥胖會隨著時間而變化，如一天中的早上和下午肥胖的程度不同，我們稱為「腫」。這種不同於一般的體內脂肪堆積，而是組織液堆積的腫，它可能代表另一個身體問題。

心經脈及小腸經脈的結構功能，會展現於小指色澤及動作靈活與否。當心臟有障礙時，尤其是左小指會不靈活，或色澤不佳。然而，心經脈及小腸經脈的結構好壞，大半是由遺傳所決定的。

1. 腰以上為天：橫膈膜以上，包括頭面、頸項、上肢、胸腔（心、肺）。
2. 腰以下為地：橫膈膜以下，包括腹腔（肝、膽、脾、腎、胰臟、胃、小腸、大腸、生殖器）、下肢。

心為陽中的太陽，肺為陽中的少陰（心肺在橫膈膜以上為陽），肝為陰中之少陽，脾為陰中的至陰，腎為陰中的太陰。肝、脾、腎在橫膈膜以下為陰。腰（橫膈膜）以上，天，以氣為主；腰（橫膈膜）以下，地，以血為主。

呼吸是種身體換氣的行為，大氣與肺泡（alveolus）間的空氣流通，流入肺泡為吸氣，流出肺泡為呼氣。人體有三億個肺泡，肺泡與肺泡周圍微血管間有呼吸膜（respiratory membrane）用來交換氣體，肺泡周圍微血管得到氧氣（$O_2$），而失去二氧化碳（$CO_2$），此為外呼吸，又稱為**肺呼吸**。除了肺臟之外，全身微血管內血液與組織間的氣體交換，稱為**內呼吸**，讓失去二氧化碳的血液得到氧氣。細胞內因為產生腺嘌呤核苷三呤酸 （Adenosine Triphosphate, ATP）時，消耗氧氣而排出二氧化碳稱為**細胞呼吸**。從內、外呼吸來看，肺臟是負責氣體交換的重要角色，因此腰以上之天，以氣為主。

**小博士解說**

抬頭挺胸，強化吸氣主要肌肉橫膈膜，橫膈膜圈罩於劍突骨內側，第七～十二肋骨及第一～三腰椎，豎腰縮小腹再縮肛，強化呼氣輔助肌肉盆膈膜，圈罩著恥骨、坐骨與尾椎骨。

橫膈膜的吸氣功能通常只占 55~70%，其他部分是靠肋間外肌及其他上半身的肌肉來輔助，因為鎖骨、胸骨上段與第一、二、三肋骨是固定的，通常人體透過上肢帶動橫膈膜與肋間外肌、胸鎖乳突肌來強化吸氣，除非活動或運動量很大，橫膈膜才比較會增加活動量。

盆膈膜可以支撐腹腔中的臟器，包括膀胱、腸道、子宮等，就像籃子的底部可以裝東西一樣。更重要的是維持尿道括約肌與肛門括約肌的自主性，如中斷小便與縮肛的動作。還能在生產的時候，產生適當的阻力讓胎兒發生旋轉而有利於進入產道。

## 腰以下為地，十二地支（盆膈膜—呼氣）

| 時 | 生陽 | 部位 | 主要感應區 | 辰 | 生陰 | 部位 | 主要感應區 |
|---|---|---|---|---|---|---|---|
| 寅 | 正月 | 左足之少陽 | 左坵墟 | 申 | 七月 | 右足之少陰 | 右太溪 |
| 未 | 六月 | 右足之少陽 | 右坵墟 | 丑 | 十二月 | 左足之少陰 | 左太溪 |
| 卯 | 二月 | 左足之太陽 | 左崑崙 | 酉 | 八月 | 右足之太陰 | 右太白 |
| 午 | 五月 | 右足之太陽 | 右崑崙 | 子 | 十一月 | 左足之太陰 | 左太白 |
| 辰 | 三月 | 左足之陽明 | 左衝陽 | 戌 | 九月 | 右足之厥陰 | 右太衝 |
| 巳 | 四月 | 右足之陽明 | 右衝陽 | 亥 | 十月 | 左足之厥陰 | 左太衝 |
| 此兩陽合於前，故曰陽明 | | | | 此兩陰交盡，故曰厥陰 | | | |

## 腰以上為天，十天干（橫膈膜—吸氣）

| 時辰 | 部位 | 主要感應區 | 時辰 | 部位 | 主要感應區 |
|---|---|---|---|---|---|
| 甲 | 左手之少陽 | 左陽池 | 丁 | 右手之陽明，此兩火併合，故為陽明。 | 右陽溪 |
| 己 | 右手之少陽 | 右陽池 | 庚 | 右手之少陰 | 右神門 |
| 乙 | 左手之太陽 | 左陽谷 | 癸 | 左手之少陰 | 左神門 |
| 戊 | 右手之太陽 | 右陽谷 | 辛 | 右手之太陰 | 右太淵 |
| 丙 | 左手之陽明 | 左陽溪 | 壬 | 左手之太陰 | 左太淵 |

## 手舞「足蹈」的三要穴

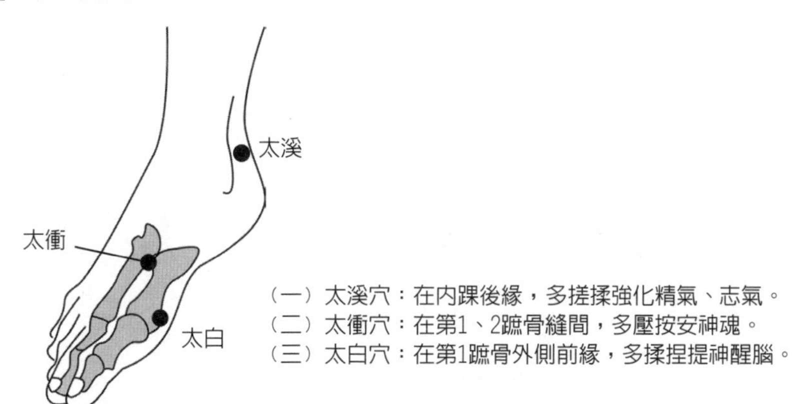


（一）太溪穴：在內踝後緣，多搓揉強化精氣、志氣。
（二）太衝穴：在第1、2蹠骨縫間，多壓按安神魂。
（三）太白穴：在第1蹠骨外側前緣，多揉捏提神醒腦。

**＋ 知識補充站**

上半身氣多，上肢輔助吸氣較多，下半身血多，下肢輔助呼氣多，橫膈膜是吸氣主要肌肉，盆膈膜（尤其是提肛肌）是重要呼氣輔助肌肉。

太溪、太衝、太白三穴活動量越大，所屬臟器就越健康，骨肉肌膚色澤必然會全然表現，手舞「足蹈」就是以此三穴為活動要區，諸如伸拇長肌、外展拇趾肌及脛骨後肌等等，這些肌肉的活動能力，幾乎與生命力成正比。

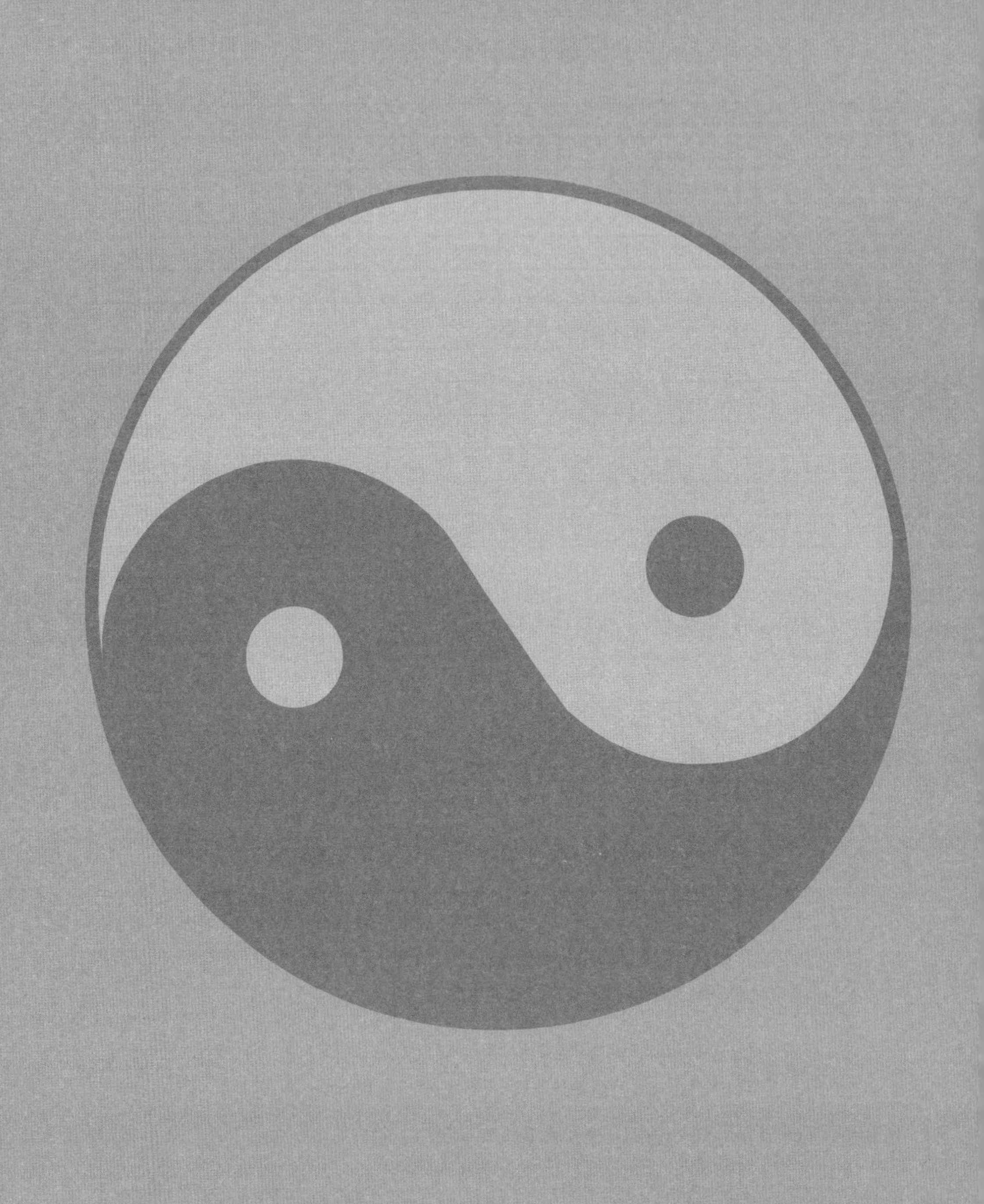

# 第2章

# 臟象學說

# 2-1 動脈上行肢體，靜脈手腳回歸心臟

現代醫學倫理的原點，是來自希臘醫祖希波克拉底（Hypopcrates）遺留的誓言，有不少箴言膾炙人口，如「極端的疾病需要極端的治療」、「自然是最好的醫師」、「人生短，學術之道長」（生有涯，知無涯）。西元二世紀羅馬醫師嘉勒馬斯（Gallemus）繼承希臘學說，用「潮汐漲退」解釋血液移動於各臟器，如消化道的食物（生理的因子）經人體吸收，進入門脈（進入肝臟的門靜脈），肝臟得到自然界（食物）的靈氣，變成血液，血液經過大靜脈，進入右心房，在右心室與左心室間有中隔相通，進入左心室，得到生命的靈氣。所以說心臟是神氣與熱的來源（心臟與腦的思維生息與共，人神氣與否，一定要心臟跳動來支持，心臟與肢節的動作息息相關，人的肢節活動都要心臟血液來維持），而血液流到腦部，造就「血液是動物靈氣」（心理的因子）的源頭。

由於西方醫學強調「心臟」將血液推動，分配到心臟以外的各地，所以生命的熱量與靈氣就從此出發。而「氣」是無形卻充滿能量的，心君主神明，正是殊途同歸。之後，印度醫學與西方醫學融合，認為肝臟比心臟較早擁有血液（肝靜脈營養輸入心臟），脾臟則擁有清血功能，排除心臟全權主導血液。反觀在西元前成書的《內經》，已有「心主血，肝藏血，脾統血」的論說。

**小博士解說**

橫膈膜起始於劍突骨內側，第七～十肋骨與右第一～三腰椎，橫膈膜在身體中央有強健筋膜的三個腱孔，①食道裂孔在第十二胸椎水平面，②下腔靜脈裂孔在第八～十胸椎水平面，③主動脈裂孔在第二腰椎水平面，三孔腱孔的脈管穿梭出入於橫膈膜，橫膈膜的圓拱帳篷將肺托高於上面，肺臟的底前面在第六肋骨，後面在第十胸椎，肺臟與橫膈膜之間有些空隙，肝臟與橫膈膜之間是沒有間隙，肝臟上面的肝冠狀腱膜、肝鐮狀腱膜、無腱膜漿膜緊貼著橫膈膜，橫膈膜下面除了肝臟，還有脾臟與胃，期門、日月在乳下第五～七肋骨縫間，其近胸骨的中間處有腎經脈的神封、步廊，期門是肝經脈，日月是膽經脈，心臟在左邊約在左乳根（左虛里）、左乳中、左膺窗、左屋翳穴——乳頭到鎖骨之間的第二～五肋骨之下，右邊則在右步廊、右神封、右靈墟、右神藏穴——乳頭與胸骨之間的中間線上，第五、四、三、二肋骨之下，常人心臟約在胸骨左側二寸，右側寸半的一個拳頭大。

## 十二臟之相使

| 十二臟 | 相使之官 | 貴賤 | 出焉 | 功能 |
|---|---|---|---|---|
| 心 | 君主 | 神明 | 神明 | **輸送血液**<br>（指精神意識，聰明智慧） |
| 肺 | 相傳 | 治節 | 治節 | **呼吸**<br>（即治理調節，肺主氣，氣調則營衛臟腑無所不治，故曰治節出焉） |
| 肝 | 將軍 | 謀慮 | 謀慮 | **消化、造血、解毒** |
| 膽 | 中正 | 決斷 | 決斷 | **消化、吸收**<br>（剛正果決，故官為中正；直而不疑，故決斷出焉） |
| 膻中 | 臣使 | 喜樂 | 喜樂（主動脈） | **胸腺與胸管、免疫**<br>（膻中氣化則陽氣舒，而令人喜樂） |
| 脾胃 | 倉廩 | 五味 | 五味 | **消化及造血** |
| 大腸 | 傳道 | 變化 | 變化 | **吸收水分及排便**<br>（糟粕所出，猶之傳道之官，食化而變糞，故曰變化） |
| 小腸 | 受盛 | 化物 | 化物 | **吸收營養及水分**<br>（小腸居胃之下，受盛胃中水穀而分清濁，水液由此而滲於前，糟粕由此歸於後，脾氣化而上升，小腸化而下降，故曰化物） |
| 腎 | 作強 | 伎巧 | 伎巧 | **體液循環、排毒** |
| 三焦 | 決瀆 | 水道 | 水道 | **全身黏膜**<br>（三焦氣始，則脈絡通而水道利） |
| 膀胱 | 州都 | 津液 | 津液藏焉，氣化則能出矣 | **排尿、平衡體液** |

**＋ 知識補充站**

「十二臟之相使，主明則下安，以此養生則壽」，人活著的種種感覺（sensony）與活動（motor）就是靠經絡（meridian）持恆和諧運作。如果身體不調和就會生病，可以用針、灸、砭、藥、導引按蹻（心靈層次導引最重要）來調和，讓身體的經絡和諧運作。

動脈能將血液輸送到頭面（三陽在頭），相對靜脈能將血液從手足送回到心臟（三陰在手）。心臟的生存定律，就是靜脈送多少血液回來，動脈就能輸送多少血液出去（所謂一也）；當身體活動量持恆，骨骼肌幫浦才能透過手三陽經脈與足三陰經脈，將能量完好的輸送到手足。

# 2-2 輸出動脈防治風寒與中風

《內經》經脈的氣血循環，就是動脈、靜脈淋巴循環及神經系統的綜合，形藏四、神藏五，三部九候論中，就是頭角、耳目、口齒、胸中的氣為形藏四，肝、心、脾、肺、腎為神藏五。在人體循環中，最主要的就是體循環（systemic circulation），即五臟六腑心為之主，循環路線從左心室開始，動脈帶含氧血到微血管，在脫氧化後，再由靜脈帶回右心房。所謂的經脈就是聯絡臟腑與肢節，就是全身通暢。

心經脈起於心中，出屬心系，主動脈從心臟出來，體循環的動脈血是帶氧的鮮紅色，透過微血管的交流後，失去氧氣，取得二氧化碳，就成了暗紅色，這在臉部及四肢末端望診上是有其生理意義。在針灸治療時，也有臨床診斷與治療的價值；尤其是在放血時，血的色澤、流量及流動速度，都反應該經脈所屬臟腑的疾病問題。

**人體循環系統，除了大循環、小循環，還有淋巴循環**，體內組織液無法進入靜脈回到心臟，則進入淋巴管，經由胸管及右淋巴管，將淋巴液導流主靜脈系統，回到右心房（大幫浦）。三個循環系統受到許多調節系統的控制，來維持所有器官的適當血管流量，特別是大腦及心臟。五臟相生最重要的觀念，是紅血球與其他血球一樣，並非生成於血流路徑內，其生成及毀滅都在血流路徑以外的地方。因此，血液病絕不是血液本身生病，而是造血系統生病。人在出世之後，紅血球來自骨髓（脊椎骨、骨盆、胸骨、肋骨、頭顱骨、肱骨、股骨等），事實上骨髓造血需要來自腎臟的紅血球生成素（erythropoietin）及中樞神經系統、內分泌系統（甲狀腺素、性激素、雌激素、雄激素）等共同運作，衰老的紅血球在脾臟領導的網狀內皮系統進行分解。脾主意志，腎主精志，在人體複雜的循環系統中更具價值。

九候之相應也，上下若一，不得相失。一候後則病，二候後則病甚，三候後則病危。所謂後者，應不俱也。九候之脈，皆沉細懸絕者為陰，主冬，故以夜半死（副交感主宰）。盛躁喘數者為陽（交感主宰），主夏，故以日中死。七胗雖見，九候皆從者不死。所言不死者，風氣之病，及經月之病，似七胗之病，而非也，故言不死。若有七胗之病，其脈候亦敗者，死矣，必發噦噫。

## 三部九候

| 三部 | 天人地 | 穴道 | 對應部位 | 表現動脈 | 來源動脈 |
|---|---|---|---|---|---|
| 上部 | 天 | 頷厭 | 兩頦（頭角之氣） | 頸內動脈、中大腦動脈、後大腦動脈 | 頸總動脈 |
| | 人 | 聽會 | 耳鬢（耳目之氣） | 頸內動脈 | |
| | 地 | 大迎 | 兩頰（口齒之氣） | 頸外動脈 | |
| 中部 | 天 | 太淵 | 肺 | 橈動脈 | 鎖骨下動脈 |
| | 人 | 神門 | 心 | 尺動脈 | |
| | 地 | 合谷 | 胸中之氣 | 橈動脈 | |
| 下部 | 天 | 五里 | 肝 | 股動脈 | 髂總動脈 |
| | 人 | 衝陽 | 脾胃 | 腳背動脈 | |
| | 地 | 太溪 | 腎 | 脛骨動脈 | |

## 身體部位對應臟腑穴位

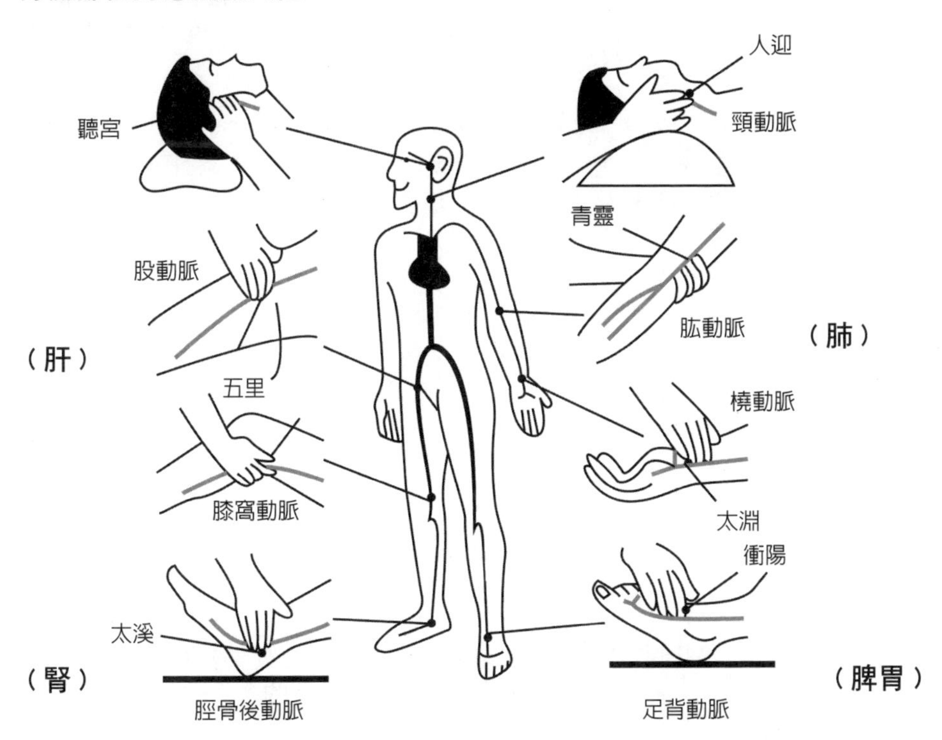

# 2-3 春暖花開在頸項

氣溫與體溫的變化，人如花木，春暖櫻花開，氣在頭頸項，苗葉初長。夏熱蘭花開，氣在心臟血管運轉。秋涼菊花開，氣在肩背；冬冷梅花開，氣在腰股四肢。

天度者，所以制日月之行。氣數者，所以紀化生之用，天為陽，地為陰；日為陽，月為陰。行有分紀，周有道理，日行一度，月行十三度而有奇焉，故大小月三百六十五日而成歲，積氣餘而盈閏矣。立端於始，表正於中，推餘於終，而天度畢矣。

氣數，天以六六為節，地以九九制會，天有十日，日六竟而周甲，甲六復而終歲，三百六十日法也。夫自古通天者，生之本，本於陰陽。其氣九州九竅，皆通乎三氣。故其生五，其氣三，三而成天，三而成地，三而成人，三而三之，合則為九，九分為九野，九野為九藏，故形藏四，神藏五，合為九藏以應之也。

候有氣候、守候之意，以天地之氣、時、歲來候，是養生至則。暑熱與寒冷是物理化學環境要素中的溫熱條件，戶外環境則是一般的氣候條件，溫熱與氣候環境對身體關係是很密切的。人體感受溫熱條件，例如：輻射會加熱，空氣接觸皮膚會吸熱，現代氣象報告的溫度與濕度（下雨、風、太陽），空氣中離子及紫外線等。溫熱條件包括溫度、溼度、氣流（風速）、熱幅（放）射等。

氣候（weathering）15 日、時候（timing）30 日、歲候（yearing）360 日。積氣盈閏，15 日為一節氣，二十四節氣—立春、立夏、立秋、立冬、春分、秋分、夏至、冬至……等等。30 日為一月，十二月—一月、二月……十二月等，概分為春、夏、秋、冬四季。360 日為一歲，少年、青年、中年、老年，人生百歲，各有其氣，氣貴於養與守。

**小博士解說**

清晨與傍晚是養肝潤肺好時辰，一如春分與秋分，可調理小柴胡湯、柴胡桂枝湯、小青龍湯、小青龍加石膏湯，體質上有肝、肺疾病的人，可用之以保養。

中午與半夜是心與腎，一如夏至與冬至，腎與心較差的人，可依時辰或季節來調理，如清心蓮子飲、真武湯、半夏瀉心湯、附子瀉心湯等。

## 天地調養

| 調養 | 氣味 | 七竅 | 臟腑 | 功能 |
|---|---|---|---|---|
| 天 | 食人以五氣 | 五氣入鼻 | 心肺 | 上使五色修明，音聲能彰。（血中含氧量的表現） |
| 地 | 食人以五味 | 五味入口 | 腸胃 | 味有所藏，以養五氣，氣和而生，津液相成，神乃自生。（血中營養的表現） |

## 四季陰陽變化

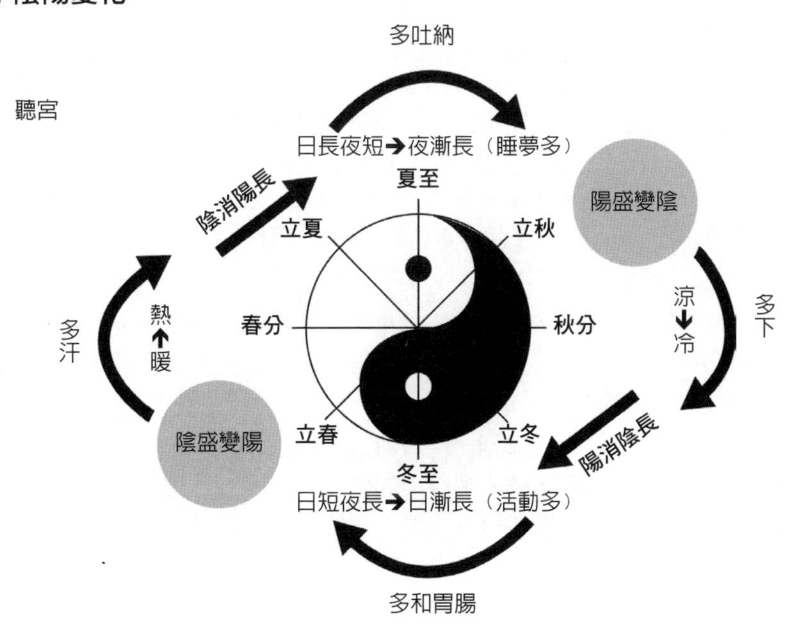


**＋ 知識補充站**

氣候影響人的生活習慣，尤其是飲食方面，五日一候，七日一週，現代人通常是工作五天，休息二天，三候十五日為之氣，即節氣，二十四節氣，節有著節段、切割與節律、節奏的意思，六氣九十日為時，即一季，春夏秋冬四季。四時謂之歲，即一年。

「生活習慣」以中文直接翻譯成英文就是Living habit，所以就是庸庸碌碌，傻傻過日子；但現今先進國家的人將生活習慣翻譯成：Life style，個人有自己要適應的生活或生命，每個人都是不一樣的。

# 2-4 肝腸寸斷

肝動脈血壓上升、膽汁產生減少（**心臟作業加強時**——非餐後，肝臟進入分泌期、心肝期，悄悄由**心臟送氧氣給肝臟**）。肝門靜脈血流加強，膽汁排出量增加（**小腸作業加強時**——進食後，食物消化分解，肝進入分泌期、肝臟期，洶湧澎湃，由**小腸送營養給肝臟**）。

當動脈壁的肥厚與彈性喪失，就會造成動脈硬化症（atherosclerosis），屬於漸進性疾病，動脈硬化性栓塞都是來自肝與小腸合作製造的磷蛋白質，這些球體粒子內部構造都是三酸甘油脂與其他脂質；外部構造則是由蛋白質、磷脂質及膽固醇所組成。膽固醇與其他脂質一樣，是不溶於水的，在血液搬運中，必須與磷蛋白質結合才能達成目的，這又分為 LDLs（**低密度膽固醇**）**與** HDLs（**高密度膽固醇**），LDLs 是膽固醇從肝臟運送到體細胞，這些膽固醇是由類固醇、荷爾蒙與膽汁鹽酸交互作用而產生，用來修復細胞膜，LDLs 過剩會導致肝動脈硬化症，因為 LDLs 的微粒子中的膽固醇有**「惡性膽固醇」**（HDLs），如果過剩，會從體細胞移出，送到肝臟排泄，故稱為**「良性膽固醇」**。

膽鹽（由肝細胞分泌入膽管，再入十二指腸）、膽色素及其他瀉於胰液的鹼性電解物質組成膽汁，每天分泌 500ml，部分膽汁在小腸中再吸收，藉由肝門靜脈再回肝臟，再排入到膽管中，脂肪酸是腸肝循環受到干擾，就會造成肝腸寸斷。

任脈與消化系統有關，循行與胸管路徑相同。食物經小腸吸收營養後，將養分分成水溶性與脂溶性，水溶性的養分由肝門靜脈輸送至肝臟，脂溶性的維生素 A、D、E、K 經乳糜池（為在橫隔膜下方）至胸管，至左鎖骨下靜脈，至上腔靜脈，再回流到心臟。

**小博士解說**

小腸的營養經由兩條油水路回心臟：

1. 水路：小腸 ➔ 短鏈脂肪酸、水溶性維生素 B 群、營養、藥品、毒素 ➔ 肝臟 ➔ 下腔靜脈 ➔ 回到心臟。
2. 油路：小腸 ➔ 長鏈脂肪酸、維生素 A、D、E、K➔ 乳糜池 ➔ 乳糜管 ➔ 胸管 ➔ 鎖骨下靜脈 ➔ 上腔靜脈 ➔ 回到心臟。

乳糜池、乳糜管就是淋巴系統。打坐時，氣沉丹田，下丹田部位就是小腸（油水人人有）。

心肝：左心室經主動脈 ➔ 下腹主動脈 ➔ 肝動脈 ➔ 肝臟。肝腸：腸子經（水路）肝門靜脈營養肝臟。經常肝腸寸斷的人吃了油水會想吐，無法吸收，維他命 A、D、E、K 無法上胸管（油路），油水無法安然地回肝臟。經常哀怨、難過的人，必然吃不下，營養無法進入，相對的肝腸就會有礙，心臟也會不好。

## 十一臟象的病理變化

| 臟腑 | 根本 | 變化 | 精華（本臟篇） | 充注 | 陰陽 | 通達 | 味 | 色 |
|---|---|---|---|---|---|---|---|---|
| 心 | 生 | 神之變 | 面（小腸：靜脈） | 血脈 | 陽中之太陽 | 夏氣 | 苦 | 赤 |
| 肺 | 氣 | 魄之處 | 毛（大腸：皮膚肌肉） | 皮 | 陽中之太陰 | 秋氣 | 辛 | 白 |
| 肝 | 罷極 | 魂之居 | 爪（膽：指甲） | 筋（生血氣） | 陽（陰）中之少陽 | 春氣 | 酸 | 蒼 |
| 脾胃大腸小腸三焦膀胱 | 倉廩 | 榮之居（名曰器，能化糟粕，轉味而入出者） | 唇四白（胃：肌肉） | 肌 | 陰中之至陰 | 土氣 | 甘 | 黃 |
| 腎 | 蟄封藏 | 精之處 | 髮（膀胱：皮膚紋理、毫毛） | 骨 | 陰中之少陰 | 冬氣 | 鹹 | 黑 |

## 春天調補肝、夏天清補心、秋天平補肺、冬天溫補腎

| 節氣 | 適飲 | 五臟與精神 | 節氣 | 適飲 | 五臟與精神 |
|---|---|---|---|---|---|
| 立春 | 牛蒡 | 宜養肝（魂）、脾胃（意、志） | 立秋 | 胡瓜 | 宜養肺（魂）、脾胃（意、志） |
| 雨水 | 蓮藕 | | 處暑 | 甘藍菜 | |
| 驚蟄 | 茭白筍、筍子 | | 白露 | | |
| 春分 | 、嫩薑 | | 秋分 | 茄子 | |
| 清明 | 番薯、空心菜 | | 寒露 | 菠菜、九層塔、辣椒、紫蘇葉 | |
| 穀雨 | 番茄、紅鳳菜 | | 霜降 | | |
| 立夏 | 紅豆 | 宜養心（神）、脾胃（意、志） | 立冬 | 百合、老薑、懷山 | 宜養腎（神）、脾胃（意、志） |
| 小滿 | 越瓜、紅莧菜 | | 小雪 | 蘿蔔、大白菜、高麗菜 | |
| 芒種 | 芹菜、金針菜 | | 大雪 | 韭菜 | |
| 夏至 | 綠豆 | | 冬至 | 白蘿蔔 | |
| 小暑 | 小白菜、冬瓜 | | 小寒 | 甘薯葉 | |
| 大暑 | 苦瓜 | | 大寒 | 茼蒿、芥菜 | |

## 2-5 消化看衝陽，呼吸看太淵

（參考2-15、5-29）

人一誕生，從母體產出後，取得一口氣，就是「風氣」，從此到吐出一口氣之後，稱為「風水」。人體的呼吸是以腦幹的呼吸中樞為主，總括全身其他生命單位，齊奏生命交響曲。

肺是八個呼吸器官之一（鼻、咽、喉、氣管、支氣管、細支氣管、肺、胸腔），它們負責與天地交易「氣」，心臟與肺臟都在胸腔內，心臟是負責與「肺」交易「氣」，也與「肝」買賣「血」，其他臟腑則作各種支援配合。

從肝臟的生理學來看，肝臟是人體內最大的腺體，是很柔軟且血管非常豐富的臟器。因為血液在回流入心臟之前，要大量流入肝臟，由於肝靜脈與下腔靜脈沒有靜脈瓣（下肢靜脈瓣最多，靜脈曲張與靜脈血栓機會也較大），一旦中心靜脈壓上升的話，就會直接影響肝臟，造成血液鬱滯，肝臟腫大。急遽又明顯的鬱滯會延伸到肝臟的纖維性被膜，以至於下部肋骨間周圍，特別是右脇肋部疼痛；由於鬱滯牽扯到橫膈膜，會出現「跑者的疼痛」（跑步就腹痛或肋膈下面疼痛），**發育中的孩童，因為營養失衡、生活習慣不好，都會常見「跑者的疼痛」**，就是肝、胃經脈養護不良。**同樣，成年人常有腰脇痛的人，肝、腎經脈病變者居多，**脊椎骨內後廉痛才是腎經脈病變多的原因。肝臟是消化系統，是吸收物質解毒的主要器官，腎臟則是製造尿液、排毒的主要器官。

**「五臟六腑之氣味皆出於胃（消化與吸收的營養），變見於氣口（營養加呼吸的氧氣）。」**

**小博士解說**

腳背動脈的觸診是醫生診斷的主要部位，中醫古以衝陽穴診胃與中氣，與頸動脈的人迎穴相映成趣，現代因方便及時勢所趨，一般中醫診脈，只取橈動脈的寸口（太淵穴），古醫生為求診斷精確，必要時診斷三部九候，即頸部、手部、腳部各三部位，共九個動脈位置，其中以衝陽穴腳背動脈最為重要。

腳背動脈在腳背的第一蹠骨與第二蹠骨間可觸得，《內經》〈脈要精微論〉〈平人氣象論〉〈三部九候論〉等有述及其中的活動情形，以知健康與疾病，甚至診斷生死，衝陽穴屬胃經脈，來自第二、三趾，在腳背的最高處，第一蹠骨與第二蹠骨間，是肝經脈的循環路徑，亦即腳背的脈動區，含括肝經脈與胃經脈，肝經脈的行間穴與太衝穴，屬於肝經脈的榮穴與輸穴，有著溜轉與輸注的功能，亦即壓按行間穴，可以活潑肝經脈，有瀉火去瘀滯的效果，為保健肝之穴，至於太衝穴，可以補養肝經脈，有強健與提神的效果，容易疲累者尤其適合，不過，壓按行間穴要帶點痛感，太衝穴要帶點舒服的感覺，效果才會更好，衝陽穴則有健胃整腸之效。

## 奇恆與傳化

| 奇恒之府 | 傳化之府 |
|---|---|
| 腦、髓、骨、脈、膽、女子胞 | 胃、大腸、小腸、三焦、膀胱 |
| 地氣之所生 | 天氣之所生 |
| 皆藏於陰而象於地，藏而不瀉 | 其氣象天，瀉而不藏。此受五臟濁氣，此不能久留，輸瀉者也 |

魄門亦為五臟使，水穀不得久藏。

## 臟腑之滿實

| 五臟者 | 藏精氣而不瀉也，故滿而不能實 |
|---|---|
| 六腑者 | 傳化物而不藏，故實而不能滿 |

所以然者，水穀入口，則胃實而腸虛；食下，則腸實而胃虛（胃主通降之理）。故曰：實而不滿，滿而不實也。

## 五臟為本歸納

| 五臟 | 五本 | 五化 | 陰陽 | 相關功能 |
|---|---|---|---|---|
| 肝 | 罷極之本 | 魂之居 | 陽中之少陽 | 肝藏血，血養筋，筋束骨節 |
| 心 | 生之本 | 神之變 | 陽中之太陽 | 心主血脈，藏神，從而統歸五臟六腑 |
| 肺 | 氣之本 | 魄之處 | 陽中之太陰 | 肺主呼吸之氣，吐故納新；主一身之氣，與氣的生成、輸布有關 |
| 腎 | 蟄封藏之本 | 精之處 | 陰中之少陰 | 腎藏先後之精，以封藏固密為要 |
| 脾、胃、大腸、小腸、三焦、膀胱 | 倉廩之本 | 榮之居 | 至陰之類 | 能化糟粕，轉味而入出者也 |
| 凡十一臟取決於膽也 | | | | |

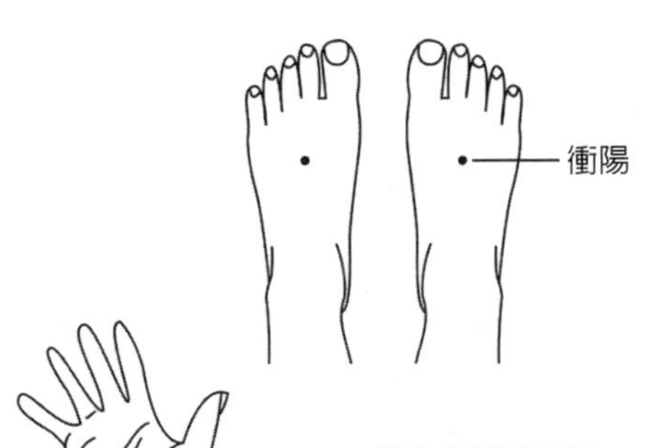


消化情形看衝陽，呼吸狀況看太淵，出了狀況，穴區色澤不良，揉揉按按立即改善。

**+ 知識補充站**

1. 衝陽穴屬胃經脈，來自第二、三趾，在腳背的最高處，第一蹠骨與第二蹠骨間，是肝經脈的循環路徑，亦即腳背的脈動區，有健胃整腸之效。
2. 手指動作愈細愈多，大腦的供應血液也相對加多，勞筋骨於手，必苦心志於腦，天行健君子以自強不息，太淵活動愈多，宗氣愈盛。

# 2-6 火燒心要看勞宮

人體基因的變化非常複雜，科學雖進步，所知也有限。人體內的陽離子——鈉離子與鉀離子等變化，過程也很複雜，若從中醫經脈臟腑的角度來看，可以約略了解肺、大腸與腎間微妙的關係。

大腸的排泄關係飲食，也與呼吸密切相關。身體內部的動靜與居處、心情變化，脈也隨之千變萬化，肺與腎之於流汗、呼吸、喘息也隨之因應。

肺主皮膚，皮膚發汗及膀胱泌尿都與腎臟息息相關。皮膚透過汗腺排汗，調節體溫，保持恆常。鈉離子透過夏天汗多與冬天尿多來排出，當排汗量過多時，會造成顯著的鈉缺乏，而維持體內鈉離子濃度正常的要角就是腎臟（腎上腺皮質分泌的激素、膽固醇控制鈉的排出量）。在正常的消化液中，鈉與鉀所占濃度甚高，而鈉在胃液，鉀則在胰液及小腸液，這些離子會被大腸再吸收。一般控制體內陽離子的濃度有雙重的功用，初由體內緩衝系統，次由肺與腎來處理。但如果人體基本功能不能勝任時，會產生酸中毒。

人體體溫就像韻律調節的美感，人的身體會自然散發熱氣，是從身體的體內環境蒸發；如果沒有體溫調節，人只好依靠環境的溫度來生存。只要環境溫度降低，體溫就會跟著降低；環境溫度高，體溫就會升高，這種體溫等於環境溫度的規律，彷彿人就是變溫動物，依生存環境的溫度來調整體溫，所以人之異於禽獸，就是可以在冬暖夏涼始終維持身體的恆溫。

**小博士解說**

感冒是小毛病，確也常常要人命。最傳統的檢查方法，是看看手腳，特別是手心與手背，手心的第二、三掌骨之間，勞宮穴區用來看內臟的功能狀況（自律神經系統）。手背第四、五掌骨之間，液門穴區用來看肢體關節（周圍神經系統）。

感冒時，手心與手背溫度的差異不會很大，但吃喝活動睡覺若不正常，就會危機四伏。手背較熱，要多注意飲食——吃清淡、不吃麵食，活動或泡澡發汗，大多可以恢復身體健康。

手心越熱，內臟問題越大，不是呼吸系統就是消化系統，呼吸方面問題大的話，鼻孔呼氣與吸氣，會燥熱不安穩，如果是肺泡方面在發炎，復原時間會較長，如果不是的話，支氣管或喉嚨方面，稍微注意加強腸胃的循環及多休息睡覺，必然復原更加快。薑、蔥、蒜、韭、椒……等辛溫熱性的食物，佐以適當的料理，就可以讓汗與尿更加順暢與排毒，呼吸系列復甦，可以發現鼻孔呼吸氣息大為改善。

## 生活機能之喘與五臟

| 生活機能 | 喘出於 | 淫氣於 |
|---|---|---|
| 夜行 | 腎 | 肺 |
| 有所墮恐 | 肝 | 脾 |
| 有所驚恐 | 肺 | 心 |
| 度水跌仆 | 腎與骨 | 勇者氣行則已，怯者則著而為病 |

## 生活機能之汗出

| 生活機能 | 汗出 | 相關臟器 |
|---|---|---|
| 飲食飽甚 | 胃 | 消化器官吃力 |
| 驚而奪精 | 心 | 大腦吃力 |
| 持重遠行 | 腎 | 肢節骨肉吃力 |
| 疾走恐懼 | 肝 | 肺及下肢、大腦吃力 |
| 搖體勞苦 | 脾 | 不用大腦，只用肌肉 |

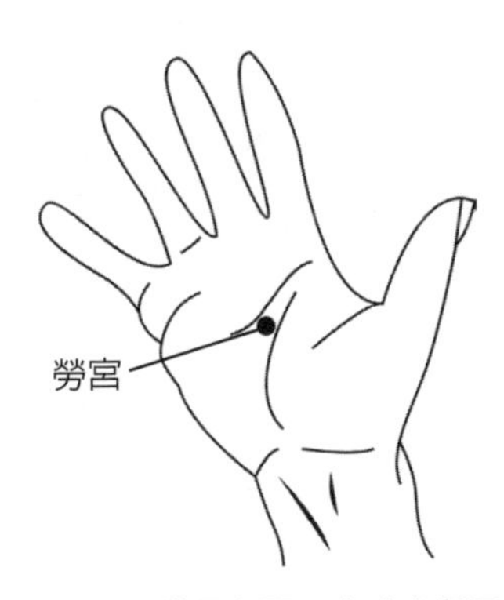


勞宮在第二、三掌骨之間，寧神息煩最奇妙。

**＋ 知識補充站**

心情不好，勞宮必癢，肝功能有障礙，手心必有瘡疹，多搓揉活動勞宮，養心神安肝魂，心臟疾病必可少，肝臟疾病也不會多。體溫調節，出汗會調節人體皮膚真皮層的血流，加上身體周圍溫度升高或運動使出汗量大增，接著從皮膚表面蒸發汗水，以降低體溫，使皮膚真皮層血管擴張，血流量增加，增加身體放熱量；反之，如果真皮層血管收縮（變窄小），導致皮膚血流量減少，身體放熱量也會隨之減少。

# 2-7 血海脾氣、梁丘胃口

犯賊風虛邪者，陽受之；食飲不節起居不時者，陰受之。陽受之，則入六腑，陰受之，則入五臟。入六腑，則身熱不時臥，上為喘呼（**吃太飽**）；入五臟則䐜滿閉塞，下為飧泄，久為腸澼（**暴飲暴食**）。故喉主天氣，咽主地氣。故陽受風氣，陰受溼氣。故陰氣從足上行至頭，而下行循臂至指端；陽氣從手上行至頭，而下行至足。故曰：陽病者，上行極而下，陰病者，下行極而上。故傷於風者，上先受之；傷於溼者，下先受之。

脾胃如何行其津液，「胃腸」消化吸收有其一定的迴路，最重要的腸肝循環的膽汁，其次是胃內在因子帶 $VitB_{12}$ 回迴腸。由於老化、新陳代謝功能不好，「膽汁、$VitB_{12}$」就會無法正常回到迴腸，所以在「肝、心」血液循環中，**膽紅素多來自老廢紅血球，老廢紅血球都在脾臟破壞**。

免疫的基本定義，是細菌、毒素、病毒、其他個體的組織與特定的侵入物，使身體產生防護功能，具有抵抗力。這種非自然免疫力，要靠免疫應答的抗原來辨識異物，具有兩種特性，一為識別自己與非自己的特異性（specificity），二為記憶（memory）以前遭遇異物所產生的抗原，如果再次遇到異物時，身體機能就可以緊急反應處理。

紫色橢圓形的脾臟，是腹部臟器中最容易損傷的臟器，它位於左上腹部或左季肋部，被下部的胸廓保護，它是最大的淋巴器官與身體防禦機構的淋巴球（白血球）增殖，與免疫反應關係密切。

**小博士解說**

海論（B33）「……血海有餘，則常想其身大，怫然不知其所病；血海不足，亦常想其身小，狹然不知其所病。」

腳大拇趾有著脾經脈、肝經脈與膽經脈匯集於此，大隱靜脈是人體中最長的靜脈，大隱靜脈起始於腳的內側，上行經過大腿內側血海穴區，終止於腹股溝淺層鼠蹊淋巴結，大隱靜脈與上肢的橈靜脈、肱靜脈會一起加速地流回心臟，大隱靜脈回流越好，COPD 及慢性肺部管道循環不好的問題越得以改善，肱靜脈回流越好，主動脈瓣膜、二尖瓣膜及心肌等也可以得到滋潤而漸漸地改善，隱白穴、大敦穴、厲兌穴、竅陰穴、湧泉穴、血海穴等，是針灸方面不易施治的穴點，也是導引按蹻發揮功力的要穴區，腳跟微微抬起，令腳大拇趾更吃力，膝蓋挺得更直，腳的靜脈與動脈循環會更好，如果這樣操作覺得厭煩，可以緩緩地走動，因此也助益了盆膈膜、腹外斜肌、腹內斜肌、腹橫肌、腹直肌、腰方肌、髂肌、腰大肌、錐狀肌、提睪肌及肋間內肌等呼氣功能，構成更好的腹式呼吸。

## 陽明太陰病理變化，為表裡，脾胃脈

| 陽明，陽者，天氣也，主外，故陽道實 | 相關功能 | 太陰，陰者，地氣也，主內，故陰道虛 | 相關功能 |
|---|---|---|---|
| 犯賊風虛邪者，陽受之 | 免疫 | 食飲不節起居不時者，陰受之 | 消化 |
| 陽受之，則入六腑 | 營養 | 陰受之，則入五臟 | 血液 |
| 入六腑，則身熱不時臥，上為喘呼 | 呼吸 | 入五臟則䐜滿閉塞，下為飧泄，久為腸澼 | 排泄 |
| 喉主天氣，陽受風氣 | 氣管、肺 | 咽主地氣，陰受濕氣 | 食道、胃 |
| 陽氣從手上行至頭，而下行至足 | 大腸經脈<br>胃經脈 | 陰氣從足上行至頭，而下行循臂至指端 | 脾經脈<br>肺經脈 |
| 陽病者，上行極而下 | | 陰病者，下行極而上 | |
| 傷於風者，上先受之 | 頭 | 傷於濕者，下先受之 | 腳 |

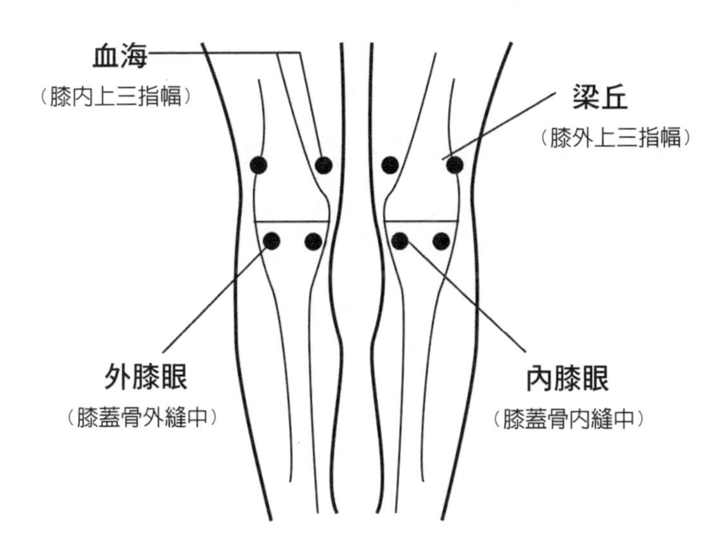


（一）　血海穴、內膝眼與造血息息相關，穴區肌膚不良，多心血管疾病，多搓揉必改善。
（二）　梁丘穴、外膝眼與腸胃生息與共，穴區肌膚不良，多腸胃疾病，多搓揉必改善。

**＋ 知識補充站**

1. 血海─股內收肌，脾氣、造血、膽紅素。鬆垮表虛→沒有脾氣；僵硬者瘀滯→脾氣不好。（治療血液循環不良）
2. 梁丘─股外側肌，胃腸、消化、胃泌素。鬆垮表虛→胃口不好；僵硬者瘀滯→腹脹不爽。（治療急性腸胃炎）

## 2-8 大陵情緒，神門心情

（參考2-15）

《內經》〈本輸篇〉（B2）井穴「少商」，是肺經脈之所出，井的英文字義是well，含蓄著will（意願），身體解剖學上，手腳末梢的A-V shunt（動脈與靜脈交接的通道），繆刺論（A63）「邪客於手足少陰太陰足陽明之絡（心腎肺脾胃五絡），此五絡，皆會於耳中，上絡左角（五絡上絡左率谷），五絡俱竭，令人身脈皆動，而形無知也，其狀若尸，或曰尸厥。**刺其足大指內側爪甲上**，去端如韭葉，後**刺足心**，後刺足中**指爪甲上各一痏**，後**刺手大指內側，去端如韭葉。**」休克、中風之類，刺**隱白**（足大趾）、**少商**（手大指）。繆刺是刺血絡，即靜脈之浮現者為主，不同於刺經脈之巨刺；同樣的穴道位置，刺經脈與血絡不同的是，經脈以動脈為主，絡脈以靜脈為主。

活動量（運動、勞動）越大，動靜脈通道（A-V shunt）循環越好，休克、中風的機會也相對減少。只要看到**少商、隱白**等指甲末端的部位不乾淨、不紅潤，就是顯示呼吸（**少商**）或消化（**隱白**）狀況不好，或兼而有之，**少商**色澤枯黯，一定要加強運動或改善生活及空氣品質，**隱白**枯黯則要改善飲食營養方面的問題。

手腳的俞穴，是針灸要穴，也是診斷要穴，尤其是六陰經：

1. 太衝（肝）大拇趾與第二趾縫間，是膽經脈終止（從大趾次指內出其端還貫爪甲出三毛）。
2. 太白（脾）大拇趾內側是脾經脈起始（起始大趾內側白肉際）。
3. 太溪（腎）腳內踝後方，是腎經脈別入之處（別之跟中）。

此三穴活動量越大，所屬臟器就越健康，骨肉肌膚色澤必然會全然表現，手舞「足蹈」就是以此三穴為活動要區，諸如伸拇長肌、外展拇趾肌及脛骨後肌等等，這些肌肉的活動力，幾乎與生命力成正比。

1. 太淵（肺）大拇指掌骨後腕縫間，枯黯者，呼吸不好。
2. 大陵（心包）中指掌骨後腕縫間，枯黯或靜脈多者，情緒不好。
3. 神門（心）小指掌骨後腕縫間，青筋多者，心情不好。

「手舞」以此三穴為活動要區，即腕內側彎處，太淵與魚際間的靜脈曲張狀況，用來觀察肺經脈與胃脾的寒熱狀況。

## 十一臟腑井滎俞原是對應穴道

| 臟腑 | 出為井 | 溜為滎 | 注為俞 | 過為原 | 行動而不居為經 | 入為合 |
|---|---|---|---|---|---|---|
| 肺 | 少商（手大指端內側） | 魚際 | 太淵 | 太淵 | 經渠（寸口中動，動而不居） | 尺澤（肘中動脈） |
| 心 | 中衝 | 勞宮 | 大陵 | 大陵 | 間使 | 曲澤 |
| 肝 | 大敦 | 行間 | 太衝 | 太衝 | 中封 | 曲泉 |
| 脾 | 隱白 | 大都 | 太白 | 太白 | 商丘 | 陰陵泉 |
| 腎 | 湧泉 | 然谷 | 太溪 | 太溪 | 復溜 | 陰谷 |
| 膀胱 | 至陰 | 通谷 | 束骨 | 京骨 | 崑崙 | 委中 |
| 膽 | 竅陰 | 俠溪 | 臨泣 | 坵墟 | 陽輔 | 陽陵泉 |
| 胃 | 厲兌 | 內庭 | 陷谷 | 衝陽 | 解溪 | 足三里<br>上巨虛<br>下巨虛 |
| 三焦 | 關衝 | 液門 | 中渚 | 陽池 | 支溝 | 天井 |
| 小腸 | 少澤 | 前谷 | 復溜 | 後溪 | 陽谷 | 小海 |
| 大腸 | 商陽 | 二間 | 三間 | 合谷 | 陽溪 | 曲池 |

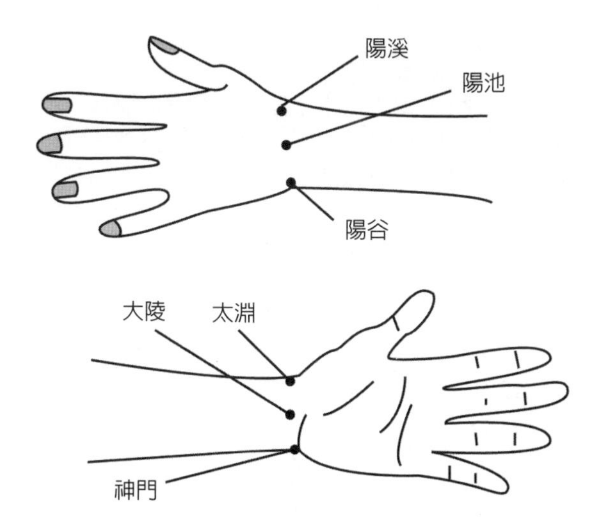


（一）手腕三陽穴乾淨有力，神采奕奕；穴區枯黯乏力，則精疲力竭，多搓揉轉動讓人精神煥發。

（二）手腕三陰穴乾淨有力，生命有活力；穴區枯黯乏力，人會活得很辛苦，多搓揉轉動讓人神采飛揚。

# 2-9 妻子風府，丈夫大椎

（參考2-17、5-2、6-9）

提綱挈領、左顧右盼都要靠頸部七個頸椎，頸椎裡面的脊髓連貫著腦與脊椎，裡面充滿腦脊髓液，外面則有頭顱骨、脊椎骨、臟腑、肢節。第一頸椎（寰椎）捧著頭顱骨，如丈夫擁抱著可愛的妻子。第 7 頸椎（隆椎）提領著全身的肢節臟腑，就像丈夫拚命工作，保護妻子與孩子。寰椎與頭顱骨之間最重要的穴道就是風府穴，**風府穴**的色澤就是要看妻子如何打理家務（女主內），隆椎的凸歪正挺與**大椎穴**就是看丈夫如何貢獻家庭（男主外）。男人虎背熊腰是因為勞筋骨、苦心志，才能做到；女人的美人肩、柳條腰也是一樣，絕不是慵懶或靠藥物就可以輕易達到。

膝關節是人體中最複雜的關節，屈膝有示敬與示卑的意思。伸膝與挺膝有堅強或死亡的意境，膝關節主要以股骨與脛骨間的屈戌關節，以及股骨與膝蓋骨之間的活動關節。四個關節中，有三個關節在股骨與脛骨之間（股骨內踝部分有一個關節，外踝部分有兩個關節），股骨與膝蓋骨之間有一個關節。另外，脛腓關節也屬於膝關節，脛腓關節分近端與遠端兩部分，近端部分才屬於膝關節，屬於微動關節，遠端則為踝關節；脛骨與腓骨的中間為不動關節，是塊骨間膜，使脛骨與腓骨，保持聚攏，強化腓骨，以便肌肉附著，脛腓關節遠端靠韌帶連合著，可微微做上下擺動，膝關節於〈邪客篇〉寫實腎經脈狀況，是六經脈皆行過膝關節，以腎經脈與胃經脈及膀胱經脈等，最為重要。

人們在彎曲小腿的時候，膝關節透過股骨（大腿骨）與脛骨，做出帶些迴轉的屈曲與伸展，並讓股骨與膝蓋骨作上下滑動。從股骨到脛骨，有來自張肌闊膜肌的肌纖維、髂脛束（髂骨至脛骨的肌束）、股四頭肌、股二頭肌與縫匠肌等肌腱來強化膝關節，形成一關節囊，而髖部的任何疾病都可能牽引膝部疼痛。五臟與六腑之所與合者，轉筋者，立而取之，可令遂已。痿厥者，張而刺之，可令立快也。

膝、踵、踝、趾觀腰腎，男人的精力看踵，女人的魅力看踝：

1. 膝、踵、踝、趾等部位之形體、色澤、屈伸之難易，可觀五臟六腑及經脈之氣血循環狀況，以測知其相屬絡之脊骨病變之腰痛。

2. 肢體肘部觀腰；肘之屈伸觀心、肺、胸中之功能；肘之皮肉堅硬、鬆脆、結實、塌陷等觀心手少陰經脈、肺手太陰經脈、小腸手太陽經脈、大腸手陽明經脈，心包手厥陰經脈、三焦手少陽經脈等循環之是動及所生病，影響脊 13、16、18 椎之功能，導致腰痛。

3. 頭頸部觀原氣，頭傾視深，垂頭喪氣，頸部、本輸十穴（大牖五部）皆觀臟腑、經脈與頭部間的循環，得其壓診疼痛者，而知腰脊之疼痛部位。

4. 體態之輕盈笨重，亦能觀其腰脊之先天、後天變化。

## 本輸十穴之正確位置

| | 經脈 | 穴道 | 位置 |
|---|---|---|---|
| 缺盆之中 | 任脈 | 天突 | |
| 一次，任脈側之動脈 | 足陽明 | 人迎 | 挾喉之動脈，其腧在膺中 |
| 二次脈 | 手陽明 | 扶突 | 次在其腧外，不至曲頰一寸 |
| 三次脈 | 手太陽 | 天窗 | 當曲頰 |
| 四次脈 | 足少陽 | 天容 | 耳下曲頰之後 |
| 五次脈 | 手少陽 | 天牖 | 出耳後上加完骨之上 |
| 六次脈 | 足太陽 | 天柱 | 挾項大筋之中髮際陰（頸後大直肌） |
| 七次脈，頸中央之脈 | 督脈 | 風府 | |
| 腋內動脈 | 手太陰 | 天府 | 尺動脈在五里，五腧之禁也 |
| 腋下三寸 | 手心主 | 天池 | |

## 六腑之合

| 六腑 | 合 | 功能 |
|---|---|---|
| 肺 | 大腸 | 傳道之腑 |
| 心 | 小腸 | 受盛之腑 |
| 肝 | 膽 | 中精之腑 |
| 脾 | 胃 | 五穀之腑 |
| 腎 | 膀胱 | 津液之腑 |
| 少陽 | 腎 | 屬腎，腎上連肺，故將兩臟 |
| 三焦 | 中瀆 | 水道出焉，屬膀胱，是孤之腑 |

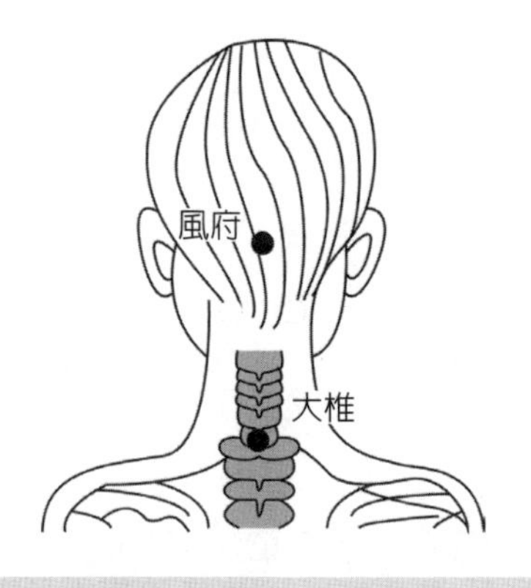


（一）風府穴：此穴區的頭後大小直肌、頭後上下斜肌等皮下脂肪（贅肉）越多，腦心血管循環越不良。贅肉多就是腦滿腸肥，腦心血管疾病就多，多搓揉按捏或刮梳此穴區，可減少中風機會，聰耳明目。

（二）大椎穴區贅肉多，多屬腎功能不良，腎上腺問題多，多搓揉按捏減少性功能障礙，提神醒腦。

**＋ 知識補充站**

七次脈，頸中央之脈，督脈也，名曰風府。腋內動脈，手太陰也，名曰天府。腋下三寸，手心主也，名曰天池。刺上關者，呿不能欠，刺下關者，欠不能呿，刺犢鼻者，屈不能伸，刺兩關者，伸不能屈。

# 2-10 養益肝門靜脈七募穴

（參考1-4）

你在傷害你的肝嗎？傷肝三元素：憤怒（情緒不好）、晚睡（休息不足）、過量飲酒（飲食不當）。肝臟是柔軟又血液極豐富的臟器，血液進入心臟（右心房）會大量進入肝臟，下腔靜脈與肝靜脈缺乏靜脈瓣（下肢靜脈瓣最多），中心靜脈壓直接影響肝臟，造成血液鬱滯，導致肝腫大，急性顯著鬱滯是伸展於肝臟的纖維性被膜，常見下部肋骨周圍，尤其是右季肋部疼痛。

肝門靜脈循環關乎全身營養輸送與儲藏，小腸吸收營養後經肝門靜脈，注入肝臟。因此在腹部七募穴的**期門穴、日月穴、章門穴、京門穴、中脘穴、石門穴、天樞穴**區，也幾乎反應著肝門靜脈循環狀況，腹部的靜脈曲張出現在肚臍上行又下行，就是肝門靜脈循環有問題，特別是中脘與石門。

每當你心情感到憤怒、鬱悶、晚睡、飲酒過量，這些動作都在傷害你的肝；一旦肝臟出現纖維化、硬化時，就會阻礙了營養命脈—肝門靜脈的輸送營養，肝臟的這條水路的不暢，也使全身的養分儲存發生問題，使各器官供給營養不足；全身的營養輸送系統也會慢慢出現狀況，加速老化，所以良好的生活習慣（Life style）：早睡、樂活人生和高營養攝取是保養肝臟的唯一良策，也是建立防老的基礎。腦下垂體門靜脈與全身的荷爾蒙息息相關，尤其是與情緒攸關的甲狀腺與腎上腺關係更密切。

肝臟是最大的代謝器官，除了脂肪之外的營養素，初期都由肝臟處理，所以肝臟有外分泌腺體的機能，也是產生膽汁的最大腺體。

慢性酒精中毒的患者最常見的症狀是肝硬化，而門脈壓亢進症是最多見的病因，由於脂肪變質與纖維化造成肝腫大是肝臟功能退化的特徵。肝臟本身擁有很大的預備機能，因此，肝功能不良的代謝性徵候會較慢出現；大多數人也常如此地缺乏警覺性，當發生肝硬化的同時，從這裡通過的血流會停止，就是所謂的門脈壓亢進症，進而使肝功能漸漸地喪失，危及生命。

**小博士解說**

消化器官共有七門，飛門（嘴唇）、戶門（牙齒）、吸門（會厭）、賁門、幽門、闌門（盲腸）、魄門（肛門），每門都有門卡，最重要的就是不可以有胃食道逆流。《論語 ‧ 鄉黨篇》「食不厭精……食不語」都是要人們在飲食的時候，咽及食道運動後，胃緊跟著蠕動收縮，以一定速率噴入十二指腸中。幽門處有括約肌控制胃排空的限制功能，幽門打開則胃排空正常。胃室、幽門及十二指腸上段，在幽門及十二指腸收縮之後，胃內容物便在一定時刻，以少許的量噴入小腸中，良好的飲食習慣，絕不會發生從十二指腸回流到胃的現象。

## 五臟之藏舍虛實

| 五臟 | 藏 | 舍 | 病虛 | 病實 |
|---|---|---|---|---|
| 肝 | 血 | 魂 | 恐 | 怒 |
| 脾 | 榮 | 意 | 四肢不用，五臟不安 | 腹脹，經溲不利 |
| 心 | 脈 | 神 | 悲 | 笑不休 |
| 肺 | 氣 | 魄 | 鼻塞不利，少氣 | 喘喝，胸盈仰息 |
| 腎 | 精 | 志 | 厥 | 脹 |

## 五臟之情緒、神魂、病變

| 五臟 | 情緒 | 神魂 | 病症 | 殘症 | 死季 |
|---|---|---|---|---|---|
| 肝 | 悲哀動中 | 傷魂 | 魂傷則狂忘不精。不精則不正，當人陰縮而攣筋，兩　骨不舉 | 毛悴色夭 | 死於秋 |
| 心 | 怵惕思慮 | 傷神 | 神傷則恐懼自失，破䐃脫肉 | 毛悴色夭 | 死於冬 |
| 脾 | 憂愁而不解 | 傷意 | 意傷則悗亂，四肢不舉 | 毛悴色夭 | 死於春 |
| 肺 | 喜樂無極 | 傷魄 | 魄傷則狂，狂者意不存，人皮革焦 | 毛悴色夭 | 死於夏 |
| 腎 | 盛怒而不止 | 傷志 | 志傷則喜忘其前言，腰脊不可以俛仰屈伸 | 毛悴色夭 | 死於季夏 |
| 恐懼而不解，則傷精，精傷則骨痠痿厥，精時自下 | | | | | |

心為之主，耳為之聽，目為之侯，肺為之相，肝為之將，脾為之衛，腎為之主外。（靈樞36）

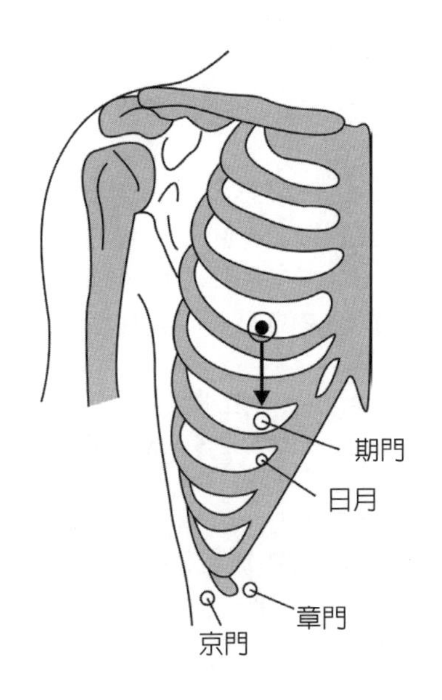


（一）期門穴在第5、6肋間，多按摩安魂舍，養肝明目。

（二）日月穴在第6、7肋間，多按摩安魂舍，消腹脹、腹痛。

（三）章門穴在第11肋尖，多按摩養意智，緩解頭暈眼花。

（四）京門穴在第12肋尖，多按摩養意智，改善腰膝疼痛。

橫膈膜在第7到12肋間，分隔下面肝臟與脾臟、胃，上面肺臟和心臟，尤其是肝臟與肺臟，此四穴也與呼吸息息相應。

# 2-11 太衝、行間最養益肝門靜脈

（參考2-15、4-1
5-23、5-30）

人體內有兩個門脈循環，上下輝映，是主導人體飲食與生命的營養。飲食的營養來自腹部—肝門靜脈，而生命的營養來自腦部—腦下垂體門靜脈。

這兩個微細血管網進入門靜脈系統，會再回到微血管網。中間不經過心臟，像門一樣，因為兩端都是微血管的靜脈，所以稱為「門靜脈」，也可說是生命最重要的守護神。

**營養的元氣來自肝門靜脈**

當一個人感覺到每天很容易疲倦、容易累，表示你的肝功能已經出現問題了，血液已經無法順利回流到肝臟！

身體的元氣從何而來？靠的是充足的睡眠時間，由脾去收集血液，送到肝臟解毒後，變成乾淨的血液，送到心臟，再送到全身，就能使人體獲得營養、健康與元氣。

肝臟本身有兩種不同的血液循環系統，來供應其養分，其中四分之一是由腹主動脈所分支出來的「肝動脈」；另外四分之三則由胃腸道及脾臟所匯集而來的血液，經由「肝門靜脈」來供應肝臟的養分。如果腸胃道吸收的營養不足或脾本身已經出現問題，脾就不能收集血液，會直接影響人體健康。所以，「肝門靜脈」主導個人的營養的儲存及元氣的盛衰。

因此，「肝門靜脈」可說是維護肝臟最主要的血管命脈，也是全身營養的命脈，人精神的好壞一定會反饋於肝門靜脈循環。（按摩和運動骨骼肌可以擠壓相關臟器，會改善肝門靜脈循環）藉由針灸、揉按和撫摸**太衝、行間**，最能養益肝門靜脈，尤以肝腦塗地、肝腸寸斷的人，最需要以此作保養。

**小博士解說**

太衝穴是肝經脈的俞穴，肝經脈腳部集流灌注肝臟的穴道。肝俞、魂門穴是肝經脈的背穴，肝經脈背部集流灌輸注入肝臟的穴道。期門穴是肝經脈腹募穴，肝經脈腹部集流灌輸注入肝臟的穴道。此三穴是肝臟最親密的要穴，尤其是太衝穴。

太衝穴與行間穴在大拇趾與第二趾之間，站立、行走、坐臥時只要屈曲腳趾，尤其是大拇趾用力——屈拇長肌與屈拇短肌，忍耐再忍耐，到受不了的時候才放鬆，反覆再三，可以激活大隱靜脈回流到淺腹股溝鼠蹊部淋巴結，另外，用力翹起腳大拇趾——激活伸拇長肌與外展拇趾肌，如此地屈拇趾與伸拇，活絡肝經脈相關的骨骼肌幫浦，讓相關靜脈更順暢地回流心臟，心臟也會將動脈血輸送到肝臟，養益肝臟，睡覺前與醒來的時候，躺在床上，好好屈趾三到五分鐘，激活太衝穴與行間穴及相關生體功能，可以睡得更好，起床更有精神。

## 養分吸收，水路走肝門靜脈，油路走胸管

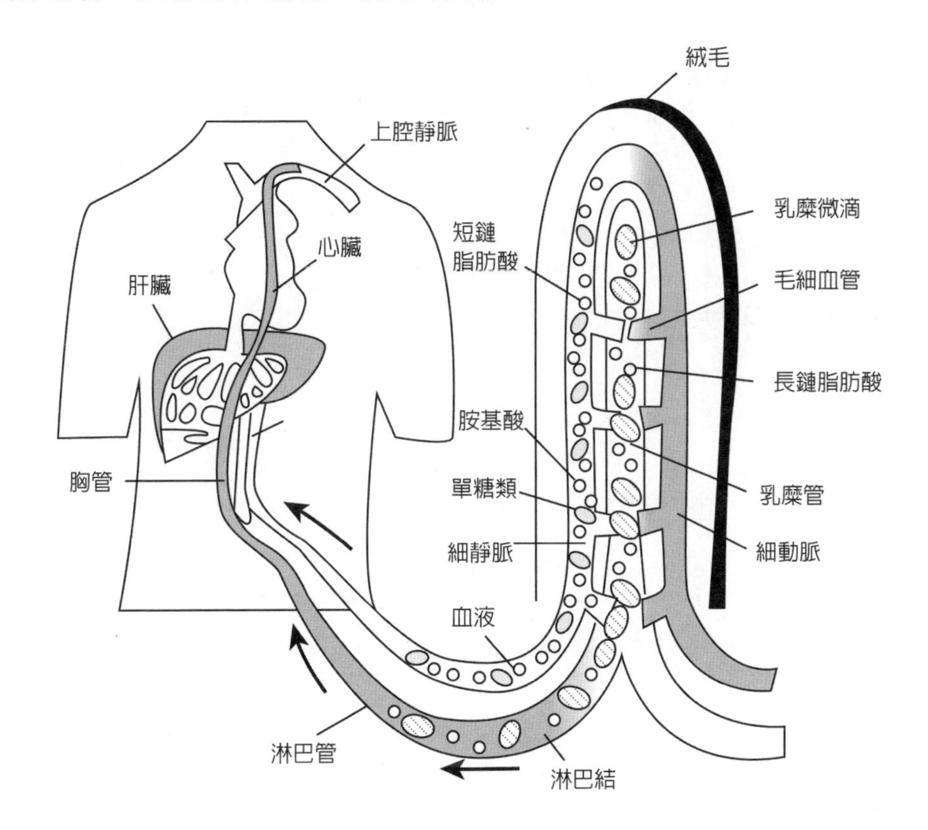


**＋ 知識補充站**

大拇趾與第二趾間的太衝、行間，指壓、針灸或多轉動走動，養護肝腦、肝腸功不可沒。

**全身營養與吸收的管道**

食物在小腸經絨毛吸收營養後，分別有兩條管道進入血液循環。一是水路，指的是一般小分子的水分、短鏈脂肪酸、胺基酸、單糖、水溶性維生素B群和C，以及藥物或毒素，經由肝門靜脈，送到肝臟，再由肝靜脈經過下腔靜脈回心臟。

另一是油路，將人體吸收的脂肪類物質中極大分子的營養物質，輸送到淋巴管，包括長鏈脂肪酸、乳糜微滴，脂溶性維生素A、D、E、K等，再匯集到胸管，經過上腔靜脈回到心臟。

## 2-12 後腦五穴，養護腦筋 （參考3-4、3-9、3-34、5-3）

人在**情緒緊張時**，會使腦部發出神經訊息，刺激下視丘的血管舒張中樞；交感神經系統傳遞，使血管收縮，血壓升高。反之，人在**情緒平穩、放鬆**時，則會抑制下視丘血管舒張中樞，使血壓下降。**嚴重情緒失控**會造成失去意識，甚至死亡。

下視丘血管舒張中樞的 $O_2$ 與 $CO_2$ 濃度會影響它的功能， $CO_2$ 過量，會刺激血管舒張中樞，引起交感神經系統反應，使末梢血管收縮，血壓升高；$CO_2$ 含量太低，則會使血壓降低。

1. $O_2$ 濃度太高，使末梢血管收縮血壓升高（皮膚有寒冷、蒼白的現象）。
2. $CO_2$ 濃度太高，會使末梢血管擴張血壓降低。

$O_2$ 與 $CO_2$ 對中樞與末梢作用完全相反，中樞和末梢作用可以互相中和到某種程度，這兩種作用互相拮抗，使血壓維持水平。所以在換氣過度時，血壓幾乎沒有變化。

頭痛使腦內壓升高，或使腦脊髓液壓升高，兩者都會抑制下視丘血管舒張中樞。而氧氣供應會刺激舒張中樞，使交感神經系統的活動增加，結果全身血管收縮、血壓升高，所以揉按後頂、玉枕、腦空，養護腦筋，對緩解一時腦血管循環不良，很有效益。

**小博士解說**

鼻棘影響鼻骨的正與歪，鼻棘牽引的韌帶與肌肉群，與後腦的韌帶與肌肉群相互牽引影響，後項的項韌帶，從枕骨的上項線與下項線到第七頸椎為止，後項的肌肉群，與之相繫，韌帶（ligment）有連結（link）的意義，項韌帶沒有頭後大小直肌、頭後上下斜肌、頭半棘肌、頭夾肌等來得粗厚，也不如這些肌肉群影響頭頸的動作那麼大，可是卻強而有力地傳遞生命訊息，大腹便便、腦滿腸肥的女人，項韌帶也隨之鬆弛而腫脹，男人最怕腦滿腸肥，女人最怕滿腹牢騷，全部都會反映在腦戶穴、腦空穴區上，後腦脂肪增大，腦皮瘡疹密布。風府穴在枕骨與第一頸椎正中間，風府穴上一寸半（四橫指幅為三寸）為腦戶穴，腦戶穴旁開三寸為腦空穴，此穴區正是項韌帶的起始區的正中間線，風府穴與腦戶穴，和鼻唇間的水溝穴（人中穴）與兌端穴相互輝映，它們分別寫實椎動、靜脈與頸外動、靜脈的循環狀況，女人「聲剎而鎖，閨房獨宿」，聲音鎖閉而陰沉，放個屁都小心翼翼，超級潔癖，是守貞過度。相反地，女人「顧雪聲雄，縱七夫之未了」就是聲音開放而陽剛，隨便說話像放屁，沒有男人活不下去，淫蕩過度。這些不是命相的結果，而是生理結構異於常人，會厭與聲帶是吸門——反應言語與聲音，是腦滿與否的表現。肛門是魄門——反應排泄與放屁，是腸肥與否的表現。

## 腦為髓之海，四海一家〈靈樞・海論〉

| 四海 | 部位 | 上 | 下 | 有餘（邪氣） | 不足（正氣） |
|---|---|---|---|---|---|
| 髓海 | 腦 | 腦蓋<br>（百會穴） | 風府穴 | 輕勁多力，自過其度 | 腦轉耳鳴，脛痠眩冒，目無所見，懈怠安臥 |
| 血海 | 衝脈 | 大杼 | 上巨虛<br>下巨虛 | 常想其身大（自我膨脹），怫然不知其所病 | 常想身小（自閉），狹然不知其所病 |
| 氣海 | 膻中 | 柱骨之上下<br>（天柱、大椎） | 前在於人迎 | 氣滿胸中<br>悗息面赤 | 氣少<br>不足以言 |
| 水穀之海 | 胃 | 氣街 | 足三里 | 腹滿 | 飢不受穀食 |

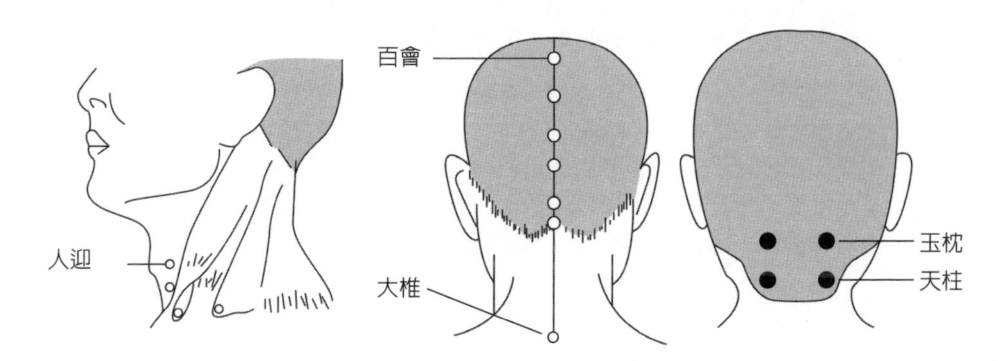


（一）百會穴在兩耳尖連線與鼻尖垂直線交點上，輕揉改善頭暈眼花。
（二）天柱穴在第一、二頸椎之間，正中旁開二指幅，重按強化腰腎功能。
（三）大椎穴在第七頸椎與第一胸椎之間。大杼穴在第一、二胸椎旁開二指幅，輕敲改善腦脊髓液循環，強健任督二脈，消除疲勞、提神醒腦、容光煥發。
（四）人迎穴在喉結旁二指幅，輕揉促進心臟血液循環，稍用力揉捏改善消化系統。
（五）玉枕穴在後髮際上三指幅~四指幅，正中央左右兩旁二指幅，按壓揉捏改善睡眠品質，治療失眠障礙。

**＋ 知識補充站**

玉枕穴、百會穴對導靜脈、上矢狀靜脈有養護功能。

# 2-13 天池、天溪、淵液，診治體內脂肪

（參考3-12）

**「岐伯曰：水穀皆入於口，其味有五，各注其海，津液各走其道，故三焦出氣，以溫肌肉，充皮膚，為其津，其流而不行者為液。」**

成人脂肪細胞，女性是男性的 1.4 倍，全身分布的脂肪細胞數量，女性比男性多。而脂肪細胞的大小與數量，決定體脂肪的量。

脂肪細胞過多，會阻礙人體氣血循環，造成胰島素無法正常分泌，造成隱性的糖尿病與心臟病，所以說罪魁禍首就是脂肪細胞。

**古人講排毒，體內第一毒就是過量的脂肪細胞。**人在空腹時，血糖正常；進食後，會出現血糖值不正常，就是隱性糖尿病，而罹患腦心血管疾病是常人的 2 到 3 倍；平時血壓正常，但只要情緒緊張、急躁、失眠、血壓高，就是隱性心臟病患者。**（註：壓力緊張也會使血糖值升高，即使空腹，飯後血糖值高，如果馬上工作，血糖會更高，所以飯後要散步，休息一下。）**

超音波只能測定全身皮下脂肪厚度，無法測定內臟脂肪量，核磁共振則可測定皮下及內臟周圍蓄積的脂肪，Komiya S，1984 年依此測定五個年齡層的兩種脂肪比例。中高年期 50 到 54 歲是體脂肪最高峰期，男人的乳房會出現女性才有的脂肪量，就是肝臟有脂肪過多，所以檢查天池、淵液的胸大肌區域的肌肉脂肪量，並且早晚自我診斷，讓按揉身體穴道，產生意想不到的成效。

**小博士解說**

女人右頸部與胸部青筋靜脈多，通常是內心還算愉悅，至少大命方面差強人意，可是身體與小運方面就波折多，常常生活忙碌不堪，或工作環境上是綁手綁腳，女人胸部的穴群，一直是有著千言萬語的呢喃，常不知不覺地傾訴其間，乳頭叫乳中穴，乳頭下一寸是乳根穴，左乳根穴又稱虛里穴，是胃經脈的大絡穴，常人仰臥躺平，兩乳之間有膻中穴，在胸骨體約中間處，乳中穴與膻中穴約在第四肋骨，第四肋骨上面有第一、二、三肋骨，下面有第五、六、七肋骨，人雖有十二根肋骨，人類從四肢行走，漸漸改進成兩腳走路的時候，第十一、十二肋骨就離開胸骨，胸骨也變得比較短，第八、九、十肋骨則依序貼附在上面的一根肋骨，第八肋骨就貼在第七肋骨上面，像扇子一樣，欲蓋彌彰，欲展又欲遮掩，女人是男人的心肝寶貝，肋骨們最明白，女人腰腹的贅肉，幾乎就是內臟脂肪的表現，年輕女性再懶再肥再醜，因為內臟年輕新陳代謝好，腰際的髂腰肌與腰方肌的柔韌度是年老者無法比擬，同樣地，年長女性則要陽光積極、努力不懈，才能留住青春的尾巴，腰際肌肉群深處到表層的堅韌度，尤其是贅肉很少的女強人，即使到了七、八十歲，還是像雋永的老酒讓人回味無窮。

## 脂肪與生活

| （歲） | 皮下脂肪 | 內臟脂肪 | 生活活力 | 生命壓力 | 健康危險度 | 造成健康肥胖危險率 | 調理藥方 | | 針灸按摩 |
|---|---|---|---|---|---|---|---|---|---|
| | | | | | | | 飯後 | 飯前 | |
| 9~14 | 最少 | 最少 | 大 | 最小 | 最小 | 10% | 保和丸 | 四君子湯 | 足三里、合谷 |
| 19~23 | 少 | 少 | 最大 | 中 | 小 | 20% | 柴胡桂枝湯 | 六君子湯 | 曲池、衝陽 |
| 40~49 | 多 | 多 | 中 | 大 | 中 | 30% | 半夏瀉心湯 | 異功散 | 外關、絕骨 |
| 50~54 | 最多 | 最多 | 小 | 最大 | 最大 | 50% | 三黃瀉心湯 | 小建中湯 | 坵墟、神門 |
| 61~77 | 小 | 中 | 最小 | 小 | 大 | 40% | 人參敗毒散 | 補中益氣湯 | 五里、箕門 |

## 五液：溺氣汗泣唾

| 天寒衣薄→溺與氣 | 天寒則腠理閉，氣濕不行，水下流於膀胱，則為溺與氣 |
|---|---|
| 天熱衣厚→汗 | 天暑衣厚則腠理開，故汗出，寒留於分肉之間，聚沫則為痛 |
| 悲哀氣幷→泣 | 五臟六腑之津液，盡上滲於目，心悲氣幷，則心系急，心系急則肺舉，肺舉則液上溢。夫心系與肺，不能盡舉，乍上乍下，故欬而泣出矣 |
| 中熱胃緩→唾 | 中熱則胃中消穀，消穀則蟲上下作，腸胃充郭，故胃緩，胃緩則氣逆，故唾出 |
| 邪氣內逆，則氣為之閉塞而不行，不行則為水脹 | |

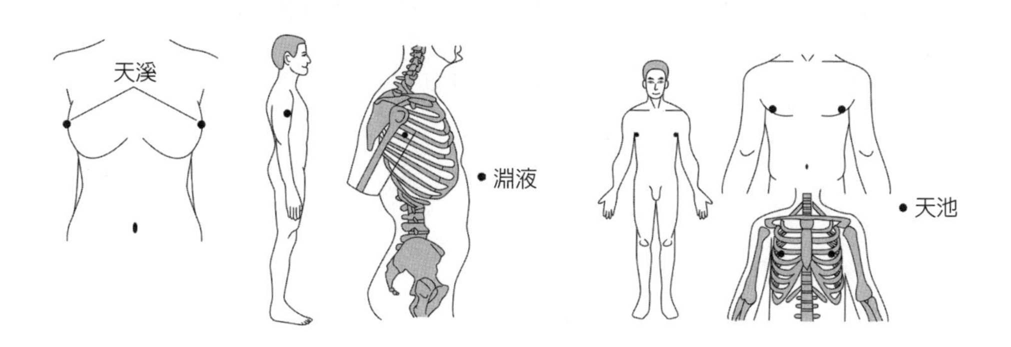


（一）天溪穴：乳頭旁四指幅，診治腋下淋巴結相關疾病，特別是乳房。
（二）淵液穴：在腋窩下四指幅，診治消化吸收方面疾病。
（三）天池穴：乳頭旁二指幅，診治心臟血管方面疾病。

**＋ 知識補充站**

天池（心包）、天溪（脾）、淵液（膽），靜脈多寡，脂肪多少，都是因消化、造血狀況產生的現象。

# 2-14 膻中、巨闕養益氣血，維護血肉

愛斯基摩人，是一萬年前越過白令海峽，來到阿拉斯加的東方孩子。愛斯基摩人是寒冷地區人種的代表，濃毛髮、厚皮下脂肪都是防止放熱的身體適應，並且為了適應寒冷天候，其體型也儘可能塑造大量產熱的代謝適應。

人的生活狀況不同，攝食營養與活動情形不一樣，內臟與骨骼也會跟著改變，劍突骨（髑骭骨）的大小厚薄正斜結實強弱，與心臟結構及血液運輸功能息息相關。肩胛骨、鎖骨、肋骨與頭骨等則反應肺臟結構及呼吸，胸腔、胸骨、肋骨、骨盆則與肝臟關係密切，心主神、肺主魄、肝主魂，三臟與氣血循環如日月輝映，脾臟與腎臟則從雙唇與雙耳來端詳，這些是〈本臟〉篇以成長狀況來診察，〈通天〉篇則觀察太陰、少陰、太陽、少陽、陰陽和平五行人，觀察體態情性與疾病傾向，〈陰陽二十五人〉篇則以木、火、土、金、水五行人及六陽經之上下氣血盛衰來觀察身體與疾病種類。能逐一解釋，再參而合之，加以運用，對人體都可以更加了解，所謂「不患人之不己知，患不知人也。」與「民可使由之，不可使知之。」就是要有緣接觸之外，要用心去讀、想、說、記，反覆再三，就可得心應手。膻中（心包）、巨闕（心）兩募穴，診氣與血，**膻中**的胸骨區反應全身氣血循環，尤其是心臟的整體功能，**巨闕**的腹直肌肌肉區，反應全身營養狀況，也呈現心臟的結構狀態。

經脈者，所以行血氣而榮陰陽，濡筋骨，利關節者也。衛氣者，所以溫分肉，充皮膚，肥腠理，司關闔者也。志意者，所以御精神，收魂魄，適寒溫，和喜怒者也。是故血和則經脈流行，榮覆陰陽，筋骨勁強，關節清利矣。衛氣和則分肉解利，皮膚調柔，腠理緻密矣。志意和則精神專直，魂魄不散，悔怒不起，五臟不受邪矣。寒溫和則六腑化穀，風痺不作，經脈通利，肢節得安矣。

**小博士解說**

肝臟 Liver 是「live 活」加「er 人」，養護肝臟，最重要的「時間」拿捏，如何擇定「短期」與「長期」，就是一日之計在於晨，一年之計在於春，一生之計在於活出晨與春。肝經脈的穴道，最後一穴是期門穴，在乳頭下五、六肋之間，它是醫聖張仲景最重視的穴道，是肝臟的募集要穴，也是肝鬱氣滯血瘀的第一出洩口，左右期門穴與第一、二、三、四胸骨間的璇璣穴、華蓋穴、紫宮穴，所構成的三角區，再加上兩乳，與兩乳之間的膻中穴，最可以觀察人生命的活力強弱。

## 六腑結構之強弱

| 皮（皮膚肌肉） | 厚 | 薄 | 緩腹裏大 | 急 | 滑 | 肉不相離 |
|---|---|---|---|---|---|---|
| 大腸 | 厚 | 薄 | 大而長 | 急而短 | 直 | 結 |

| 脈（靜脈、動脈） | 皮厚脈（靜脈動脈）厚 | 皮薄脈（靜脈）薄 | 皮緩脈（動脈）緩 | 皮薄而脈（動脈）小 | 諸陽經脈（靜脈）皆多紆屈 |
|---|---|---|---|---|---|
| 小腸 | 厚 | 薄 | 大而長 | 小而短 | 結 |

| 爪（指甲） | 厚色黃 | 爪薄色紅 | 爪堅色青 | 爪濡色赤 | 爪直色白無約 | 爪惡色黑多紋 |
|---|---|---|---|---|---|---|
| 膽 | 厚 | 薄 | 急 | 緩 | 直 | 結 |

| 肉 | 䐃堅大 | 肉䐃麼 | 䐃小而麼 | 肉䐃不稱身 | 肉䐃不堅 | 肉䐃無小裹累 | 䐃多少裹累 |
|---|---|---|---|---|---|---|---|
| 胃 | 厚 | 薄 | 不堅 | 下（下脘約不利） | 緩 | 急 | 結（上脘約不利） |

| 骨（皮膚紋理毫毛） | 密理厚皮 | 粗理薄皮 | 疏腠理 | 皮急無毫毛 | 毫毛美而粗 | 稀毫毛 |
|---|---|---|---|---|---|---|
| 三焦膀胱 | 厚 | 薄 | 緩 | 急 | 直 | 結 |

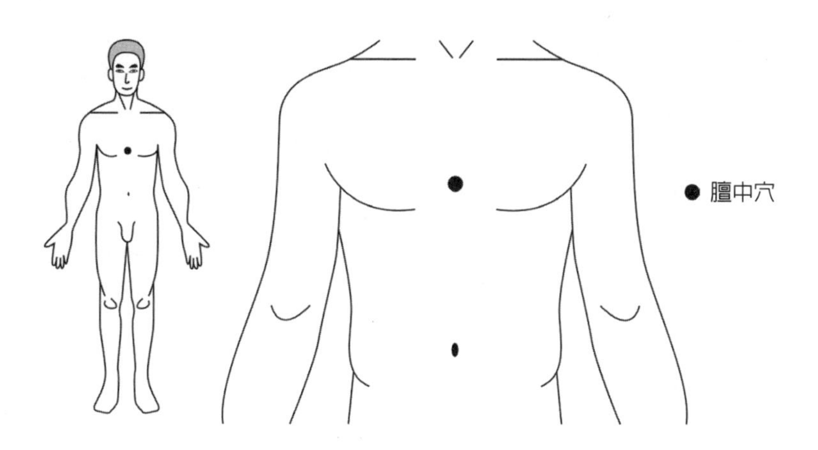


膻中穴：在兩乳之間，肌膚枯黯不良，心肺功能不良。瘡疹越多，精神情緒越差。

**＋ 知識補充站**

從肢體看內臟功能與身心狀況（本臟），六腑之應（六節臟象論：五臟之精華—心臉面、肺皮毛、肝指甲、脾胃肌肉、腎髮）。

# 2-15 太衝、太白、太溪、太淵、大陵五大穴治慢性痼疾

（參考1-8、2-5、2-8、2-11、3-20、3-36、4-1、4-2、5-4、5-23、5-29）

〈陰陽二十五人〉（身體長相為主）從外表長相看生活狀況（物質營養），如下所示。

### （一）木形人

長方型臉、小頭，肩背小，手足小，瘦長而高。樹木總是向上生長，向四周延伸，好似春天。胸懷開闊，明智可靠，積極向上，有惻隱之心，具有藝術氣質，不是公務人員，就是藝術家。不服人，有頂撞與固執卻又不太穩定的特質。診治要穴：**太衝穴**。

### （二）火形人

三角型臉、小頭，臉上多橫肉，走路搖來晃去。個性像火一樣熱情。熱烈而朝氣蓬勃的特徵，有如夏天。勇於承擔風險，富於冒險精神，有自信心，為人熱情，坦率，無所畏懼。好勝，個性剛烈，缺乏耐心、急躁，容易心肌梗塞，中風而危及生命，診治要穴：**大陵穴**。

### （三）土形人

圓型臉、大頭，手腳美，而腿更美，肢體相稱勻和。具有高穩定性，不偏激。控局能力強，敦厚、誠信，相當於長夏。思想不夠活躍，偏於保守，追求目標的迫切感低，多健康長壽。診治要穴：**太白穴**。

### （四）金形人

四方型臉、小頭，骨節輕巧有力，尤其是腳踝，控制欲很強，似秋天，有威嚴的氣質。個性急而剛，走路、說話速度都很快，不輕易向環境低頭。具有較強的獨立性和不妥協性；情緒急躁、刻板、固執，缺乏靈活度。診治要穴：**太淵穴**。

### （五）水形人

倒三角型臉、大頭，臉部疙疙瘩瘩，坑坑洞洞，大腹便便，手腳好動不安。相當於冬天，比較柔弱，下半身較上半身長，脊背修長。人多敏感，沉靜安穩，城府較深，不懼怕，善於欺騙人，神情不定，多憂多慮，多變，較有意外事故或被人害死的機會。容易有泌尿系統、脊椎骨疾病。診治要穴：**太溪穴**。

## 五形人之大小長短

| 五形人 | 體型 | 臉色 | 頭 | 臉型 | 肩背 | 體腹 | 手腳 | 人格特質、習性 | 喜好溫度 |
|---|---|---|---|---|---|---|---|---|---|
| 木 | 修長高瘦 | 偏青 | 小 | 長臉 | 大肩背 | 直身 | 小 | 有才華勞心勞事，力小多憂 | 溫暖 |
| 火 | 散漫毛躁 | 偏紅 | 小 | 尖下巴（臉漂亮或多橫肉） | 好肩背，多肉 | 好髀腹 | 小 | 輕財少信，考慮周詳，心性急躁，好搖晃 | 溫暖 |
| 土 | 渾圓圓滿 | 偏黃 | 大 | 圓臉 | 美肩背 | 大腹 | 腿美（小而多肉，手腳相稱） | 安心好助人 | 涼爽 |
| 金 | 刻板方正 | 偏白 | 小 | 方面 | 小肩背 | 小腹 | 小（骨稍大而身體輕巧） | 心性敏捷冷靜 | 涼爽 |
| 水 | 鬆垮邋遢 | 偏黑 | 大 | 面不平（臉漂亮或多坑坑洞洞） | 小肩背，下半身修長 | 大腹 | 動 | 天不怕地不怕，欺人傷己 | 涼爽 |

**＋ 知識補充站**

**從靜脈肢體中看生命動態**

《內經》靈樞中，〈陰陽二十五人〉中根據人的臉型、體型、膚色、情感反應、性格靜躁，以及對季節氣候的適應能力等方面，將人分木、火、土、金、水五形，然後每一形又根據五音角、徵、宮、商、羽，及經絡、氣血多少反映在頭面四肢的生理特徵，將每一類型再分為五態，共二十五種型，稱為陰陽二十五人。

女人的長相，有生命的傾向，《紅樓夢》中的賈元春是長女，體態豐盈，出類拔萃，有擔當，是相當能幹的女強人，紅光滿面，氣血勻和，五官和諧。她的故事很平淡，一如她的長相，平凡中出高貴，平淡中出神奇。賈元春是陰陽和平之人，謙謙靄靄，是先天異稟，也是後天修為。

# 2-16 陰陽怪氣時時可見

〈本臟〉（以先天遺傳為主，後天成長變化為輔），五臟皆小者，少病，苦焦心，大愁憂。五臟皆大者，緩於事，難使以憂。五臟皆高者，好高舉措。五臟皆下者，好出人下。五臟皆堅者，無病。五臟皆脆者，不離於病。五臟皆端正者，和利得人心。五臟皆偏傾者，邪心而善盜，不可以為人平，反覆言語。

〈通天〉（心理態度為主）從儀容心態看生命貴賤的狀況（精神營養）。

## （一）太陽人

多陽無陰，**體態挺俊，身體向後仰抬**，氣色顯亮。充滿理想，有勇氣全力以赴，大而化之，什麼都可給，厚道過度。隨意自得而不拘謹，喜歡高談闊論，常常言過其實，表面樂天，給人感覺不踏實。

## （二）少陽人

少陽多陰，重外表，**站立時好仰天，行走時多搖搖擺擺，兩手兩臂搖甩過度**。處事精細謹慎，崇尚藝術，善於交際，常得意忘形。因為對外人比對自己人熱切，所以有一大堆朋友，對兄弟姊妹在相處上卻不佳。

## （三）陰陽和平人

陰陽和諧平衡，體態和樂、和諧，氣色如春天旭陽，**生活平靜安穩，不介意個人名利，不驚恐憂慮，不過度興奮**，一切順其自然，順應環境的變化，人前人後都有人稱許。

## （四）少陰人

多陰少陽，靜止**不動時給人不安全的感覺**，活動時讓人看了覺得危機四伏，**行走時身體會微微前傾，似匍匐前進，氣色清而不淨**。貪心好占便宜，斤斤計較，貪圖蠅頭小利，有幸災樂禍的個性，常懷嫉妒之心。

## （五）太陰人

多陰無陽，**體態高大，挺拔而陰沉，氣色偏黑。陰氣太重**，尖酸刻薄。貪得無厭，為富不仁，喜歡索取，不動聲色，只顧自己，不識時務，見風轉舵。

## 五態人之情性

| 五態人 | 體態 | 體質 | 氣血 | 性格、德性 |
|---|---|---|---|---|
| 太陽 | 平常就上身後傾，好像膝蓋快折斷 | 多陽無陰（重陽人） | 氣滑易脫（易狂暴死） | 好言大事，志發四野，自以為是，狂言妄語，言行放蕩，失敗不會後悔 |
| 少陽 | 站立好仰後，行走好搖擺 | 多陽少陰（虛陽實陰） | 血在中氣外（經小絡大） | 諟諦好自責，有小成就則洋洋得意，善交際應酬，不顧家 |
| 陰陽和平 | 容儀安適 | 陰陽氣和 | 氣和血調 | 居處安靜，平靜不爭 |
| 少陰 | 站著搖搖擺擺，走路好似要趴下去 | 多陰少陽 | 易血脫氣敗（六腑不調） | 小貪而賊心，喜見人敗亡，惡見人成就得意 |
| 太陰 | 高大沉重，不彎腰駝背 | 多陰無陽 | 血濁氣澀（陰陽不和） | 貪而不仁，只喜歡取得不喜歡給予，不務實際 |

## 五臟之大小高低

| 五臟 | 小 | 大 | 高 | 下 | 堅 | 脆 | 端正 | 偏傾（個性） |
|---|---|---|---|---|---|---|---|---|
| 心 | 赤色小理（易傷以憂） | 粗理（易傷於邪） | 無髑骬骨（善忘，難開口） | 髑骬骨小短舉（易傷於寒，恐以言） | 髑骬骨長（臟安守固） | 髑骬骨弱小以薄（善病消癉） | 髑骬骨直下不舉（和利難傷） | 髑骬骨倚一方（操守不佳，缺乏忠貞度） |
| 肺 | 白色小理（少飲，不病喘渴） | 粗理（胸痺喉痺，逆氣） | 巨肩反膺陷喉（上氣喘息，咳） | 合腋張（脇下痛） | 好肩背厚（不病咳、上氣） | 肩背薄（苦病消癉易傷） | 背膺厚（和利難傷） | 偏疏（胸偏痛，容易妥協放棄） |
| 肝 | 青色小理（臟安，無脇下之痛） | 粗理（苦膈中、脇下痛） | 廣胸反骹（息賁、氣息不順暢） | 合兔骹（脇下空易受邪） | 胸好（臟安難傷） | 骨弱（善病消癉易傷） | 膺腹好相得（和利難傷） | 骨偏舉（脇下痛，情緒不穩、易怒） |
| 脾 | 黃色小理（臟安，難傷於邪） | 粗理（浮肋疼痛不能快走） | 揭脣（8、9、10肋骨疼痛） | 脣下縱（排泄不順暢） | 脣堅（臟安難傷） | 脣大而不堅（善病消癉易傷） | 脣上下好（和利難傷） | 脣偏舉（善腹滿脹，脾氣不好） |
| 腎 | 黑色小理（臟安難傷） | 粗理（腰痛，不可以俛仰） | 高耳（苦背後膂痛，不可以俛仰） | 耳後陷（腰尻痛，不可以俛仰，為狐疝） | 耳堅（不病腰背痛） | 耳薄不堅（苦病消癉易傷） | 耳好前居牙車（和利難傷） | 耳偏高（腰尻痛，堅持度不佳） |

## 2-17 風府看大頭，長強八髎看小頭 （參考2-9、5-2、6-9）

《內經》〈背俞〉篇、〈血氣形志〉篇、〈刺熱〉篇都論析背俞，名稱一樣，位置不同，意義也大不同。骨空論脊椎上空是**風府**，在枕骨與第 1 頸骨位置的正中間，下空在尻八孔（**八髎**）與長強，在骶骨與尾骨處。

《美國國家地理雜誌》早期報導過羅馬時代（西元 1 到 2 世紀）出土的兩副羅馬人的遺骨，一群專家考古還原一個礦工，另一個是軍人。軍人的頸椎、下頷骨、鼻骨、眼眶骨、顳骨、額骨等都比礦工優秀很多；礦工的第 6 到 11 胸椎鈣化嚴重。脊髓液循環到第 2 腰椎的高度為止，大約 4 個小時新陳代謝一次，體內的鈣質除了牙齒與骨骼之外，在心臟及體液中負責身體運作，身體運作不良就會出現石灰化，從背俞位置可診察相關經脈與臟腑出現問題，脊椎內的動脈與靜脈則從**風府到長強**（尾骶骨端），羅馬礦工的第六、七胸椎左右歪斜最嚴重，身體內不良磷酸鈣，會因身體功能不良而出現在某些臟腑，如心臟、脊椎骨……等，產生的疾病，如心肌梗塞、僵直性脊椎炎等，羅馬礦工的**脊椎骨嚴重鈣化現象，推測是長期營養不良所造成**，人體內的脊髓液從頭顱骨的腦開始，**靈台穴**兩旁的**督俞**與**譩譆**最為吃力，反應督脈循環負擔最嚴重，是長期橫膈膜的吸氣功能不良，其肇因是呼氣功能不良。身體的呼吸功能受控於腦幹（延腦、中腦）及體液酸鹼度，從羅馬礦工的碳化脊椎骨和顏面骨嚴重衰老的情形，我們知道除了營養不良與生活品質不好外，也可能為慢性疾病所苦，例如苦於肝膽與腦心血管方面的疾病。

**小博士解說**

印度與日本在古性愛教育上，頸後與耳朵是很重要的啟動區，負責啟動男歡女愛所有的後續動作，中國《素女經》中女人五快的屏息——鼻子暫時停止呼吸，剎那間將更多的氧氣送往骨盆腔，女人一切就緒，準備火山爆發。古代性教育與今日相去甚遠，其精華就是人的身體反應及心理的感應是一樣微妙，女人的雙唇與下巴的顏色色澤，是下體的大小陰唇與尻部呈正比感應，尻部的八髎穴、會陽穴、長強穴，與臉部的素髎穴、迎香穴、水溝穴（人中穴）、地倉穴及承漿穴，如漣漪般地傳送，越到激情時，越是展現如狂濤駭浪。

## 年齡和生理的關係

| 歲數 | 臟腑位置 | 生理現象 |
|---|---|---|
| 十歲 | 五臟始定，血氣已通，其氣在下 | 故好走 |
| 二十歲 | 血氣始盛，肌肉方長 | 故好趨 |
| 三十歲 | 五臟大定，肌肉堅固，血脈盛滿 | 故好步 |
| 四十歲 | 五臟六腑、十二經脈，皆大盛以平定，腠理始疏，榮華頹落，髮頗斑白，平盛不搖 | 故好坐 |
| 五十歲 | 肝氣始衰，肝葉始薄，膽汁始滅 | 目始不明 |
| 六十歲 | 心氣始衰，苦憂悲，血氣懈惰 | 故好臥 |
| 七十歲 | 脾氣虛 | 皮膚枯 |
| 八十歲 | 肺氣衰，魄離 | 故言善誤 |
| 九十歲 | 腎氣焦 | 四臟經脈空虛 |
| 百歲 | 五臟皆虛，神氣皆去，形骸獨居而終矣 | 五藏神氣空虛 |

故從50歲開始從肝氣衰 → 心氣衰 → 脾氣虛 → 肺氣衰 → 腎氣焦 → 五臟皆虛。

## 羅馬時代軍官與礦工的頭顱骨比較示意圖

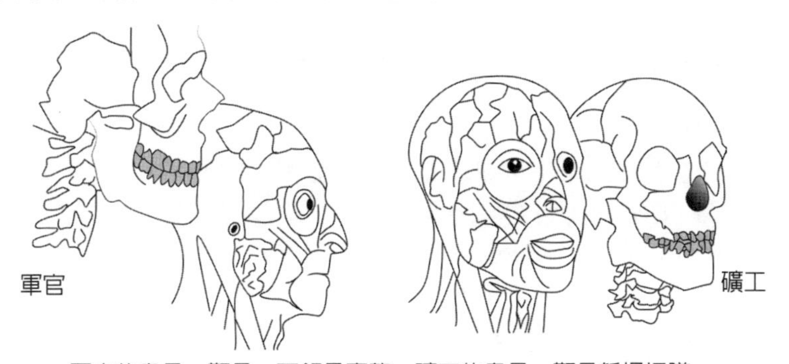


軍官的鼻骨、顴骨、下頷骨齊整；礦工的鼻骨、顴骨耗損塌墜

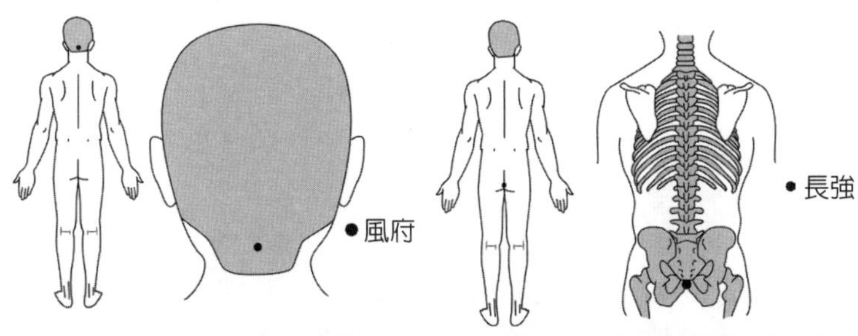


（一）風府穴：枕骨與第一頸骨縫間，多壓按揉捏，改善腦部血液循環與橫膈膜吸氣功能，並增強免疫力，是治療感冒風寒、自體免疫疾病第一要穴。

（二）長強穴：尾骶骨縫內，多扣按揉捏，改善腹盆腔循環與盆膈膜輔助呼吸功能，並增強性能力，是男人頂天立地、女人揚眉吐氣第一要穴。

# 2-18 鼻頭看飲食消化與生死

五穀之於現代人，種類可分為東方人常食用的米飯、西方人常食用的麵包。米飯含水量 65%，麵包則是由小麥製的麵粉烘焙而成，含水量只有 35%。可是，就維生素 $B_1$ 和 $B_2$ 的含量而言，小麥是米飯的兩倍，因此在營養的吸收上，120 公克的白米飯等於 60 公克的麵包。

在先進國家中，特別明顯的是低收入戶的肉類攝取量較高收入戶為少，他們為了工作與生計，不得不攝取大量的麵包或米飯。但是，這在美國紐約黑人區與第五街的居民大不相同，因為差別最明顯的是低收入區的肥胖者居多，慢性疾病者也很多，反之，高收入區的肥胖者少，健康長壽的比率也較多。

人體日常進食必須攝取的營養與食物，猶如金字塔，最低層是碳水化合物，最高層是蛋白質，前者主要提供熱量，後者主要提供胺基酸，對腦及細胞的修復有直接效益，碳水化合物雖可改造成脂肪與蛋白質，但是在緊急需求或長期建設下是不敷使用的，單純消耗勞力的人需求碳水化合物特別多，用腦的人需要的蛋白質（胺基酸）較多，熱量需求上，碳水化合物不如勞力族來得多，所以肌膚氣色也就大不同。

望診不外乎有三方面：身性、本元和生活方面。

### （一）身性方面

如：《內經》的「方上」，**就是人的鼻頭部位，主要看胃，也看飲食消化**，由鼻頭上的紋路、顏色，即可辨陰陽虛實，如：胃潰瘍患者在鼻頭上會出現條狀的紫黑色橫紋，而胃病者則有紫紋，這些症狀都反映患者的飲食習慣不好，然而情緒鬱悶才是致病的主因，除了藥方的服用外，還需要加上飲食與情緒的調節，所以修身養性才是胃潰瘍及胃病的治本之道。

### （二）本元方面

就是指耳朵的部位，耳輪乾枯萎縮的人，腎氣虛，原氣不足，一般人出現此種症狀，就要留意平時不可過勞，一定要固本培元，否則一旦傷及元氣後，必危及其他臟腑。

### （三）生活方面

看瞳仁的變化最為神奇，例如：肝、腎虛的人瞳仁的顏色會淡化，如果顏色出現黃暈，甚至變透明，就是虛甚；火氣大的人則會出現眼紅眼乾，所以雖不一定是免疫系統出問題，或老化，但一定是火氣大，因為不是吃喝方面出問題，就是生活勞心擔憂太多。所以，「很多病是看得出來的」。

## 五味養生的特質

| 穀味 | 五臟 | 喜歡的味道 | 食物 | 特質 | 性格 |
|---|---|---|---|---|---|
| 酸 | 先走肝 | 酸 | 醋 | 嘀嘀咕咕、嘮嘮叨叨 | 吃醋、喜斤斤計較，很在乎一時的感覺，在乎過程，不計後果 |
| 苦 | 先走心 | 苦澀 | 黑咖啡、濃茶 | 有口難言、苦不堪言 | 心結多，喜歡規矩，刻苦耐勞 |
| 甘 | 先走脾 | 甘甜 | 糖、甜點 | 嘴甜言蜜語 | 歡喜、開心、愉悅 |
| 辛 | 先走肺 | 辛辣 | 辣椒、薑、蔥、蒜、芥末 | 心直口快、口無遮攔 | 脾氣火躁或急躁、不是火爆浪子就是熱情女郎，不計後果，不在乎過程 |
| 鹹 | 先走腎 | 鹹 | 鹽、鹹蛋、臘肉 | 悶不吭聲、唇槍舌劍 | 很吝嗇或很精準，很努力拼命或很慵懶，極端而不妥協 |

**治病（體況）：（臟氣法時論）**

1. 肝苦急，急食鹹（或甘）以緩之——肝病久者，忌食多食甘鹹膩。
2. 心苦緩，急食酸以收之——心病久者，忌食多食酸味。
3. 脾苦濕，急食苦以燥之——脾病久者，忌食多食苦味。
4. 肺苦氣上逆，急食甘以泄之——肺病久者，忌食多食甘味。
5. 腎苦燥，急食辛以潤之——腎病久者，忌食多食辛辣味。

**＋ 知識補充站**

臉淺部的肌肉，從眉毛下制肌開始，一直到下巴的頦肌為止，以鼻頭為中心點，從上到下劃一直線，人的情緒變化與抗壓力的能力，會清清楚楚寫在這條線上。上唇方肌寫實著呼吸、氣息與周遭的氛圍。下唇方肌註解著飲食、心態與承受的壓力，所以人講話的時候，這條線的變化就非常明顯。電視台的主播如果播報某段新聞非常有壓力的話，這位主播的下唇方肌就會微微地向右偏，也就是說主播的下嘴唇會向右偏，換下一段的新聞時候，又會稍微矯正過來。因為人看到一些很醜陋的畫面、令人很痛苦的文字，常常會覺得噁心，甚至嘔吐。下唇方肌與消化器官關係甚為密切，人的嘴唇，隨時飛來訊息，菱角嘴的人不常常吃零嘴，會胸悶心煩，情緒不穩；上下嘴歪的人，挑三揀四，卻常常錯失良機，吃不到好，更見不得人家吃得好；血盆大口的人，不是獅子大開口，就是四面逢春，八面吃得開。

# 2-19 暴飲暴食，傷損橫膈膜

中藥是將「藥」（包括藥膳、食物，依據「藥食同源」的原理）的味道依五行的概念，說明了五味與五臟的關係，從而讓人了解藥的味道也和功能有關。五味的作用同樣被應用在精油與飲食療法裡，以精油來說，可以就氣味方向、屬性、歸經分類，並注意五味的平衡關係。如果攝取過多或不足，同樣會讓相對應的五臟帶來不良的影響，該如何調其五味，以達平衡狀態是很重要的，因為暴飲暴食不只會傷肝膽腸胃，更會阻礙橫膈膜的吸氣功能。

## （一）五味

飲食中的五種味道「酸、苦、甘、辛、鹹」分別歸入「肝、心、脾、肺、腎」五臟中，也就是酸能入肝、苦能入心、甘能入脾、辛能入肺、鹹能入腎，但是不可過量；否則必傷所入的本臟，日子一久，肝之生氣，脾之土氣，現代病名稱為「多功能衰竭」，就是身體機能會兵敗如山倒。

1. 甘味的食物吃多了會傷脾，阻礙脾的運化。
2. 辛味的食物吃多了會傷肺，會造成皮膚毛髮乾枯。
3. 鹹味的食物吃多了會傷腎，會造成血液黏稠凝滯。
4. 酸味的食物吃多了會傷肝，造成筋的彈性下降、手指乾枯。
5. 苦味食物吃多了會傷心，造成骨頭痛、脫髮。

## （二）四氣

依據植物的藥性及精油在人體的作用，分為寒、熱、溫、涼四種屬性。體質熱宜涼寒，體質寒宜溫熱。

## （三）歸經

透過各經絡接受藥草、食材效用，分別歸入某些臟腑的分類。

**小博士解說**

酸、苦、甘、辛、鹹五味，與肝、心、脾、肺、腎五臟，息息相關，兩眉看辛辣之味，也看腥臭之氣，眉稜骨聳突，眉毛直豎似刀者，性躁好勇，易與人衝突。反之，兩眉皆有兩角而柔順者，即使不貴，也多是安閒之康，眉中為魚腰穴，屬膽經脈，眉毛為絲竹空穴，屬三焦經脈，命相書常言「眉峨聲泣不賤則孤」，即眉不聳而聲不散卻欲哭泣，多貧賤困苦孤單之相，多辛辣過度或常常食之無味。五味養生，生生不息。聲音順暢與否比眉毛長相好壞重要，生活起居作息、食飲睡眠，一定會馬上反應在聲音上面，日久才會寫實在眉毛之際。「眼不苦而淚汪汪，心無憂而眉縮縮」臉部表情肌肉，受控於腦的十二對腦神經，人生只有兩個選擇：一為心悲面悽多卑賤，二為心喜而歡多富貴，刻苦耐勞，持之以恆，日久必然苦盡甘來。為人三心二意，即使目前歡樂不已，日久必然樂極生悲。心悲與心喜是一念之間，就是心存善念，用心以續。

## 五穀五宜

| 五穀 | 五果 | 五畜 | 五菜 | 五色 | 五禁 |
|---|---|---|---|---|---|
| 麻 | 李 | 犬（魚） | 韭 | 青 | 辛 |
| 麥 | 杏 | 羊 | 薤 | 赤 | 鹹 |
| 米（飯） | 棗 | 牛 | 葵 | 黃 | 酸 |
| 黃黍 | 桃 | 雞 | 蔥 | 白 | 苦 |
| 大豆 | 栗 | 豬 | 藿 | 黑 | 甘 |

## 五味多食

| 味 | 走 | 多食 | 詳細狀況 |
|---|---|---|---|
| 酸 | 筋 | 癃 | 酸入於胃，其氣澀以收，上之兩焦，弗能出入也，不出即留於胃中，胃中和溫，則下注膀胱，膀胱之脆薄以懦，得酸則縮綣，約而不通，水道不行，故癃。陰者，積筋之所終也，故酸入而走筋 |
| 苦 | 骨 | 變嘔 | 苦入於胃，五穀之氣，皆不能勝苦，苦入下脘，三焦之道，皆閉而不通，故變嘔。齒者，骨之所終也，故苦入而走骨，故入而復出，知其走骨 |
| 甘 | 肉 | 悗心 | 甘入於胃，其氣弱小，不能上至於上焦，而與穀留於胃中者，令人柔潤者也，胃柔則緩，緩則蟲動，蟲動則令人悗心。其氣外通於肉，故甘走肉 |
| 辛 | 氣 | 洞心（心空空） | 辛入於胃，其氣走於上焦，上焦者，受氣而榮諸陽者也，薑韭之氣薰之，營衛之氣，不時受之，久留心下，故洞心。辛與氣俱行，故辛入而與汗俱出 |
| 鹹 | 血 | 渴 | 鹹入於胃，其氣上走中焦，注於脈，則血氣走之，血與鹹相得，則凝，凝則胃中汁注之，注之則胃中竭，竭則咽路焦，故舌本乾而善渴。血脈者，中焦之道也，故鹹入而走血 |

**＋ 知識補充站**

女人青筋靜脈貫穿咬肌與顳肌的，實在很少見，因為受到如此的待遇，還仍好好地活在常人世界中，機率很小，十之八九際遇異於常人，忍耐力更是誇張。咬肌區域青筋靜脈多，都會伴見骨盆腔靜脈鬱血，下肢靜脈曲張也會相當地嚴重，多見委中、委陽、陰谷、承山、足三里等穴區，靜脈聚集如黍粒之銳，尤其是委陽、委中穴區，針砭之，常見噴血二~三分鐘才停，「去其血絡而後調之，無問其病，以脈平為期。」咬肌區域青筋靜脈多的女人，右關脈常見過本位，或緊，甚至弦，那麼，足三里穴區的青筋靜脈曲張多可見，若是右關脈居本位，卻見細小或弱脈的女人，即使小腿的小隱靜脈曲張嚴重，也不宜放血，因為當下消化道功能不良，都虛弱，或吃食太少，宜保健肝膽腸胃之後才能放血。

# 第3章
# 經絡學說

# 3-1 動脈要穴診治臟腑

中國醫學對人體解剖學、病理生理學在長期科學發展中印證了 12 經脈與陰陽臟腑的關係，證明每條經脈的終止就是下一條經脈的起始，循環不息。人生在每個階段也會有始有終，與經脈的循行一樣，一個階段的終了，也是另一個階段的開始，生生不息。如何用心經營人生的每個階段，是做人的基本態度。

經脈有如動脈，動脈以脈診為主，絡脈有如靜脈，靜脈以望診為主。頸部的頸總動脈即人迎穴區的脈動，與橈動脈即寸口的太淵穴的脈動，分別診胃之濁氣與肺之清氣，在動脈結構上，人迎的**頸總動脈與主動脈、頭臂動脈、頷骨下動脈、椎動脈、肺動脈、腸骨總動脈都是傳導動脈，屬於搬運動脈（conducting artery）是大型的彈性動脈**，有幾層的彈性纖維板成為動脈管壁，彈性纖維在身體上具有壓力貯臟器（pressure reservoir）的機能，當彈性纖維伸展時，血管壁收縮送出血液，短期間內儲臟能量；當伸展後，回復原來的彈性纖維，則將存蓄的機械能量轉變成化學能量，送出血液。這些主要是靠心臟的收縮來輸送血液，間接反應胃經脈的營養損益狀況；而人迎穴區的有力無力與否，是橫膈膜以下的腹腔表現。

搬運動脈是彈性動脈，是大型的動脈，其次是中型的肌肉性動脈，屬於**分配動脈**（distributing artery）以平滑肌纖維來運輸，與彈性動脈相比，平滑肌較多，彈性纖維較少，大量的平滑肌形成比較厚的血管壁，它會因應活動量多少及體溫變化調節，當血管收縮直徑變小時，就進行調節供應身體各部位的血流量，肌肉性動脈的跳動性收縮是一時的，規律、依序將動脈的內腔縮窄，將血液運往身體各部位，如**股動脈**（**箕門**——脾、**五里**——肝）、**肱動脈**（**天府**——肺）、**橈動脈**（**寸口**、**太淵**——肺）、**尺動脈**（**神門**——心），它們靠血管的收縮與擴張來調節血流量，寸口與人迎兩脈的對比（**衝陽**取代**人迎**，更加實用），就是中型肌肉性動脈，與大型彈力性動脈的功能相較，後來將《內經》分成 12 經脈的盛虛病況。

**小博士解說**

女人最吸引男人的是心，不是肉體，女人的心就是身心的全然表現，從頸前到頸後肌肉群之中，越是積極努力的女人，編織出來的肌肉群越細緻，皮膚越光亮，尤其是璇璣穴、華蓋穴、神藏穴，它們都在胸柄與胸骨上面，越努力拼命的女人，這穴群區的胸骨柄越是炙手可熱。胸大肌的活動情形，一方面影響胸骨與肋骨，另一方面影響肱骨，勤快的女人，胸骨的赤色骨髓與海綿骨一定較一般女人活潑，身高、體重相似的女人，勤快有加的女人，會讓所有的造血骨骼一起共襄盛舉，有良好習性的女人，必然「上下相稱，美肩背手足，動靜之際安穩不歪斜、走路絕不拖地」。

## 三陽在頭上行 三陰在手下行

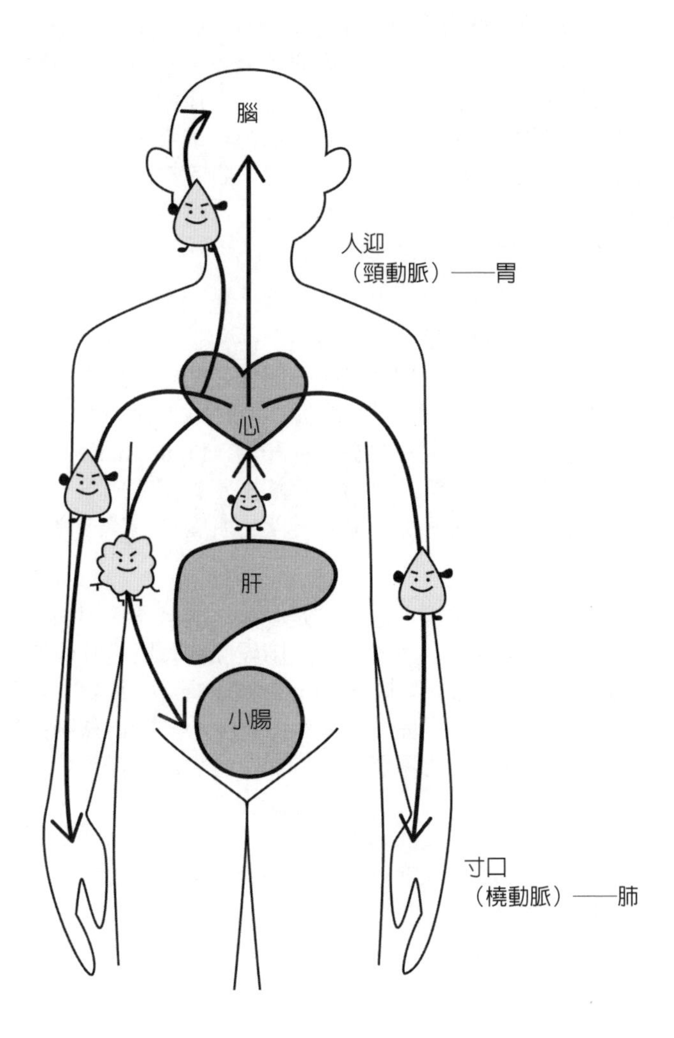


三陽在頭——人迎（頸動脈），診察頭部與心臟的循環狀況。
三陰在手——太淵（橈動脈），診察五臟六腑的血液循環情形。
兩手診脈，一手診人迎（頸動脈），一手診太淵（橈動脈），比較其脈動的規律、韻律的和諧度，兩者出現落差就是生病，落差越大，病情越嚴重。

# 3-2 手臂循環不良是肺、心有礙

**「臂厥」是肺經脈是動病「肺脹滿，膨膨而喘欬，缺盆中痛，甚則交兩手而瞀，此為臂厥」，也是心經脈是動病「嗌乾，心痛，渴而欲飲，是為臂厥」**，肺經脈與心經脈都是手的經脈，分別終止於大拇指與小指，兩指的關係，是大拇指的肌肉群，內收拇肌、外展拇長肌、拇指對掌肌、屈拇短肌、屈拇長肌、伸拇長肌、外展小指肌、屈小指短肌、小指對掌肌等集體的表現。拇指的肌力比例占全手掌指的一半。人的氣魄，所謂一而盛、二而衰、三而竭，小指的外展小指肌、屈小指短肌、小指對掌肌等，肌力在人打高爾夫球、釣魚、攀岩……等來表現。

因此，臂厥是手臂冰冷、麻木的症狀，經脈循行而上，肺經脈的臂厥在手臂的前面，心經脈的臂厥則是手臂的後面。從相對應的頸臂神經叢來看，**肺經脈與橈神經關係最密切，心經脈則與尺神經關係最密切**，頸臂神經叢從頸部第 4 到 7 頸椎，分成腋神經、橈神經、肌皮神經、正中神經與尺神經，表面上與所屬的皮膚、肌肉、骨骼息息相關。事實上從和諧（homeostatic）狀況來看，肺經脈的天府、俠白、從尺澤到太淵的肌膚，經觸摸感到滑澀冷熱，都顯示身體的警訊；相對而言，心經脈的天泉、從少海到神門的肌膚經觸摸，會感到滑澀冷熱，也是一樣的。

從病症來看，肺經脈與心經脈的是動病，同樣臂厥對病人而言，就是手臂不舒服；對醫師而言，就有很大的差異，**肺經脈的臂厥是呼吸器官的問題多**，胸部悶脹、呼吸不順暢、咳嗽、氣喘，甚至缺盆（肩臂、鎖骨）痛，不得不用兩手交叉抱於胸前，因為氧氣不足而感到頭暈眼花。**心經脈的臂厥則是血液循環的問題，**口乾舌燥，甚至喝水也止不了渴；例如：心痛或心悸，大多是消化器官的問題，前者是肺之清氣不清，如葛根湯就是調理肺、膀胱經脈，讓汗尿更加順暢，肺為之清暢。臨床上控制吸氣的橫膈膜也必然與之相互輝映；後者是胃之濁氣不暢，如茯苓丸治痰停中脘，兩臂疼痛，就是調理胃、大腸經脈，讓排泄更加順暢，必然與輔助呼氣的盆膈膜息息相關。

**小博士解說**

胸骨造血不良，肋骨就會疏離不齊整，後項及後背必然彎駝，多缺乏有氧運動的習慣，尤其是努力有了相當的身分地位之後，甲狀腺、新陳代謝、心血管或自體免疫出問題，只想治療目前的疾病，卻忽略未來的疾病。第四肋骨、胸骨和心臟位置的關係，在胸背部肌肉群牽扯拉動之下，決定肩背的大小美醜，胸骨是造血的骨骼中海棉質最多的，努力不懈可以保持相當的紅色骨髓造血功能，懶惰則胸骨的微密質比例會隨年齡或慵懶增加，黃色骨髓與三酸甘油脂就會取代紅色骨髓。

## 十二經脈之起始與終止

| 經脈 | 起於 | 終止 |
|---|---|---|
| 肺（七魄自在） | 中焦（飲食的消化器官） | 循食指內廉出其端（少商穴） |
| 大腸 | 食指端（商陽穴） | 左之右，右之左，上夾鼻孔（迎香穴） |
| 胃 | 鼻骨縫（承泣穴） | 別跗上，入大趾間，出其端（厲兌穴） |
| 脾 | 大趾端（隱白穴） | 別上膈，注心中（心臟） |
| 心 | 心中（心臟） | 循小指之內出其端（少衝穴） |
| 小腸 | 小指端（少澤穴） | 至目內眥，斜絡於顴（聽宮穴） |
| 膀胱 | 目內眥（睛明穴） | 至小趾外側（至陰穴） |
| 腎 | 小趾之下（湧泉穴） | 注胸中（胸膜與心包膜） |
| 心包 | 胸中（胸膜與心包膜） | 循無名指出其端（關衝穴） |
| 三焦 | 無名指之端（關衝穴） | 交頰，至目銳眥（絲竹空穴） |
| 膽 | 目銳眥（瞳子髎穴） | 貫爪甲，出三毛（足竅陰） |
| 肝（三魂安然） | 大拇趾叢毛際（大敦穴） | 貫膈，上注肺（肺臟的呼吸器官） |

## 六足經脈的腳部第一穴道

（一）大拇趾叢毛際（大敦穴），穴區肌膚色澤不良，睡眠品質必差，多魂不守舍。
（二）大趾內端（隱白穴），穴區肌膚色澤不良，脾氣必差，反應遲鈍。
（三）腳底之下（湧泉穴），穴區肌膚色澤不良，傍晚疲憊不堪，腰膝軟弱無力。
（四）第二趾間內端（厲兌穴），穴區肌膚色澤不良，飲食習慣不良，多臉色不好，腹脹。
（五）第四趾間外端（足竅陰），穴區肌膚色澤不良，情緒不穩，膽怯焦慮。
（六）小趾外側（至陰穴），穴區肌膚色澤不良，體液循環不好，關節活動僵滯。

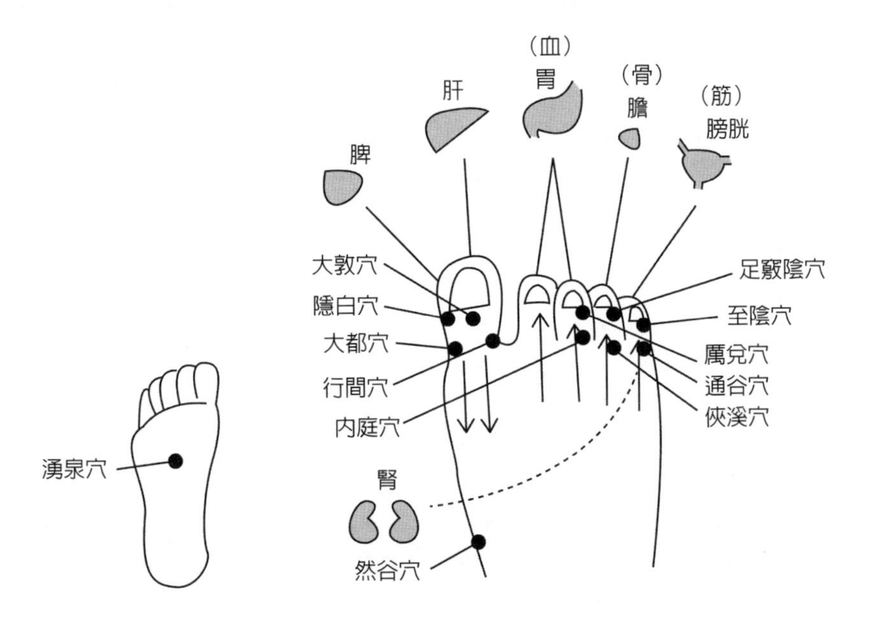

# 3-3 小腿循環不良是腸胃老化

骭主要指「脛骨」，小腿有脛骨與腓骨。在行走上，腓骨輔助脛骨，骭厥就是小腿外側的胃經脈，如果血液循環不良，小腿就會感到冰冷或麻木疼痛，尤其是小腿外側，從膝眼的**犢鼻穴**到**下巨虛**的九寸區域，包括**足三里、上巨虛、條口、豐隆、下巨虛**，其中**上巨虛**是大腸經脈的下合穴，下巨虛是小腸經脈的下合穴，豐隆是胃經脈與脾經脈關係最密切的別穴，骭厥不同於臂厥，是下肢與上肢。婦女經期不順，天冷之際，不只小腿外側，連大腿外側的伏兔、梁丘、風市等穴區也會覺得冰冷，必然是胃經脈或虛或寒冷，以溫熱食物進補，都可以改善狀況。

凡十一臟取決於膽，在「陽厥」表現得最完整，「口苦」是消化器官的病症之一，長噓短嘆則是呼吸器官有問題的表現；心脇疼痛，甚至不能轉側（身體不能翻轉），是由於肋間及腰脊間的肌肉與血管循環不順，這也反應相關的臟器有問題。面帶暗沉與體無膏澤，是肌膚的細動脈與微血管循環不順暢所致。

**「腳外踝發熱」**，是**坵墟與懸鐘、光明、外丘、陽交**區血液循環不順，造成**「陽厥」，是小腿下面七寸發生問題**。小腿的外側下半部，即小腿下面七寸的**外丘、陽交、光明、懸鐘、坵墟**等穴區會較冰冷或出現燥熱，陽厥以腓骨為主，以腓骨長肌及腓骨短肌為主要活動肌肉群，脛骨為輔，是膽經脈與消化、吸收和排泄的反應區。

相對於**「骭厥」是小腿上面九寸出了問題**，是**「膝下發熱」。骭厥以脛骨為主，以脛骨前肌、伸直總肌及腓骨第三肌為主要活動肌肉群，腓骨為輔**；小腿上面九寸的足三里、上巨虛、條口、豐隆、下巨虛等穴區是胃經脈，與食慾及胃口的關係較密切。

**小博士解說**

若說爸爸是女兒前世的情人的話，那麼女兒的成就氣勢，幾乎決定於前世情人，生命之珍貴，在於輕如鴻毛飛上雲霄，重如泰山紋風不動，從小祖母與母親，婚後妻子，從她們身上深深體悟到敬重生命無怨無悔，敬畏鬼神戰戰兢兢，人際之間時而出現唯恐天下不亂，驚滔駭浪之中，仍是輕舟巧渡千山萬水，女人八勢一如古人之四從八德，只是方向、對象、拿捏收放進退是否得宜，女人的腳，漢高祖與明太祖兩代的創業之祖，妻子都是大腳丫，重點在走得穩重巧健而靈捷，小腿後方的肌肉之所以稱為腨，有著踹與跺之意境，《內經》〈經脈〉篇，膀胱經脈的「踹如裂，膕如結」就是脛脹—小腿肚脹，一如肚子之鼓脹，都是靜脈、淋巴體液回流不良。

## 胃膽經脈的骭厥與陽厥

| 經脈 | 是動病 | 病症 |
| --- | --- | --- |
| 胃經脈 | 骭厥 | 善呻數欠，顏黑，洒洒振寒，病至則惡人與火，聞木聲則惕然而驚，心欲動，獨閉戶塞牖而處，甚則欲上高而歌，棄衣而走，賁響腹脹 |
| 膽經脈 | 陽厥 | 口苦，善太息，心脇痛，不能轉側，甚則面微有塵，體無膏澤，足外反熱 |

## 比較肌膚冷熱

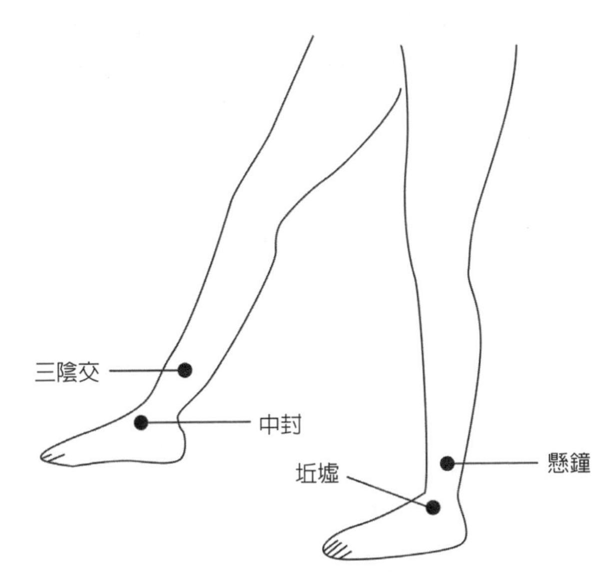


（一）中封——三陰交，較熱多久病，慢性疾病。
（二）坵墟——懸鐘，較熱多新病，一時生病。

正常人是微微地溫熱，生病的人會較熱，多悶熱，甚至很熱，兩陰側皆熱需要治療很久，兩陽側皆熱，都可以慢慢改善，一陽側熱而已，可以很快治癒，一陰側熱則多難以完全治療。

**＋ 知識補充站**

女人的臀部有八髎、會陽、環跳等穴區，臀大肌、臀中肌、臀小肌、張肌闊膜肌、梨狀肌、閉孔內肌、閉孔外肌、雙子肌等八塊肌肉覆蓋在骨盆外面，骨盆內面有闊韌帶、基底韌帶、圓韌帶、宮骶韌帶、宮恥韌帶與盆膈膜（恥骨直腸肌、恥骨底骨肌、恥骨坐骨肌、尾骨肌），它們裡外呼應，針砭女人臀部時，可以常常發現細小而短的青筋靜脈，若隱若現，不仔細看不出來，生活越努力的女人，不論美醜黑白，此區域的肌膚一定光澤亮麗，除非已經很老或大病，才會枯黯消瘦，果真如此，也都形之外，兩大腿的肌肉明顯地羸瘦下來，股骨及脛骨的造血功能先退化了下來才如此。

# 3-4 天容、天突順暢咽喉

（參考3-34）

心、肝、脾、腎、大腸、胃這六條經脈，無法從循環系統來看，各自獨立，又互相牽扯；心從各自的損益平衡，來總結生命的資產負債。**「上挾咽，繫目系」**最接近的脈管是頸內動脈（頸內靜脈較接近膽經脈）。肝的**「循喉嚨之後，上入頏顙，連目系」**最接近的脈管是頸外動脈，「從目系下頰裏，環唇內」則是頸外靜脈。

肝經脈上額與督脈會於大腦（巔頂）之前，**「上入頏顙，連目系」**是頸外動脈供應帶氧血液，「目系下頰裏，環唇內」則是頸外靜脈輸送廢物，回流心臟，當然無法將血管的循環與經脈循環全然畫上等號，可是仔細觀察它們在身體的運作關係，可以看出雖然是各自作業，卻都是以團隊和諧（homeostatic state）來達到陰陽和平。胃之消化與大腸之排泄，在兩條經脈分別入上齒和下齒中，可見平衡和諧之端倪。

脾之意與智，一如腎之精與志，都會表現在舌頭，脾「上膈，挾咽，連舌本，散舌下」，腎「循喉嚨，挾舌本」。舌頭分為舌根、舌尖和舌本體，是主要味覺器官，在語言、咀嚼及吞嚥上的功能很重要。廉泉在舌骨下緣，擠壓廉泉與天突和天容，按摩廉泉可以改善吞嚥功能。

脾腎之於人的「情」上面，有著「意志」的傳達，不只是意識與智慧，精氣與志氣，身體上，有感覺就有動作，第 12 對腦神經舌下神經（XII）就負責舌頭動作，它來自延腦之舌下神經核，穿過舌下神經管後，與迷走神經緊密相連，更重要的是它倆走在頸內動脈與頸內靜脈間，然後跨過這兩條血管的表面，依附於枕動脈，從外側橫過頸外動脈和舌動脈，在舌骨的上面向上彎後，行走於二腹肌和莖突舌骨肌之下，然後走在下頜舌骨肌，即舌骨舌肌之間，才抵達舌尖，支配舌內肌及舌外靜脈。人習慣於痛覺後，才會去察看問題所在，而喉痛與牙痛常是隱藏許多潛在生理機制的損益呈現不平衡。

**小博士解說**

「妻女若是青筋多，病痛生離死別定無差異」，看起來是相命，實際上是身心寫實，女人的頭與骨盆大小對應越和諧，臟腑肢體、神經血管運作越和諧，就可以上下相稱、大小和諧、心想事成。基本上，骨架大小是先天的，幾乎在青春期結束前就定型了，可是，臉上及頸上的青筋，十之八九是後天，出生到目前為止生活習慣的總計分，有人是自己喜歡刺青在臉上、頸上、身上，青筋靜脈多的女人，則多是身體有狀況，從體內反應在體表上，有如刺青的刺龍刺鳳，必然言行誇張、行止嚣張、肆無忌憚，常常禍己害家殃旁人，一定會一點一滴的記錄寫實。

## 口腔重要路線

| 經脈 | 重要路線 |
| --- | --- |
| 脾經脈 | 屬脾絡胃，上膈，挾咽，連舌本，散舌下 |
| 心經脈 | 從心系上挾咽，繫目系 |
| 腎經脈 | 從腎上貫肝膈，入肺中，循喉嚨，挾舌本 |
| 肝經脈 | 上貫膈，布脇肋，循喉嚨之後，上入頏顙，連目系，上出額，與督脈會於巔。其支者，從目系下頰裏，環唇內 |
| 大腸經脈 | 貫頰，入下齒中，還出挾口，交人中，左之右，右之左，上挾鼻口 |
| 胃經脈 | 下循鼻外，入上齒中，還出挾口，環唇下交承漿，卻循頤後下廉，出大迎 |

## 天有容人之道亦有突發狀況

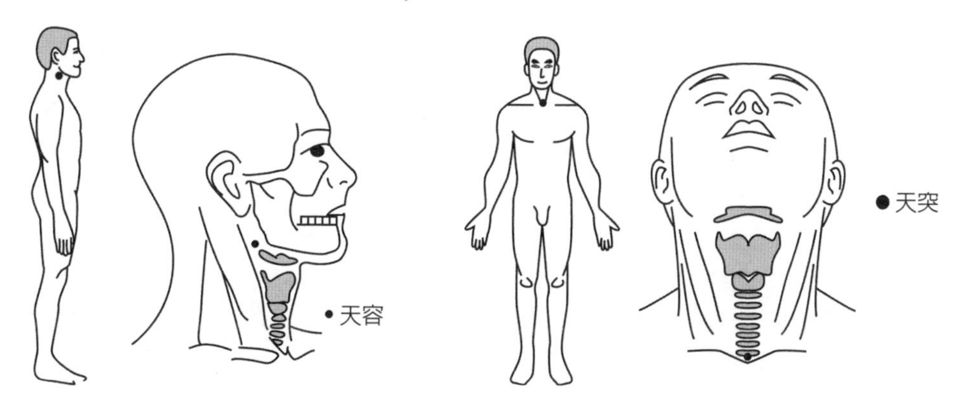


（一）天容穴在下頷骨後緣凹陷中，壓天容穴會痛，表示最近懶，懶得開口，懶得好好吃，懶得好好咬，懶得說好話，只會說責怪人的話。

（二）天突穴在胸骨柄上緣與兩鎖骨之間，天突穴區光澤亮麗，頭正視精明而神斂。天突穴區灰黯乏力，甚至枯黑多痧，必然頭多傾、斜視、神飛渙散。

**＋ 知識補充站**

舌本就是舌根，是以會厭為主，以及迷走神經與腦幹的功能運作的全然表現，意識不清、智慧渾沌，必然舌根乏力，言語不清晰，甚至胡言亂語，脾之挾咽，即食道與消化（胃之濁氣）相連繫，腎之循喉嚨，即氣管與呼吸（肺之清氣）相牽繫。

# 3-5 手腳末端治胃癌與腸癌

氣所生病、血所生病、津液所生病、液所生病、脈所生病、筋所生病、骨所生病，十二經脈的七所生病，調理養益所屬三焦、胃、大腸、小腸、膀胱、膽、心七經脈，必可改善七所生病，就是維護消化器官。對拚命三郎型的工作狂，也有防範胃癌、大腸癌的可能性；《內經》提到的經脈循行，就是指身心靈一體。

「起於胃口」的生理機制，是首頭來自「鼻之交頞中」，即呼吸之門—鼻子與鼻竇群、胃經脈與呼吸八大器官（鼻子、咽、喉、支氣管、氣管、肺、胸膜）是從開山之門，就締結生命契約。七生病，氣血津液脈筋骨是人一生必見常見的身體問題。按摩**手腳末梢的穴道，最能養益消化器官，可以防治胃癌、大腸癌**。

從陰陽學說與臟象學說來看「起於胃口」與「還循胃口」是清氣（呼吸之氣）與濁氣（營養之氣），好比是從各國的資產負債，「肺……起於中焦」、「胃……起於鼻之交頞中」，互派大使到對方的國度簽約；肺是呼吸器官，卻「起」於消化系統的乳糜池地區；胃是消化器官，卻「起」於呼吸器官的鼻竇群。從「還循胃口」看「起於胃口」，另有一更深層的生命意義是，「還循胃口，上膈屬肺」，帶著乳糜池經胸管回心臟後，心臟的肺動脈將大部分的氣體廢物及部分營養送入肺臟。

胃經脈循行路徑中，最重要的是「循髮際，至額顱」。在缺乏腦神經生理解剖功能的年代，以**頭維穴**在頭的突角地區，進行維繫與維持飲食消化營養的作業，來彰顯「大腦」的真正生命主宰。「還循胃口」與「起於胃口」都是如此循序聯繫大腦運作的生命訊息。

胃經脈透過頭維穴與督脈及肝經脈，交會於百會穴；膽經脈透過胃經脈的頰車穴，也與頭維穴互通訊息，三焦經脈與小腸經脈也透過「口」與「頰」與頭維穴聯絡消息，膀胱經脈從巔至耳上角。頭維穴是胃經脈，其他五陽經脈全牽繫於此，頭顱骨的顳骨、額骨與巔頂骨的縫隙間互動狀況，也全然寫實在頭維穴區。除了診治方面很重要之外，望診也有其相當重要的地位。

**小博士解說**

蹠手蹠腳——蹠手觀膽經脈，蹠腳看胃經脈，這些青筋靜脈越多，越是身心交戰多，不是十之八九不如意，就是事與願違，總是想不開，畏首畏尾，不願意勇敢積極解決問題，逃避、迴避問題越多越久，問題就越多越難，醫者治病，掌握病情並不難，可是要不失人情，就要愛心、小心、更加用心。

## 七生病—氣血津液脈筋骨

| 七生病 | 病症 |
|---|---|
| 氣（三焦） | 汗出，目銳眥痛（絲竹空），頰腫，耳前、肩、臑、肘、臂外皆痛，小指次指（無名指）不用 |
| 血（胃） | 狂瘧溫淫，汗出，鼽衄，口喎，唇胗，頸腫，喉痺，大腹水腫，膝臏腫痛，循膺乳、氣街、股、伏兔、骭外廉、足跗上皆痛，中趾不用 |
| 津（大腸） | 目黃，口乾，鼽衄，喉痺，肩前臑痛，大指次指（食指）痛不用 |
| 液（小腸） | 耳聾、目黃頰腫，頸、頷、肩、臑、肘、臂外後廉痛 |
| 筋（膀胱） | 痔、瘧、狂、癲疾、頭囟項痛，目黃淚出，鼽衄，項、背、腰、尻、膕、踹、腳皆痛，小趾不用 |
| 骨（膽） | 頭痛，頷痛，目銳眥痛（瞳子髎），缺盆中腫痛，脇下痛，馬刀俠癭，汗出振寒瘧，胸、脇肋、髀、膝外至脛絕骨外踝前及諸節皆痛，小趾次趾不用 |
| 脈（心包） | 煩心心痛，掌中熱（勞宮） |

## 頭維維繫頭腦思維

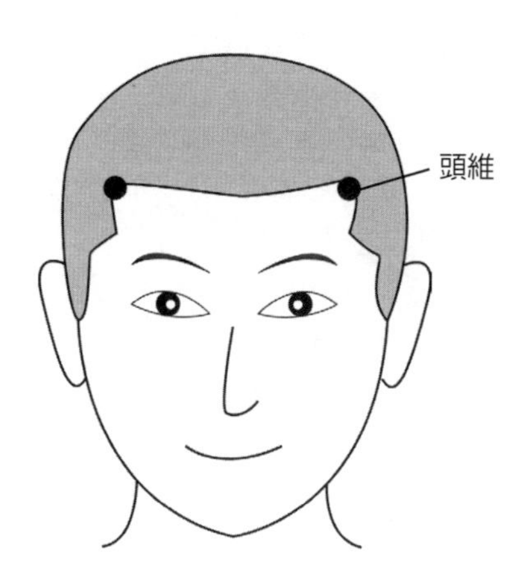


頭維穴的位置在兩側髮際角一指幅處，若不時冒出小紅疹，情形嚴重的，還導致輕微頭痛，是因為飲食不當，如暴飲暴食、消化不良、多食油膩、溢飲宿醉，都會引起這個部位長痘子。改變飲食習慣和食物種類，多按摩頭維穴，促進經脈循環，自然會減輕此現象。

頭維穴到絲竹空、瞳子髎、客主人（上關）一帶青筋曲張，少數會深及頷厭穴區，頭維穴是胃經脈，絲竹空是三焦經脈，瞳子髎、客主人（上關）與頷厭三穴都是膽經脈，此區域青筋靜脈多就是膽經脈循環不良，左關脈常過本位，多脈象不和。

# 3-6 迎香、天樞、上巨虛最益1.5公尺大腸

**氣盛之於肺，「肩背痛風寒，汗出中風，小便數而欠。」**

**氣虛之於肺，「肩背痛寒，少氣不足以息，溺色變。」**

肺與大腸是清氣之出入變化，胃與大腸是濁氣之出入演化。在生理上，肺與大腸並不接近，胃與大腸之間還有小腸，而小腸有十二指腸（25 公分左右）、空腸（2.4 公尺）、迴腸（3.6 公尺）負責營養吸收的工作。大腸（1.5 公尺）負責排泄，聯繫盲腸與結腸和直腸；從消化器官的口腔到肛門為止，大腸經脈的「當脈所過者熱腫」與「寒慄不復」是整個消化器官，包括嘴唇、舌頭、唾液腺、牙齒……直到肛門，就是現代牙科與直腸科的分類。在經絡學說中，都以平衡大腸之氣盛與氣虛，而不只是食指之**商陽穴**及鼻翼旁的**迎香穴**，當然含括了肚臍旁的**天樞穴（大腸募穴）**，甚至小腿前方的**上巨虛穴（大腸下合穴）**等。針灸、揉按此三穴養益結腸與直腸。

肺部的血液循環，是臟腑中最特別的，因為它負責與外界的空氣交易，肺臟氣體交換的損益情形，會全然的把持「十二臟不得相失」，反應在肺臟及其他臟腑的資產負債。從氣盛與氣虛可見「體循環」與「肺循環」，可以說體循環的部分，是靠支氣管動脈來供應血液（營養及氧氣），它來自主動脈與上部肋尖動脈起源，與支氣管樹並行，直達呼吸性細支氣管後，再分布到主支氣管及細支氣管的管壁。頸部與肩背部，甚至腦幹部分（延腦、橋腦）也都與之相關。只要部分循環出現狀況不好，人就會感到「肩背痛風寒」，氣盛則「汗出，小便數而欠」，氣虛則「少氣不足以息，溺色變」；氣盛是肺出了狀況，但影響呼吸狀況較少；氣虛直接會影響人體呼吸的狀況。

**小博士解說**

人的胸脇部，胸骨、劍突骨部分以心臟大小、高低、強弱為反應，缺乏劍突骨的人，心臟位置較高，沒有安全感，會壓迫肺臟，右心室到肺臟的肺動脈循環不良，肺臟往左心房的肺靜脈也循環不良，肺臟的肺葉與肺泡功能也必怠惰，骨牌效應下兵敗如山倒，剛開始只是可能常感冒咳嗽，接著胸悶、腹脹，日久，就一發不可收拾，容易疲倦、食慾不振，心臟、肺臟之外，肝臟與胃腸也開始出現功能不全，甚至傾向衰竭狀態，如此，一定要培養良好生活習慣：早睡、早起運動、少量多餐多變化。

## 壯者與老者（營衛生會・靈樞18）

| 體況 | 氣血 | 肌肉 | 氣道 | 病因 | 病狀 |
|---|---|---|---|---|---|
| 壯者 | 盛 | 滑 | 通 | 營衛之行，不失其常 | 晝精而夜瞑，活動量大 |
| 老者 | 衰 | 枯 | 澀 | 五臟之氣相搏，其營氣衰少，而衛氣內伐 | 晝不精，夜不瞑，活動量少 |

## 三焦路線（營衛生會、靈樞18）

| 三焦 | 行走路線 |
|---|---|
| 上焦 | 出於胃上口，並咽以上，貫膈而布胸中，走腋，循太陰之分而行，還至陽明，上至舌，下足陽明，常與營俱行於陽二十五度，行於陰亦二十五度，一周也，故五十度而復大會於手太陰矣 |
| 中焦 | 亦並胃中，出上焦之後，此所受氣者，泌糟粕，蒸津液，化其精微，上注於肺脈，乃化而為血，以奉生身，莫貴於此，故獨得行於經隧，命曰營氣 |
| 下焦 | 別迴腸，注於膀胱，而滲入焉。故水穀者，常幷居於胃中，成糟粕而俱下於大腸，而成下焦，滲而俱下，濟泌別汁，循下焦而滲入膀胱焉 |

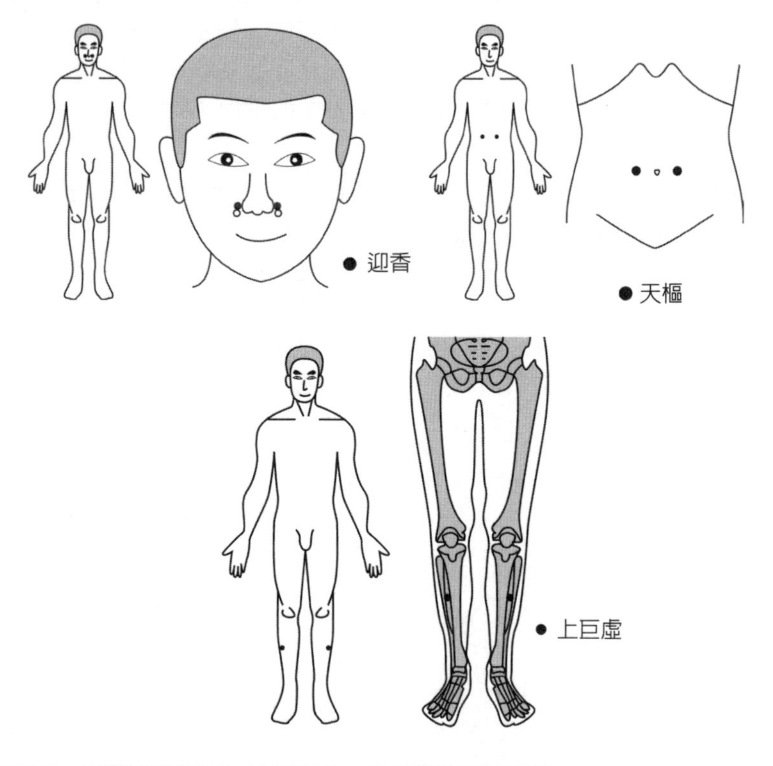


（一）迎香穴：鼻翼兩旁縫隙中（色澤不良，飲食習慣必然不好）。
（二）天樞穴：肚臍旁三指幅處（右肌膚不良多泄瀉，左肌膚不良多便秘）。
（三）上巨虛：外膝蓋骨縫下八指幅處（右肌膚不良多腹脹泄瀉，左肌膚不良多腹痛便秘）。

# 3-7 飯前魚際、飯後手三里勝神仙

胃之氣盛「身以前皆熱」，其有餘於胃則「消穀善飢溺色黃」，胃之氣虛「身以前皆寒慄」，胃中寒則「脹滿」，胃的動脈與靜脈，是影響胃功能最直接的，都與肝總動脈和脾總動脈息息相關，《內經》只有經脈，沒有動脈的知識，動脈供給「胃」動力，胃靜脈直接或間接近進入肝門靜脈（portal vein）。

人體的肺靜脈供給人們很重要的氧氣（肺之清氣），肝門靜脈則供給人們重要的營養來源（胃之濁氣），所有消化管吸收物質的靜脈血，經肝門靜脈進入肝臟。肝臟需要肝動脈帶著充氧血來營運。肝臟的肝靜脈系統，真正源於中央靜脈，來自幾個肝小葉的中央靜脈，一起進入肝小葉下靜脈，再集合為大幹，最後形成三條肝靜脈，進入下腔靜脈，才回到心臟，而臉色就是結合胃與心的症狀所顯現出的色彩。肺經脈的魚際除了寫實肺臟功能之外，也顯示胃腑的寒熱虛實，青筋（靜脈）凸顯多則胃熱。

胃之氣盛是循環「過度」，一般人稱為火氣，若是有餘於胃，除了人會容易飢餓之外，「溺色黃」與肺氣虛的「溺色變」互為比較；肺之清氣不足或弱，常見胃之濁氣過旺或強，簡單說來，吃太飽呼吸會不順，當氣不足時（累了）常會有飢餓感。前者經過身體運動，所以消化會加速，呼吸就會順暢了；後者只要吃些東西後，呼吸也就順暢了。呼吸不順暢，必然手肘伸屈不輕鬆，刺激手三里穴區的肱橈肌，情況可以馬上改善。

人體生理機轉是非常複雜的，從經絡學來說，看肺之清氣與胃之濁氣互動的機轉，就知道不該吃太飽，也不能餓過頭；要養益肝腸、脾胃，就要多運動來活化心肺功能；人也不能過度勞累，人之所以會肝腦塗地、肝腸寸斷，就是破壞生理平衡機制（homeostatic state），所以中醫要求人們儘量要達到「陰陽和平」；人的七情六慾及生活環境，會造成陰陽不平和，影響程度或多或少。「凡十一臟取決於膽」就是肝膽運作著營養機制，「太陰陽明」、「十二臟不得相失」都是合作無間的臟腑生命機制。

從「胃氣虛身以前皆寒慄」與「大腸虛則寒慄不復」，胃實則腸虛，胃虛則腸實，吃飽了就排便者大有人在，在排便後不久就餓了的人也不在少數。小腸吸收運作時間約 2 到 3 個小時，大腸排泄運作時間約 12 到 24 個小時。胃與大腸在人體營養供需機制上，有基本的標準程序。由上可知，人體體溫的變化與吃喝的關係最為密切。在飯前，可以揉按**魚際穴**，添加氧氣的循環；而飯後，可以揉按手**三里穴**，助益胃腸功能。

## 九種部位疾病的臉色呈現

| 九病 | 臉色及病狀 |
|---|---|
| 大腸 | 目黃，口乾，鼽衄，喉痺，肩前臑痛，大指次指痛不用 |
| 胃 | 病洒洒振寒，善呻，數欠，顏黑，病至則惡人與火，聞木聲則惕然而驚，心欲動，獨閉戶塞牖而處。甚則欲上高而歌，棄衣而走，賁響腹脹，是為骭厥 |
| 脾 | 舌本痛，體不能動搖，食不下，煩心，心下急痛，溏瘕泄，水閉，黃疸，不能臥，強立，股膝內腫，厥足大趾不用 |
| 小腸 | 耳聾，目黃頰腫，頸、頷、肩、臑、肘、臂外後廉痛 |
| 膀胱 | 飢不欲食，面如漆柴，痔、瘧、狂、癲疾、頭囟項痛，目黃淚出，鼽衄，項、背、腰、尻、膕、踹、腳皆痛，小趾不用 |
| 腎 | 飢不欲食，面如漆柴 |
| 心包 | 病手心中熱，臂肘攣急，腋腫，甚則胸脇支滿，心中憺憺大動，面赤目黃，喜笑不休 |
| 肝 | 病腰痛不可以俛仰，丈夫㿗疝，婦人少腹腫，甚則嗌乾，面塵脫色 |
| 膽 | 口苦，善太息，心脇痛，不能轉側，甚則面微有塵 |

## 魚際、手三里開胸利膈

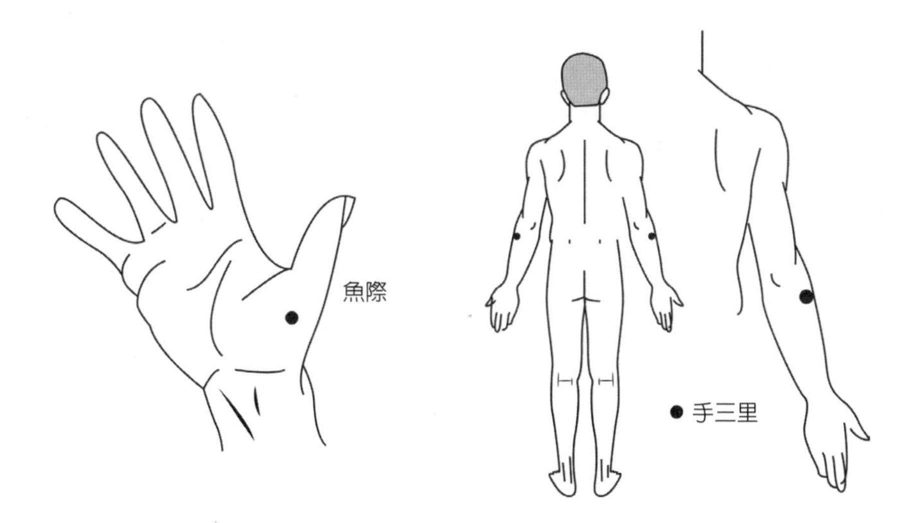


（一）魚際穴：第一掌骨內側肌肉隆起縫隙中，多揉按可以改善呼吸與消化功能不良。
（二）手三里：肘彎縫隙下三指幅，多揉按，可以改善肩肘痠痛與胸悶腹脹。

# 3-8 氣戶看肺病，三里看胃病

肺栓塞的高風險一族，多見胸部穴道的**氣戶、俞府、雲門、中府**有靜脈凸顯，小腿穴道的**足三里、上巨虛、下巨虛**有明顯的靜脈曲張，或聚集的靜脈黑黍粒，多是長期缺乏運動，又飲食習慣不好，偏食、暴飲暴食，不是嗜食冰冷寒涼，就是喜油脂厚味。嚴格來說，下腔靜脈的栓塞多有腹部靜脈栓塞在先，就像剖腹生產的婦女，腹部的靜脈栓塞與下肢靜脈栓塞部位相對嚴重，有如地雷，隨時都可能會發生肺栓塞或心肌梗塞、中風等疾病。

**魚際穴**在手大拇指的第 1 掌骨與第 2 掌骨之間，它的內收拇肌、屈拇短肌、屈拇長肌等表現，和宗氣與呼吸相關，常會感到大拇指痠痛或無力的人，肺部、免疫系統或腦心血管方面的功能多有障礙。

**少府穴**區的小指對掌肌、屈小指短肌的力道與靈活度，反應心臟血管及小腸營養吸收的情形，手掌中的燥熱，及手指末端的冰冷麻木疼痛，顯示經脈所屬內臟的功能狀況。

掌腕的深靜脈是將周圍肌肉的靜脈合流，沿著動脈的兩側向前臂上行，深靜脈連絡著淺靜脈，因此，**太淵與魚際**，上行的橈靜脈，在「魚際」及「前臂內側」的血絡望診是非常具有臨床診治價值的，越是生活習慣不好，靜脈合流必然形成同流合汙，所謂「脈之屈折，出入之處，焉至而出，焉至而止，焉至而徐，焉至而疾，焉至而入。六腑之輸於身者，余願盡聞，少序別離之處，離而入陰，別而入陽。」經脈循行上，就是以動脈與靜脈循行來端詳，動脈疾而靜脈徐。心主之脈，內屈循中指內為—**勞宮穴**（掌心側另有**魚際穴、少府穴**）；掌心有掌淺靜脈弓伴行掌淺動脈弓在掌的前半部，勞宮穴背側有**合谷穴**，**少府穴**的掌背側有**液門穴**。**勞宮**在食指與中指之間，**少府**在無名指與小指之間，**魚際**在大拇指與食指之間，這些穴道、肌肉與掌的後半部的掌深靜脈弓伴行掌深動脈弓，再三注輸。中指與無名指的掌部沒有穴道，就是切割手掌心，取代手少陰的靜脈回流前臂的狀況。

**小博士解說**

心經脈起始於心中，第一個穴是在腋下的極泉穴，肺經脈起始於胸中，第一穴是在鎖骨末端下的中府穴，肩部的動作，與極泉穴、中府穴息息相關。心臟與肺臟在結構上，可以從劍突骨看心臟大小高低正歪強弱，再從肩背腋胸脇看肺臟大小高低正斜好壞，即使現代醫學再發達，《內經》這一段知命為君子的自我檢視法，對任何人而言，都可以用來調整自己的人生生活的拿捏取捨與進退。

## 手三陽經脈之終止

| 路徑 | 手陽明大腸經（橈側） | 手少陽三焦經（正中） | 手太陽小腸經（尺側） |
|---|---|---|---|
| 起始 | 起於大指次指之端 | 起於小指次指之端 | 起於小指之端 |
| 手 | 循指上廉，出合谷兩骨之間 | 上出兩指之間 | 循手外側 |
| | 上入兩筋之間 | 循手表腕 | 上腕，出踝中 |
| 臂 | 循臂上廉 | 出臂外兩骨之間 | 直上循臂骨下廉 |
| 肘 | 入肘外廉 | 上貫肘 | 出肘內側兩筋之間 |
| 臑 | 上臑外前廉 | 循臑外 | 上循臑外後廉 |
| 肩 | 上肩，出髃骨之前廉，上出於柱骨之會 | 上肩而交出足少陽之後 | 出肩解，繞肩胛，交肩上 |
| 缺盆 | 上下入缺盆，絡肺 | 入缺盆，布膻中，散絡心包 | 入缺盆，絡心 |
| 膈 | 下膈，屬大腸 | 下膈，循屬三焦 | 循咽，下膈，抵胃，屬小腸 |
| 胸 | 其支者，從缺盆 | 其支者，從膻中，上出缺盆 | 其支者，從缺盆 |
| 頸 | 上頸，貫頰 | 上項，繫耳後，直上出耳上角 | 循頸，上頰，至目銳眥 |
| 面 | 入下齒中，還出挾口，交人中，左之右，右之左，上挾鼻孔 | 以屈下頰，至䪼 | 卻入耳中 |
| | | 其支者，從耳後，入耳中，出走耳前，過客主人前，交頰，至目銳眥 | 其支者，別頰，上䪼（目下），抵鼻，至目內眥，斜絡於顴 |

手六經脈的循行，與橫膈膜以上之心肺功能息息相關，先知道起始來龍，終止去脈，才能運用到熟稔生巧，循環不已。

**＋ 知識補充站**

人的肩背腋胸脇，含著了胸背腹部的肌肉群，寫實著腦與體軀所有臟器的循環，怎麼耕耘就怎麼收穫，種瓜得瓜，種豆得豆，天經地義，人之異於禽獸，不但可以力挽狂瀾，還可以化腐朽為神奇，古代人織布，腳的縫匠肌是最重要的，至於穿針引線，編織穿梭手部的肌肉群，就決定粗細貴賤了。縫匠肌是大腿前側的肌肉群，與股四頭肌、髂腰肌為生命共同體；其中髂腰肌，又是腹部肌肉群中最重要的兩塊——髂肌與腰大肌，相對地，人手的巧緻與否，決定於大拇指的外展拇肌、伸拇長肌、屈拇短肌、拇指對掌肌、內收拇肌等五塊肌肉，從肌肉名字來看「外」、「伸」、「屈」、「對」、「內」，大拇指與前臂骨的關係，腕部有近橈骨的髁狀關節，與大拇指掌骨的鞍狀關節，都是單向操作動作。如何耕耘，如何收穫，大拇指的少商與魚際，必然與鎖骨下的雲門、天府，及「胸中之氣」動靜相繫，…所有的動靜訊息，是微妙、精緻無以言喻的。

# 3-9 睛明治內眥痛，瞳子髎、絲竹空治外眥痛

（參考3-34、5-22）

診法當以平旦，陰氣未動，陽氣未散，飲食未進，經脈未盛，絡脈調勻，氣血未亂，故乃可診有過之脈。切脈動靜而視精明，察五色，觀五臟有餘不足，六腑強弱形之盛衰，以此參伍，決死生之分。

夫脈者，血之腑也，長則氣治，短則氣病，數則心煩，大則病進，上盛則氣高，下盛則氣脹，代則氣衰，細則氣少，濇則心痛，渾渾革至如涌泉，病進而色弊，綿綿其去如弦絕，死。（脈要精微論篇・素問 17）

鞏膜前方是透明的眼球結膜，是眼白部分，可視之為「白目」，不論是身體情況或精神情緒，它都不會說謊。如果人體免疫系統差的話，眼白就會出現「不白」、「不明不白」；如果肝膽方面出問題，眼白也會不白，甚至出現黃疸，人會出現睡眠、心情和脾氣不好的症狀，所以「白目」都會據實以報。「窠氣之精為白眼」肺之氧氣供應心臟，心臟讓血液上輸眼睛，所以氧氣的部分可以在「白目」觀察。

角膜移植是時而可聞的手術，眼球的外膜六分之五是鞏膜在後方，前方六分之一是角膜，鞏膜與角膜屬於眼球纖維膜，鞏膜是不透明的，角膜則是透明的。角膜負責光線進入眼球的曲折變化，是排列非常規則的膠原纖維，才能呈現透明狀；角膜的觸覺非常敏銳，受控於第 5 對腦神經三叉神經的第 1 分支眼神經。角膜沒有血管分布，靠邊緣部分的微血管、眼房水與淚液來提供營養；眼房水與淚液可以從空氣中吸收氧氣來供給角膜。《論語》《先進篇》：「暮春者……浴乎沂，風乎舞雩……」芬多精天地精華療法，在台灣諸多的國家公園及森林區，是既養眼又有益身心的；尤其是「角膜」的眼房水與眼淚，相當於中國人的陽宅方位風向、風水，這還是很合乎科學的說法。

膀胱經脈是動則病衝頭痛，目似脫，項如拔，脊痛，腰似折，髀不可以曲，膕如結，踹如裂，是為踝厥。三焦經脈是動是主氣所生病者，汗出，目銳眥痛，頰腫，耳前肩臑肘臂外皆痛，小指次指不用。膽經脈是動是主骨所生病者，頭痛頷痛，目銳眥痛，缺盆中腫痛，脇下痛，馬刀俠癭，汗出振寒，瘧，胸脇肋髀膝外至脛絕骨外髁前及諸節皆痛，小趾次趾不用。睛明治內眥痛，瞳子髎、絲竹空治外眥痛。

## 足三陽經脈的終止關係

| 路徑 | 足陽明胃經（前） | 足少陽膽經（側） | 足太陽膀胱經（後） |
|---|---|---|---|
| 頭面 | 起於鼻之交頞中，旁約太陽之脈 | 起於目銳眥，上抵頭角 | 起於目內眥，上額交巔 |
| | 下循鼻外，入上齒中 | 下耳後，循頸，行手少陽之前 | 其支者，從巔至耳上角 |
| | 還出挾口，環唇下，交承漿 | 至肩上，卻交出手少陽之後，入缺盆 | 其直者，從巔直絡腦，還出別下項 |
| | 卻循頤後下廉 | 其支者，從耳後，入耳中，出走耳前，至目銳眥後 | |
| | 出大迎，循頰車，上耳前，過客主人 | 其支者，別銳眥，下大迎，合手少陽，抵於䪼，下加頰車 | |
| | 循髮際，至額顱 | 下頸，合缺盆 | |
| 體軀 | 其支者，從大迎前，下人迎，循喉嚨，入缺盆，下膈，屬胃，絡脾 | 以下胸中，貫膈，絡肝，屬膽，循脇裏，出氣街，繞毛際，橫入髀厭中 | 循肩髆內，挾脊，抵腰中，入循膂絡腎，屬膀胱 |
| | 其直者從缺盆下乳內廉，下挾臍，入氣街中 | 其直者，從缺盆下腋，循胸過季脇，下合髀厭中 | 其支者，從腰中下挾脊，貫臀，入膕中 |
| | 其支者，起於胃口，下循腹裏，下至氣街中而合 | | 其支者，從髆內左右別下，貫胛挾脊內 |
| 髀 | 以下髀關，抵伏兔 | 以下循髀陽 | 過髀樞，循髀外後廉 |
| 膝 | 下膝臏中 | 出膝外廉 | 下合膕中 |
| 脛 | 下循脛外廉 | 下外輔骨之前，直抵下絕骨之端 | 以下貫踹內 |
| 跗 | 下足跗 | 下出外踝之前，循足跗 | 出外踝之後，循京骨 |
| 趾 | 入中趾內間 | 上入小趾次趾之間 | 至小趾外側 |
| 支 | 其支者，下廉三寸而別，下入中趾外間，其支者：別跗上，入大趾間，出其端 | 其支者，別跗上，入大趾之間。循大趾歧骨內，出其端，還貫爪甲、出三毛 | |

足六經脈的循行，與橫膈膜以下之消化泌尿功能息息相關，先知道起始來龍，終止去脈，才能運用自如。

# 3-10 五臟六腑皆能令人咳嗽

（參考4-5、5-6、5-31、6-2、6-10）

肺是八大呼吸器官的大本營，不論人體氣的盛虛與否，都可能會造成呼吸不順，且身體會帶有「寒」氣。在二千多年前的《內經》時代，沒有體溫計，寒與熱的體溫判別，主要是靠病人的感覺，而不全然是醫師的主要診斷部分。

五臟者，中之守也，中盛臟滿，氣勝傷恐者，聲如從室中言，是中氣之濕也。言而微，終日乃復言者，此奪氣也。衣被不斂，言語善惡，不避親疏者，此神明之亂也。倉廩不藏者，是門戶不要也。水泉不止者，是膀胱不藏也。得守者生，失守者死。（脈要精微論．素問 17）

**咳嗽（cough）是呼吸器官疾病中常見的症狀**

咳嗽是咳嗽受容體受刺激，造成短暫迅速吸氣後，聲門關閉（吸氣期），持續呼氣肌急激收縮，導致氣等內壓上升（加壓期）；之後，聲門大開，引起急激呼氣（呼出期）運動，隨意或不隨意的發生。咳嗽本來是防止有害物質吸入氣管內，為了除去異物，所以身體出現反射的防禦反應。

反射性咳嗽引起的動機源於種種原因，主要是咳嗽受容體受到刺激，這種興奮的反應以迷走神經為主，求心性神經傳導到延腦的第 4 腦室下部的咳嗽中樞，從此到舌咽神經、迷走神經及脊髓神經等下降到聲帶，肋間肌、橫膈膜、腹肌的運動而發生。咳嗽受容體是分布在氣管黏膜纖毛上皮細胞間，傳導咳嗽的知覺神經終末梢是存在喉頭、胸膜、縱膈、心膜、橫膈膜和外耳道等部位。

**小博士解說**

**咳嗽鑑別診斷**

1. 急性或慢性；2. 咳嗽性質；3. 何候咳嗽，如何改善咳嗽症狀；4. 伴痰的溼性咳嗽、不伴痰的乾性咳嗽；5. 溼性咳嗽的痰性狀及量 6. 伴隨症狀。

有些人在吃飯時，會在「食」或「飲」之間，出現類似嗆到或咳嗽的情形，可能會以為吃太快，或一面講話一面吃東西所造成的，忽略「胃」已經吃撐了，不只是會打嗝會咳嗽而已；日子一久，不打嗝、不咳，但是腸胃會變得不順暢。至於在吃東西時，嗆入肺部，導致咳嗽，是因為右支氣管較左邊的構造來得「直」，所以如果口中有食物或異物，多數會嗆入右肺中。

## 咳嗽原因鑑別診斷

| 病灶或原因 | 症狀 |
|---|---|
| 氣管 | 腫瘍、主動脈瘤、壓迫性刺激、異物吸入（機械刺激） |
| 支氣管 | 支氣管氣喘、支氣管炎、冷氣、酸性物質吸入（化學刺激） |
| 肺 | 肺炎、間質性肺炎、肺纖維症、腫瘍、肺水腫 |
| 胸膜 | 胸膜炎、腫瘍、自然氣胸、肺梗塞 |
| 橫膈膜 | 疝氣、腫瘍 |
| 縱膈膜 | 縱膈腫瘍、腫瘍、肺門淋巴節腫大性疾病（惡性淋巴腫、結核等） |
| 心膜 | 心膜炎 |
| 咽頭、喉頭 | 感冒症候群、流行性感冒、炎症、腫瘍、異物 |
| 食道、胃 | 逆流性食道炎 |
| 外耳 | 外耳疾病（偶爾由耳垢引起） |
| 精神的要因 | 歇斯底里性咳嗽、習慣性咳嗽 |
| 藥劑性 | 血管緊張素轉化酵素抑制藥（ACE Inhibitors，呈現乾性咳嗽） |

## 咳嗽與五臟相對的症狀

| 器官 | 發病原因 | 症狀 |
|---|---|---|
| 心 | 是動病 | 病嗌乾，心痛，渴而欲飲，是為臂厥 |
| | 所生病 | 目黃，脇痛，臑臂內後廉痛厥，掌中熱痛 |
| 肺 | 是動病 | 病肺脹滿，膨膨而喘咳，缺盆中痛，甚則交兩手而瞀，此為臂厥 |
| | 所生病 | 咳上氣，喘渴，煩心，胸滿，臑臂內前廉痛，厥掌中熱 |
| 脾 | 是動病 | 病舌本強，食則嘔，胃脘痛，腹脹，善噫，得後與氣，則快然如衰，身體皆重 |
| | 所生病 | 舌本痛，體不能動搖，食不下，煩心，心下急痛，溏瘕泄，水閉，黃疸，不能臥，強立，股膝內腫，厥足大趾不用 |
| 腎 | 是動病 | 病饑不欲食，面如漆柴，咳唾則有血，喝喝而喘，坐而欲起，目𥆨𥆨如無所見，心如懸若饑狀。氣不足則善恐，心惕惕如人將捕之，是為骨厥 |
| | 所生病 | 口熱，舌乾，咽腫，上氣，嗌乾及痛，煩心，心痛，黃疸，腸澼，脊股內後廉痛，痿厥，嗜臥，足下熱而痛 |
| 肝 | 是動病 | 病腰痛不可以俛仰，丈夫㿗疝，婦人少腹腫，甚則嗌乾，面塵脫色 |
| | 所生病 | 胸滿，嘔逆，飧泄，狐疝，遺溺，閉癃 |

**+ 知識補充站**

五臟六腑如果出現問題，皆可能造成呼吸、吞嚥不順暢。

# 3-11 手三里暢呼吸，手五里利咽喉 （參考4-18）

所有動脈都來自心臟，從主動脈供給全身，**四大主動脈之首，就是上升主動脈**，它是人體最短的主動脈，卻是最重要的關口。上升主動脈只有 5 公分的長度，主動脈的直徑 2 到 3 公分，差不多等於一個雞蛋的大小。上升主動脈的走向稍稍向前行，接著就向右彎，所以上升主動脈在胸骨角的高度即**璇璣、華蓋、紫宮**（**任脈**），從璇璣之後為主動脈弓。任脈的紫宮穴就是人體上升主動脈與主動脈弓的交界。上升主動脈始於肺動脈幹與右心耳內後方，即右肺動脈的腹側。

**上升主動脈是源於主動脈竇的三個膨大部分**，分為右主動脈竇與左主動脈竇，讓血液流入右冠狀動脈與左冠狀動脈，**心臟的活力就來自上升主動脈**。現代人所患的主動脈剝離症，在臨床上，會先出現血壓的收縮壓與舒張壓差別有 50 mmHg 以上，不少患者在患病前，已出現一些器官多功能的問題，雖然不至於導致腎衰竭或心衰竭，可是檢查檢驗數據後，可以隱約看出因為長期生活習慣不良。其中發現不少在胸部的病症，尤其是**璇璣、華蓋、紫宮、玉堂、膻中**等穴區會起紅疹過敏，這時候在**人迎、扶突、天牖、天柱、天府**等穴區可以找到改善症狀的途徑。而醫師在臨床上，常用**手三里穴**取代**人迎穴，以曲池穴取代扶突穴**。

病人因為感到頭痛胸滿，所以呼吸不順時，大多伴隨喘咳渴、煩心等症狀，使臉色呈現灰暗，急救要方是以針灸或抓拿人迎穴，**而根本的治療方法仍是主攻太淵、足三里穴**（藥方：小青龍湯、半夏瀉心湯）。如果病人出現暴疾氣鞕，舌繫帶突然失聲（按壓「**人迎**」穴是治療氣管方面急症的方法），通常偶爾會出現食欲不振或腸胃不舒服的狀況，急救時可以取**扶突**與**舌本**等穴（穴道：金津、玉液）；如果要根治病症，則要安排按壓**曲池、手五里**等穴的療程（藥方：補中益氣湯、百合固金湯）。

**小博士解說**

斜方肌從枕骨的上項線到第十二胸椎及兩肩端，背闊肌在斜方肌裡面，從第六、七胸椎到肩胛骨及肱骨近端，這兩塊肌肉也屬於肩胛骨十七塊肌肉之中，勤奮的人是十七塊肌肉能夠全部派上用場，提肩胛肌、肩胛舌骨肌……等，背痛、肩臂酸，不是太懶就是使用十七塊肌肉不當，使得部分肌肉群過勞或部分肌肉群過度慵懶，無法讓十七塊肌肉像春風吹漣漪或狂風驚滔駭浪，因此編織出來的生命曲調人人不同，經過大風大浪之後，如何浸漬享受成果，就是生命學習的基本態度，同樣地，守株待兔，妄想一分耕耘十分收穫也大有人在。

## 五臟之心痛

| 五臟 | 症狀 | 穴道 | 可能情形（二尖瓣與主動脈瓣） | 相關主動脈 |
|---|---|---|---|---|
| 肺心痛 | 勞動甚則心痛臉色不變 | 魚際、太淵 | 稍小 | 胸主動脈 |
| 肝心痛 | 整天呼吸困難，臉色青蒼白如死狀 | 行間、太衝 | 較小 | 腹主動脈 |
| 脾心痛 | 心痛如錐子刺得很痛 | 然谷、太溪 | 較小 | |
| 胃心痛 | 腹脹胸悶，心臟部位尤其痛 | 大都、太白 | 很小 | |
| 腎心痛 | 心痛與背相牽引，彎腰駝背 | 京骨、崑崙（不已取然谷） | 最小 | |

## 手三陰經脈的終止關係

| 路徑 | 手太陰肺經（橈側） | 手厥陰心包經 | 手少陰心經（尺側） |
|---|---|---|---|
| 起始 | 起於中焦，下絡大腸，還循胃口，上膈屬肺 | 起於胸中，出屬心包，絡下膈，歷絡三焦 | 起於心中，出屬心系，下膈絡小腸 |
| | | 其支者，循胸出脇下腋三寸（天池） | 其支者，從心系，上挾咽，繫目系 |
| | | | 其直者，復從心系，卻上肺 |
| 腋 | 從肺系，橫出腋下 | 上抵腋下 | 下出腋下 |
| 臑 | 下循臑內，行少陰、心主之前 | 循臑內，循太陰少陰之間 | 下循臑內後廉，行手太陰心主之後 |
| 肘 | 下肘中 | 入肘中 | 下肘內 |
| 臂 | 循臂內上骨下廉 | 下臂，行兩筋之間 | 循臂內後廉，抵掌後銳骨之端 |
| 入 | 入寸口，上魚，循魚際，出大指之端 | 入掌中，循中指，出其端 | 入掌後內廉，循小指之內，出其端 |
| 支 | 其支者，從腕後直出次指內廉，出其端 | 其支者：別掌中，循小指次指出其端 | |

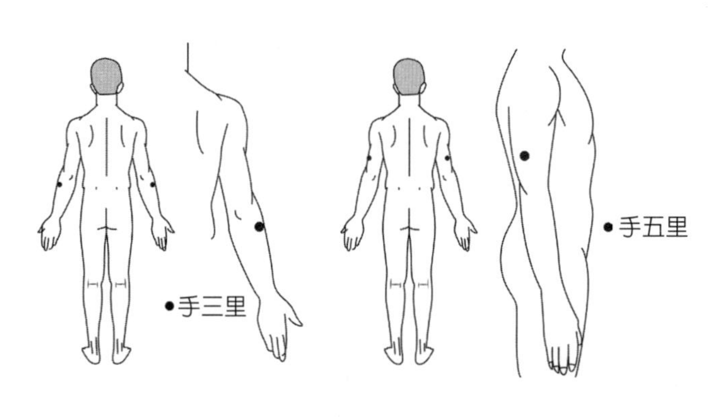


（一）手三里：肘彎橫紋下三指幅，影響伸腕長肌與伸腕短肌，穴區色澤不良，不是文弱書生，也必然手無縛雞之力。

（二）手五里：肘彎橫紋上三指幅，左右肱橈肌與肱三頭肌，穴區色澤不良，不是缺乏情義愛，就是無法擁抱至情真愛。

# 3-12 乳根、天池診內臟脂肪，肩貞、膈俞診體內脂肪

（參考2-13）

手太陰氣絕，因為肺動脈與肺靜脈已出現功能衰竭，所以髮毛枯折，今日嚴重者（丙屬）明日（丁日）死。肺手太陰經脈行氣溫養皮毛，肺手太陰經脈行氣不榮濡則皮毛枯焦。皮毛枯焦的人，呼吸不順，如果活動量加大（運動、勞動），動不動就會氣喘如牛，尤其是患有慢性病或生活習慣不良的人。伴隨而來的症狀不是已經出現初期慢性閉塞性肺病，就是心臟二尖瓣或主動脈瓣結構已經退化或纖維化。

手少陰氣絕，因為心經脈循環不良，所以二尖瓣（左心房與左心室之間）與三尖瓣（右心房與右心室）必然逐漸老化（二尖瓣 4 到 6 $cm^2$，三尖瓣 3 到 5 $cm^2$，如果人體健康日漸不良，管徑就會縮小），導致小病不斷，百病叢生，血脈不通，血流不順，髮色不澤（頭髮沒有光澤）。

脾經脈氣絕，則血脈不鬱滯，肌肉唇舌功能不良，肌肉軟則肉萎，人中滿則不反，胃的動脈來自肝動脈（如右胃網膜動脈）與脾動脈（如左胃網膜動脈），胃的靜脈也回歸肝靜脈與脾靜脈。

脾與胃，肝與胃關係至親，在人體功能上，不論是消化吸收與造血免疫都是密不可分。脾經脈之大絡名曰**大包**（在腋下六寸處），**肩貞**（小腸經脈）、**淵液**（膽經脈）、**天池**（心包經脈）等穴皆環伺在側，其所屬臟腑的關係至為密切。陰陽二十五人篇，**胃經脈**下部氣血盛，則下毛美長至胸；氣少血多，下毛美短到臍，行善高舉足，足指少肉，是善寒；血氣皆少則無毛，有則稀枯瘁。**膽經脈**下部血氣盛，則脛毛美長外踝肥；血多氣少則脛毛美短，外踝皮堅而厚，血少氣多則胻毛少，外踝皮薄而軟；血氣皆少則無毛，外踝瘦無肉。**大腸經脈**下部血氣盛，則腋下毛美，手魚肉以溫；氣血皆少，則手瘦以寒。

肺經脈與大腸經脈互為屬絡，肺經脈氣絕則皮毛焦，因應膽、胃、大腸而呈現不同焦枯瘁等狀況。大腸經脈是動病則津液離去，皮毛關節為之枯而爪枯毛折。爪包括十二經脈的四肢末端井穴及指甲，指甲生長速度與厚薄、半月瓣之大小有無、指甲的形狀和紋路，都是該經脈及所屬臟腑的功能表徵；如果全部指甲的外觀出了狀況，則是反應肝膽或肺大腸健康與否。人體五臟在氣絕之前，會先表現在四肢末端。

## 手三陰之掌中熱

| 手三陰 | 病症 |
|---|---|
| 肺經 | 是主肺所生病者，咳上氣，喘渴，煩心，胸滿，臑臂內前廉痛，厥掌中熱（魚際） |
| 心包經 | 是主脈所生病者，煩心心痛，掌中熱（勞宮） |
| 心經 | 是主心所生病者，目黃，脅痛，臑臂內後廉痛，厥掌中熱痛（少府） |

## 足三陰經脈之終止關係

| 路徑 | 足太陰脾經 | 足厥陰肝經 | 足少陰腎經 |
|---|---|---|---|
| 腳 | 起於大趾之端 | 起於大趾叢毛之際 | 起於小趾之下 |
| | 循趾內側白肉際，過核骨後 | 上循足跗上廉 | 斜趨足心，出然谷之下 |
| | 上內踝前廉 | 去內踝一寸 | 循內踝之後，別入跟中 |
| 腿 | 上踹後循脛骨後，交出厥陰之前 | 上踝八寸，交出太陰之後 | 以上踹內 |
| 膝 | 上膝 | 上膕內廉 | 出膕外廉 |
| 股 | 股內前廉 | 循股陰 | 上股內後廉 |
| 體軀 | 入腹 | 入毛中，過陰器，抵小腹 | 貫脊 |
| | 屬脾，絡胃 | 挾胃，屬肝，絡膽 | 屬腎，絡膀胱 |
| | 上膈，挾咽 | 上貫膈，布脇肋 | 其直者，從腎上貫肝膈 |
| | 連舌本，散舌下 | 循喉嚨之後，上入頏顙 | 入肺中，循喉嚨，挾舌本 |
| | | 連目系上，出額與督脈會於巔 | |
| | 其支者，復從胃別上膈，注心中 | 其支者，從目系下頰裏，環唇內 | 其支者，從肺出絡心，注胸中 |
| | | 其支者，復從肝別貫膈，上注肺 | |

**+ 知識補充站**

劍突骨在胸骨的底端，胸骨柄在胸骨的頂端，胸骨也是造血器官之一，支撐保護著心臟與肺臟。胸骨的造血功能上下變化之大，因人而異，其造血優異的人，言行舉止屬於很用心的。胸骨的中間是第四肋骨，膻中穴居中，神封穴居其兩旁，再往外依序為乳中穴、天溪穴、胸鄉穴、大包穴、天宗穴、膏肓穴、厥陰俞、陶道穴，繞了一大圈，共十八穴。

# 3-13 生命訊息全在指趾縫間

**大絡穴區**（三門）出現淋巴紅絲或靜脈凸顯，都是肢節功能已經出現不良，全身肌肉也為之枯萎或麻痺或痠痛。四肢末端以十二經脈井穴為主，以望診來診察病況，手腳的掌骨與蹠骨縫間，分別有三、四層肌肉群，與十二、十四塊肌肉，主要是底層的掌側、蹠側骨間肌，可以切診（觸摸與壓按）來診察所屬臟腑經絡的疾病，並可透過按摩、針灸來治療。

〈五色〉篇表示在鼻子下方的人中處是診斷膀胱生殖器官，〈經脈〉篇是大腸經脈路徑，兩者直接反應第 4 腰骨到**八髎穴**，即骨盆中間的腰骶區域。

脾經脈在氣絕之前，都會有一段長時間的萎弱、退化或病化，導致腰尻冰冷、僵硬或疼痛，在臨床上發現，人中區也會開始僵硬無力，講話也會出現人中與上唇不動，或動彈的幅度有限，只有加強活動量（運動、勞動）來改善脾與胃、肝與胃的整體循環功能，才能促進人體營養吸收，使人長肉、健骨。藥方可用七寶美髯丹（何首烏、茯苓、牛七、當歸、破故紙、杜仲、枸杞子）或益氣聰明湯（人參、黃耆、升麻、葛根、芍藥、蔓荊子、黃柏），對症下藥，改善腦與脊髓的功能。

十二條經脈，聯絡著臟腑與肢節，肢節常動及的穴道，幾乎都是經脈的要穴，也都是人體活動最頻繁的部位，不是肢體動作，就是大腦、臟腑活動所及。經脈的穴性與微血管的重要性是息息相關的。

每個人身上有千億個重要生命體，例如：有 3 億個肺泡、200 萬個腎元、10 萬個肝腺泡……這些都要靠微血管來運作。肺泡壁總面積為 $70m^2$（1 到 2 個網球場大），全身微血管壁 6300 $m^2$（90 個網球場大）。微血管是生命的中繼站，它好像心臟一樣，有動脈入、靜脈出，交換氧氣、營養與二氧化碳與廢物。成人微血管面積超過 6300 $m^2$，管壁厚度 1 微米，由單層內皮細胞構成，結構因器官而有所不同，所以才說微血管是供給人體生命的動力。

**小博士解說**

聰明人是一日之計在於晨，短期間地活在剎那生活，有可能成為有智慧的人，有智慧的人是一年之計在於春，長期間活在持衡經營生命，必然是聰明人。

人會跟人噓寒問暖者，肝柔和，神魂安寧，臉若冰霜，肝不硬化也多少容易瘀滯，聰明人會掌控人事物，卻不見得會掌握時間，只要不堅持「早睡」，就無法成為有智慧的人，因為一忙一有成就多會誤會多睡或睡好最重要，多睡與睡好是蛋與雞的關係，早睡則是地下根生的開始，多睡與睡好只是地上開花結果的加減關係。

## 大絡與經脈，以直行之經與橫居之緯為前提作比較

| 陰陽 | 手大絡 | 經脈 | 位置 |
|---|---|---|---|
| 太陽 | 四、五指之間 | 手太陽經脈 | 手掌外側（第五指外側） |
| 少陽 | 三、四指之間 | 手少陽經脈 | 四、五指之間 |
| 陽明 | 二、三指之間 | 手陽明經脈 | 一、二指之間 |
| 三陰 | 一、二指之間 | 手三陰經脈少陰<br>厥陰<br>太陰 | 四、五指之間<br>三、四指之間<br>大指外側 |
| | **足大絡** | **經脈** | **位置** |
| 太陽 | 四、五趾之間 | 足太陽經脈 | 小趾外側（第五趾外側） |
| 少陽 | 三、四趾之間 | 足少陽經脈 | 四、五趾之間 |
| 陽明 | 二、三趾之間 | 足陽明經脈 | 二、三趾之間 |
| 三陰 | 一、二趾之間 | 足三陰經脈少陰<br>厥陰<br>太陰 | 足底<br>一、二趾之間<br>大趾內側 |
| **橫居之大絡（緯）** | | **直行之經脈（經）** | |

## 手背之三門

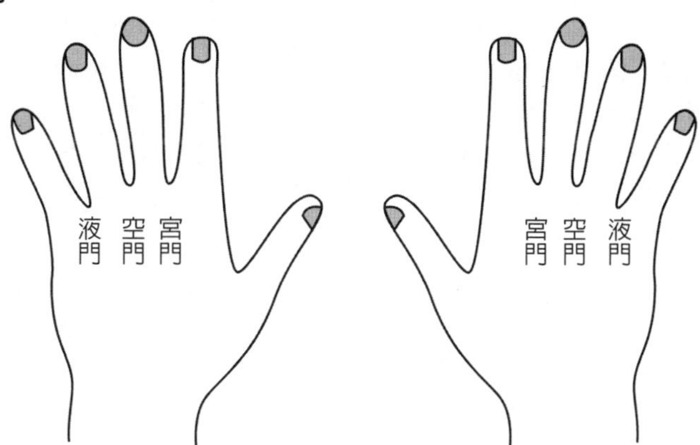


太陽（四、五指之間）為液門、少陽（三、四指之間）為空門、陽明（二、三指之間）為宮門：此三門即為三陽大絡，在診斷與治療上，相當有效，尤其是急症。

（一）〈經脈〉：六經絡手陽明少陽之大絡，起於五指間，上合肘中。

（二）〈玉版〉：經隧者，五臟六腑之大絡也。

（三）〈周痺〉：視其虛實，及大絡之血結而不通，及虛而脈陷空者而調之。

## 3-14 列缺七魄自在，蠡溝三魂安然

在十五絡脈中，望診以足三陰經及脾之大絡最具診治的價值，於治療慢性病及自體免疫性疾病時，在臨床上頗具奇效。靜脈將缺乏氧氣的血液（肺靜脈除外）從微血管回流心臟，而靜脈血因缺乏氧氣，所以呈現暗青色。相對的，淋巴管在正常狀態下是肉眼看不見的，但還是有可能看到皮膚上出現紅線。

脾之大絡之**大包穴**，與青色「靜脈」在望診上很不方便，要自我診察就更加不易。「若羅絡之血」即可見之紅色「淋巴管」，**淵液穴**（主通膽經脈）在腋窩極泉穴（主通心經脈）下 3 寸，**天池穴**（主通心包經脈）在乳頭外 1 寸，**天溪**（主通脾經脈）在淵液與天池等穴之間，而章門穴（主通肝經脈，是脾之募穴）在第 11 肋尖，從**京門穴**（主通膽經脈，是腎之募穴），看大包穴周圍的穴群，前鋸肌為主，由肋間內肌、肋間外肌、胸大肌、腹外斜肌和腰方肌等恭臨其會，「羅絡之血者，皆取之脾之大絡脈」與「脈之見者，皆絡脈，諸絡脈皆不能經大節之間，必行絕道而出入，復合於皮中，其會皆見於外。故諸刺絡脈者，必刺其結上甚血者，雖無結，急取之，以瀉其邪而出其血，留之發為痺也。」

肺之**列缺穴**，心包之**內關穴**，心之**通里穴**，三穴在腕後橫紋後，距離分別為寸半、2寸和1寸，即三穴在腕後的1寸到2寸之間；臨床上，使用機率以望診為多，針治機會比腳部少太多了。**內關穴**血絡（靜脈）越多則顏色越青黑，多心痛或煩心之象，必然是人情緒常感到不快樂；如果是血色不佳，導致面色蒼白，則頭項多僵硬且疼痛。**列缺穴**出現青黑筋（為靜脈），數量多則表示人煩熱不安；如果出現蒼白、血色不好，則表示病人小便頻繁。**通里穴**的血絡較少見，若見血絡呈青黑色，必然是飲食上出了問題，導致營養不良；如果呈現蒼白、血色不好，則病人身體常虛弱不能言語。所以才說我們生活要規律、積極。

肝之**蠡溝穴**，去內踝 5 寸，脾之**公孫穴**去大拇趾末節後 1 寸，腎之**大鐘穴**在內踝後跟骨上緣，從**公孫穴到大鐘穴，再到蠡溝穴，從蠡溝穴來看光明**，肝與膽的別穴，都在踝上 5 寸。蠡溝穴在脛骨前肌的內側，光明穴在腓骨短肌與伸趾長肌之間；如果醫師針**蠡溝穴**透光明穴，或針**光明穴透蠡溝穴**，都有助於改善性功能。如果蠡溝穴區出現腫脹，表示病人心臟虛疲，多過勞或睡眠品質差；**蠡溝穴**呈現枯澀，表示病人心臟乏力，肝心俱疲，不是長期過勞，就是衰老已久，要注意營養均衡，保養肢體與關節處。

## 魂魄要穴之診斷

| 經脈之別 | 穴名 | 診斷 |
|---|---|---|
| 肺手太陰之別 | 列缺 | 青黑筋（靜脈）多則煩熱不安，蒼白血色不好則小便頻繁。（氣魄） |
| 脾足太陰之別 | 公孫 | 公孫穴區過敏瘡疹多的人，脾氣不好或歇斯底里，公孫穴區枯澀污黑者，造血功能不好，免疫力也不佳。（意智=意識） |
| 肝足厥陰之別 | 蠡溝 | 蠡溝穴區腫脹者，心臟虛疲，多過勞或睡眠品質差，蠡溝穴枯澀者，心臟乏力，肝心俱疲，不是長期過勞就是衰老已久。（魂舍=潛意識） |

## 六陰經脈別穴病候

| 十五別絡 | 絡穴 | 定位 | 表裏聯繫 | 病候 |
|---|---|---|---|---|
| 手太陰之別 | 列缺 | 去腕半寸 | 別走手陽明 | 其病實則手銳掌熱，虛則欠呿，小便遺數 |
| 手少陰之別 | 通里 | 掌後內側一寸 | 別走手太陽 | 其實則支膈，虛則不能言 |
| 手心主之別 | 內關 | 兩筋間 | 別走手少陽 | 心系實則心痛，虛則為頭強 |
| 足太陰之別 | 公孫 | 足大趾本節後一寸 | 別走足陽明 | 厥氣上逆則霍亂．實則腸中切痛，虛則鼓脹 |
| 足少陰之別 | 大鐘 | 足內踝後 | 別走足太陽 | 其病氣逆則煩悶，實則閉癃，虛則腰痛 |
| 足厥陰之別 | 蠡溝 | 內踝上五寸 | 別走足少陽 | 其病氣逆則睪腫卒疝，實則挺長，虛則暴癢 |
| 任脈之別 | 尾翳 | 鳩尾穴之上 | 散於腹 | 實則腹皮痛，虛則癢搔 |
| 督脈之別 | 長強 | 尾骶骨端 | 別走足太陽 | 實則脊強，虛則頭重，高搖之挾脊之有過者 |
| 脾之大絡 | 大包 | 淵液下三寸 | 布胸 | 實則身盡痛，虛則百節盡 |

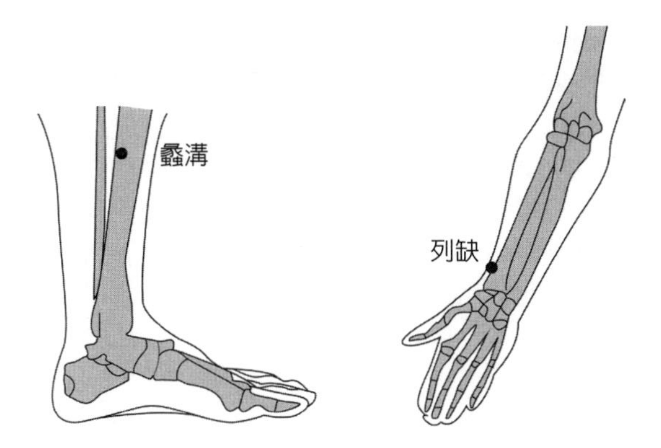


（一）蠡溝穴：內踝上5寸（四指幅為3寸），穴區肌膚不良，女人月經不順或性冷感，男人小腹問題多、疝氣、性功能障礙。穴區肌膚優良，是女人中的女人。

（二）列缺穴：手腕橫紋縫端上二指幅，穴區肌膚不良，男人多優柔寡斷，女人多情緒不穩、易怒、易哭、易怨。穴區肌膚優良，是男人中的男人。

# 3-15 腳看外（丘、陽）交關係，手看偏（歷、支）正理念

胃經脈的**豐隆穴**在外踝上 8 寸，負責咽喉與聲音的問題，穩定精神情緒很有效。膽經脈的**光明穴**在外踝上 5 寸，負責四肢的血脈循環，不論是末梢厥逆或動彈不得，都有助益。臨床上，分析踝上 7 寸（膀胱經脈——**飛揚穴**）、8 寸（胃經脈——**豐隆穴**）、5 寸（膽經脈——**光明穴**）的血絡現象，可以約略評估病症的新久與輕重。飲食習慣不好的人，這一段血絡特別多，尤其是暴飲暴食嚴重的人，針砭**豐隆、光明等穴**可以改善新陳代謝方面的慢性疾病、糖尿病、肥胖症、自律神經失調症。左側血絡較多的人——抗壓力不良 ➔ 需要配合調整 QOL（Quality of Life）；右側血絡較多的人——生活習慣不良 ➔ 需要盡快改善 ADL（Activity of Daily Living）；兩側血絡較多的人——忙碌過度，精疲力竭，建議要適時放假休息或改行。

所有的穴道，包括**頭上五行穴**（頭頂）及**尻上五行穴**（臀部）都是肌肉與血管活動頻繁的地方，小腿上的胃經脈近脛骨，以脛骨前肌、脛骨第 3 肌為主，小腿上的膽經脈近腓骨，以腓骨長肌、腓骨短肌為主，胃經脈在小腿部分的穴道，從**犢鼻穴到下巨虛穴** 9 寸之間為主，**下巨虛穴**到踝的**解溪穴** 7 寸之間是沒有胃經脈的穴道，胃經脈在此區域，就依附在膽經脈；膽經脈從膝蓋的**陽陵泉**到膝下 9 寸（踝上 7 寸）的外丘、**陽交等穴**之間，也沒有穴道，依附在胃經脈，從身體肌肉功能上，可以看見脛骨前肌與腓骨第 3 肌，主要負責小腿上 9 寸的活動，就是胃經脈的表現區域，而**豐隆穴**是中樞；腓骨長肌與腓骨短肌負責小腿下 7 寸的活動，就是膽經脈的表現區域，而**光明穴**是中樞。

小腸之**支正穴**上腕 5 寸，三焦之**外關穴**上腕 2 寸，大腸之**偏歷穴**上腕 3 寸，3 穴在掌指腕橫紋後 3 到 5 寸之間，一如腳的三陽經脈在外踝上 5 到 8 寸之間，手三陽與足三陽的別穴都在 3 寸之間，**支正穴**在尺側伸腕肌的尺側線，**外關穴**在伸指總肌與伸拇長肌之間，偏歷穴則在橈側伸腕長肌、橈側伸腕短肌及外展拇長肌之間，從它們所屬的肌肉群，它們在腕部及指頭的活動機率很大，活動量不夠的人，這三穴的靜脈就會凸顯而出現血絡。**支正穴**負責調節肘關節及皮膚的問題，外關穴也負責肘關節的屈伸，**偏歷穴**則負責調節牙齒與腸胃問題。在臨床上，**針外關穴透內關穴**的機會是比手部其他別穴來得多，對於精神情緒不穩的人有一定的療效。

## 六陽經脈別穴之病候

| 十五別絡 | 絡穴 | 定位 | 表裏聯繫 | 病候 |
|---|---|---|---|---|
| 手太陽之別 | 支正 | 腕上外側5寸 | 別走手少陰 | 實則節弛肘廢，虛則生疣，小者如指痂疥（皮膚問題多） |
| 手陽明之別 | 偏歷 | 腕上外側3寸 | 別走手太陰 | 實則於齲聾，虛則齒寒痺隔（牙齒問題多） |
| 手少陽之別 | 外關 | 腕上外側2寸 | 別走手厥陰 | 病實則肘攣，虛則不收（肘肩問題多） |
| 足太陽之別 | 飛揚 | 外踝上7寸 | 別走足少陰 | 實則鼽窒頭背痛，虛則鼽衄（頭面問題多） |
| 足少陽之別 | 光明 | 外踝上5寸 | 別走足厥陰 | 實則厥，虛則痿躄，坐不能起（筋骨問題多） |
| 足陽明之別 | 豐隆 | 外踝上8寸 | 別走足太陰 | 其病氣逆則喉痺卒瘖，實則狂癲，虛則足不收，脛枯（咽喉問題多） |

實則必見，虛則必下，視之不見，求之上下，人經不同，絡脈異所別也。

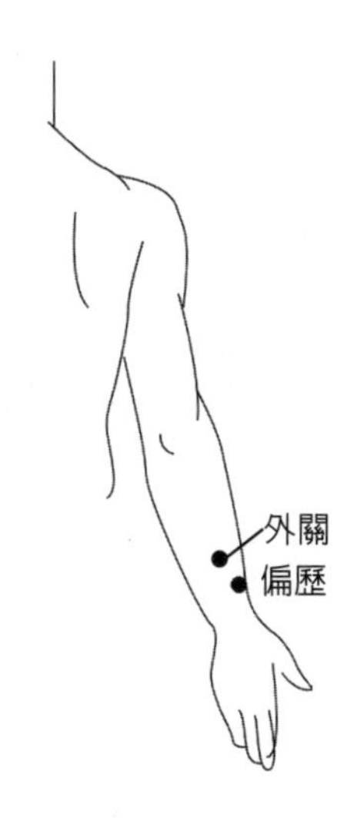


偏歷穴：手腕上外側四指幅（3寸），偏歷穴的上3寸與下3寸之間的穴區屬於大腸經脈，此穴區光澤有力，排便順暢，思考敏捷，行為果敢有氣魄；若是枯黯乏力，思考遲鈍，猶豫不決，常常錯失良機。

# 3-16 營養身心靈之氣

## 絡脈的功能

1. 絡脈的功能之一，是**加強十二經脈中表裡經之間的關係**；但是，絡脈雖入胸腹聯繫內臟，但沒固定的屬絡聯繫，它著重在溝通分布於肢體的表經和裏經，有別於經別。

2. 絡脈的功能之二，是**十六絡有統領全身絡脈的作用**。十二經的絡穴，即是各經絡脈脈氣的匯集點和樞紐；任脈的絡，統領腹部諸陰經絡脈；督脈的絡，統領頭背部諸陽經絡脈；胃的大絡，是經脈中宗氣所匯處，推動周身經脈之氣；脾的大絡統領人體全身血絡。

3. 絡脈的功能之三，是輸送營養、氣血以滲灌遍養周身的組織。類似於經脈中的營、衛、氣、血是通過孫絡散布全身，以溫養、濡潤身體組織，維持人體正常的生理作用。絡脈與經脈相互貫通，密切相連，絡脈的滲灌作用，不局限於經脈線的分布，而擴大為面的漫布，即是「絡脈滿溢，諸經不能復拘」之意。

營氣之道，內穀為寶（飲食），穀入於胃（消化），乃傳之肺（肺傳心再輸肺），流溢於中，布散於外，精專者，行於經隧，常營無已，終而復始，是營養傳輸之道，入肺之後，再回心傳送全身。

- 足陽明（胃－飲食），下行至跗上，注大趾間，與太陰合，上行抵髀，從髀注心中。（下腔靜脈）
- 足少陽（膽－消化），下行至跗上，復從跗注大趾間，合足厥陰，上行至肝。（肝門靜脈）
- 從肝上注肺，上循喉嚨，入頏顙之竅，究於畜門。（肝靜脈→心→肺動脈→肺）
- 其支別者，上額循巔下項中，循脊入骶，是督脈。（肝靜脈與胸管→心→頸總動脈與椎動脈→頸靜脈與椎靜脈）
- 絡陰器，上過毛中，入臍中，上循腹裏，入缺盆，下注肺中，復出太陰，此營氣之所行也，逆順之常也。（下腔靜脈、上腔靜脈→心→肺）

## 營衛運行

| 經脈 | 肺手太陽 | 大腸手陽明 | 胃足陽明 | 脾足太陽 | 心手少陰 | 小腸手太陰 | 膀胱足太陽 | 腎足少陰 | 心包手厥陰 | 三焦手少陽 | 膽足少陽 | 肝足厥陰 | 督脈任脈 |
|---|---|---|---|---|---|---|---|---|---|---|---|---|---|
| 屬 | 肺 | 大腸 | 胃 | 脾 | 心 | 小腸 | 膀胱 | 腎 | 心包 | 三焦 | 膽 | 肝 | |
| 絡 | 大腸 | 肺 | 脾 | 胃 | 小腸 | 心 | 腎 | 膀胱 | 三焦 | 心包 | 肝 | 膽 | |
| 營氣運行 | 寅 | 卯 | 辰 | 巳 | 午 | 未 | 申 | 酉 | 戌 | 亥 | 子 | 丑 | |
| | 3時—5時—7時—9時—11時—13時—15時—17時—19時—21時—23時—1時—3時 | | | | | | | | | | | | |
| 衛氣運行 | 白天循行於肢體與頭面（似交感神經）<br>晚上循行於臟腑（似副交感神經） | | | | | | | | | | | | |

**+ 知識補充站**

〈營氣〉篇的「督脈」是肝經脈的別支（經脈篇肝經脈上額與督脈會於巔，述說文字不同，意境與意義是一樣的），「上額，循巔，下項中，循脊，入骶」是腦脊髓與腦脊髓液，和它們所帶動的中樞神經與周圍神經，是生活、活動之脈。

「絡陰器，上過毛中，入臍中，上循腹裏，入缺盆，下注肺中，復出太陰」是任脈，就是妊娠之脈，是生命孕育傳承之脈，屬於腦下垂體、甲狀腺、副腎上腺、睪丸、卵巢等的共同生命作業。

人的手背再美，手心不如手背，必然是表裡不一，比「行走不正」內心更險惡，同樣地，腳背再美，腳心不如腳背，必然是表現得漂漂亮亮，心裡卻是驚滔駭浪，摧枯拉朽，生不如死。腹為陰，背為陽，手心與腳心為陰，手背與腳背為陽，人的腳只要不繳交白卷都大有可為，手只要不混水摸魚，也必然大有作為。大拇趾，有七塊肌肉穿梭著，外展拇趾肌、屈趾短肌、外展小趾肌、屈趾短肌是腳底第一層肌肉；第二層是屈拇長肌、屈趾長肌、蹠方肌、蚓狀肌。腳大拇趾受控於第一層的外展拇短肌，與第二層的屈拇長肌等四塊肌肉在苦心經營，掌握踏實，加上腳背的外展拇趾肌等五塊肌肉，四塊屈肌肌群，與一塊伸肌肌群，力量及動力無法比擬，人得意時足蹈是腳大拇趾抬起，痛苦不堪時，為了忍人之所不能忍，腳大拇趾會內收抓緊地之後，呼吸會更順暢。

## 3-17 性交死的急救穴——環跳

（參考3-22、3-27、4-19、6-15）

臀部重點（hip pointer）通常指前腸骨棘與軟組織，是跌坐最容易損傷的部位，於《內經》上則是膽經脈的前腹區—**五樞、維道等穴**，是疾病戰前區，右下腸稜骨到肚臍之間，右維道到右歸來，用來診斷盲腸炎的發作情形，也是性愛挑逗激情區，相對地，腸稜骨後方延續著尖銳的突起的上後腸骨棘，直接往下有下後腸骨棘，這一區塊有**居髎穴**（在**五樞穴**下後方 3 寸，**五樞穴**在第 11 肋尖**章門穴**下 4 寸 8 分），在屈腿股橫紋盡端處，張肌闊膜肌前緣，**環跳穴**即髖骨臼與股骨頭的關節縫隙中，臀大肌與梨狀肌下緣，通常以腸稜骨與尾骶骨連線的上三分之二處；它是中國古來性教育不彰顯的時代，母親教初嫁女兒，防止與丈夫在新婚之夜，因缺乏性經驗，加上興奮過度而導致脫陽，可能有致命（性交死——古人稱為「馬上風」）的危險，母親再三叮嚀，如果有此情形，就馬上拿出頭髮束上的髮簪，要毫不遲疑的刺入臀部肉最多處，就是**環跳穴**，以刺激馬尾神經、坐骨神經等，來阻斷副交感神經的失控。現代醫技發達，大家只知道肌肉神經，忽略了古來的珍寶要穴及經脈。

在臨床上，針灸或按摩**八髎穴**可以輕易發現兩臀夾得越緊的人，生命潛力越大，尤其是年少又有活力的人。而**居髎、環跳、承扶、殷門、五里、箕門等穴**都是珍貴名穴。

**小博士解說**

臀溝是臀部從坐骨結節到股骨大粗隆（大結節），在皮表上形成的臀溝紋，由於它是臀部的下緣邊界，從坐骨結節與股骨大粗隆之間，由上往下走的坐骨神經，呈表裡垂直走動的關係，所以臀溝的色澤與彈性，也與坐骨神經、臀大肌、股二頭肌、股方肌等相互交織互動著。

當右腳站立，左腳向外張時，右腳的臀大肌伸展股關節，左腳的臀中肌外展股關節，兩者的互動之下，伸展側的髖關節的外轉肌，因收縮緊張而固定髖關節，正常情況下，伸展側的臀溝會上升，即右臀部會緊張上移，但是，先天性髖關節脫臼、脊椎灰白髓炎等，引起外轉肌麻痺的疾病，造成伸展側的臀溝不上升，甚至反而下降。

當髖關節，在大腿屈曲九十度時，與軀體呈垂直面，相對的水平面的大腿骨，其臀部凸顯出來的坐骨結節，是可以看得到也摸得到，坐骨神經也就緊鄰在它的旁邊。髖骨是骨盆，從外側來看，各有二十三塊肌肉，若從內側來看，則有十二塊肌肉，將之映在腦內，似時鐘在轉動，一共有三十五塊肌肉，在精雕細鑿下體的動作，想著皮影戲與布袋戲，再來思索人體肌肉的牽扯，就更能理解髖關節所負責的意識與智慧，寬宏大量與遠見的執行。

## 十二經脈重要交點

| **巔頂**<br>膀胱（上額交巔）<br>肝（與督脈會於巔） | **目内眥**<br>小腸經（至目內眥）<br>膀胱（起於目內眥）<br>陰陽蹻（交於目內眥）<br>胃（起於鼻之交頞中） | **目外眥**<br>小腸（至目銳眥）<br>三焦（至目銳眥）<br>膽（起於目銳眥） | **目系**<br>心（繫目系）<br>肝（連目系） |
|---|---|---|---|
| **目**<br>任（入目）<br>督（兩目之下中央） | **鼻**<br>大腸（上挾鼻孔）<br>胃（下循鼻外）<br>小腸（別頰上抵鼻） | **舌**<br>脾（連舌本，散舌下）<br>腎（挾舌本） | **環唇**<br>胃（挾口，環唇下，交承漿）<br>肝（從目系，下頰裏，環唇內） |
| **耳前**<br>胃（上耳前，過客主人）<br>三焦、膽（從耳後，入耳中，出走耳前） | **耳上角**<br>三焦（直上出耳上角）<br>膀胱（從巔至耳上角） | **耳後**<br>三焦（繫耳後，直上出耳上角）<br>膽（下耳後） | **咽喉**<br>脾（上膈，挾咽）<br>心（上挾咽）<br>胃（循喉嚨，入缺盆）<br>腎（循喉嚨，挾舌本）<br>肝（循喉嚨之後，上入頏顙）<br>任（至咽喉）<br>陰蹻（至咽喉） |
| **入耳中**<br>小腸<br>三焦、膽（從耳後，入耳中，出走耳前） | **過客主人**<br>胃（上耳前，過客主人）<br>三焦（出走耳前，過客主人） | **大迎**<br>胃（出大迎）<br>膽（下大迎） | |
| **頰**<br>大腸（從缺盆上頸貫頰）<br>小腸（別頰，上顴，抵鼻）<br>三焦（以屈下頰）<br>膽（抵於顴，下加頰車） | **兩骨**<br>大腸（出合谷兩骨之間）<br>三焦（出臂外兩骨之間） | **兩筋**<br>大腸（上入兩筋之中）<br>小腸（出肘內側兩筋之間）<br>心包（下臂，行兩筋之間） | 心包（循胸出脇，下腋3寸）<br>膽（循脇裏，出氣街）<br>肝（上貫膈，布脇肋）<br>帶（起於季脇，回身一周） |

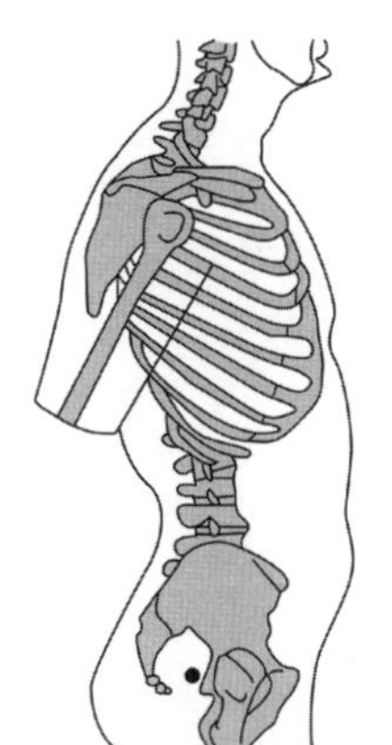


環跳穴：髖骨臼與股骨頭縫隙中，此穴區肌膚光澤有力，女人長得再醜，也是魅力無窮，男人長得再不帥，也是性能力掛帥。反之，此穴區肌膚枯澀乏力，必然因為體力不濟，男不男，女不女，理由一堆，藉口一籮筐，怨聲載道，自甘墮落，永不覺醒，多是慵懶成性。

**＋ 知識補充站**

十二經脈重要交點是人體生命能量最大的穴區。

# 3-18 第一方醫王湯

日本**「醫王湯」**就是**補中益氣湯**——炙黃耆、人參、炙甘草、白朮、陳皮、當歸、升麻、柴胡、生薑、大棗，藥量上，炙黃耆占了25%，升麻、柴胡各占約3%，君臣（人參、甘草）佐（白朮、當歸）使，是非常實用的藥方。

在日本有很多醫師，**將醫王湯用於過勞與癌症末期極度虛疲的患者**，幾乎視為「仙方」，他們在統計、對比資料後指出，使用醫王湯的癌症患者，幾乎可以延長半年壽命，甚至有機會痊癒。在《醫方集解》篇節中，補中益氣湯是長期理氣之劑的第一方。由於日本人生活習慣不同於中國人，尤其是台灣整體環境氣候差異很大，**補中益氣湯**對初期過勞患者並不適用，只能在長期過勞的狀態下使用，但病人多數會出現服藥後感到燥熱而有火氣大的狀況；但是，若是使用科學中藥的**補中益氣湯**，而不是傳統的煮服法，火氣大現象會減少很多。

薦椎是小小的三角形薦骨，又稱尾骨，與上面的骶骨，一般人稱為尾骶骨，豬的尾骶骨、牛尾巴、豬尾巴含有優質的蛋白質、胺基酸及膠原蛋白，一般過勞患者都可以考慮用**三合散（小柴胡湯加四物湯再加上四君子湯）**，加上合宜的動物臟器來燉煮調理。**三合散**原是用來治產勞，廣義上是生活、工作過勞的人，並不限於產婦。《醫方集解》的**秦艽扶羸湯、秦艽鱉甲散、黃耆鱉甲散**用鱉甲，《傷科大成》的生血補髓湯更進化到使用豬脊髓，去掉膜炮黑，加入阿膠、角膠、龜板膠……等藥材，以治療大骨的損傷，促進復原，這對脊椎骨、股骨、肱骨和脾臟等造血功能大有助益，甚至連肝臟造血前趨因子，腎臟造血前趨因子都有正面影響。

腰以上為天的補中益氣湯，專治「煩勞內傷，或喘或咳」；腰以下為地的**六味地黃丸**，治「肝腎不足，真陰虧損，腳跟作痛，下部瘡癢」，以日為陽；**清心蓮子飲**治「憂思抑鬱，發熱煩躁，或酒食過度，火盛剋金，口苦咽乾，漸成消渴，遺精淋濁，遇勞即發，四肢倦怠，五心煩熱，夜靜晝甚，及女人崩帶」。相對，夜為陰，**歸脾湯**治「思慮過度，勞傷心脾，怔忡健忘，體倦發熱，食少不眠，及脾虛不能攝血至血妄行，女人崩帶。」

**小博士解說**

《標準消化器病學》（日本醫學書院，2009年版）Helicobactor pylori（幽門桿菌）造成的胃、十二指腸病變：分析日本與法國 Helicobactor pylori（幽門桿菌）的抗體陽性率與年齡層的比例：日本人與法國人在20歲以前，都差不多在20%左右，日本人稍高，20歲以後日本人就一路往上升到30歲40%，40歲之後幾乎都在80%左右，法國人最高的罹患率35%，也只出現在60歲左右。

## 五形志

| 形體與情志苦樂變化 | 治療方向 | 現實生活的落實 |
| --- | --- | --- |
| 形樂志苦，病生於脈 | 灸刺 | 外表快樂，內心痛苦，多腦心血管疾病，非遊山玩水度假不可 |
| 形樂志樂，病生於肉 | 鍼石 | 身心快樂，皮肉生病，針砭、三溫暖、烤箱、運動流汗 |
| 形苦志樂，病生於筋 | 熨引 | 身體辛苦，心理快樂，多筋骨疼痛，導引氣功、熱敷、烤箱、溫泉浴、海水浴，多樣活動 |
| 形苦志苦，病生於咽嗌 | 甘藥 | 身體辛苦，心理痛苦，五臟六腑多疾病，非吃藥不可，窮苦人家並非得已，命運使然，富貴人家如此，是咎由自取，不是一毛不拔，就是忙碌不已，生不如死 |
| 形數驚恐，經絡不通，病生於不仁 | 按摩醪藥 | 生活緊張忙碌，身體麻木不仁，非按摩不可，心理焦慮緊張，經絡不通，則非藥膳調理不可 |

## 五勞湯方

| 勞之種類 | 治療湯方 | 對象 |
| --- | --- | --- |
| 婦女勞 | 三合散 | 產婦、經帶失調的女人 |
| 男房勞 | 六味地黃丸 | 先天虛弱或房室過勞的男人 |
| 忙碌勞 | 補中益氣湯 | 忙碌過度，缺乏休息調理的人 |
| 抑鬱勞 | 清心蓮子飲 | 情緒不穩 |
| 思慮勞 | 歸脾湯 | 用腦過度 |

**+ 知識補充站**

現代科學中藥，以對症下藥用來對症養生調理，可以使人擁有輕愉歡悅的人生。

日本料理與法國料理都屬精緻的美食，可是現代日本人的飲食西洋化，純精緻日本料理的比例大降，法國人的飲食習慣就浪漫多了。飲食偏食或過度簡單、單調，腸胃方面的問題較多，食飲偏寒涼的人，宜常服附子粳米湯，若嚴重則宜大建中湯。食飲偏熱燥的人，宜常服厚朴三物湯，若嚴重則宜小建中湯。

# 3-19 養益肝腦胃風湯

風為百病之長，《醫方集解》**胃風湯以十全大補湯**（人參、白朮、茯苓、當歸、川芎、芍藥、肉桂、黃耆、熟地、甘草）去掉黃耆、熟地、甘草，再加粟米百餘粒，專治「風冷乘虛客於腸胃，飧泄注下，完穀不化，及腸風下血，又治風虛能食，牙關緊閉，手足瘈瘲，肉瞤面腫，名曰胃風。」**胃風湯**中毫無袪風之藥，全部藥味以補血和益胃為主，此方為易老胃風湯，另有**東垣胃風湯**則以袪風藥為主，只有當歸、甘草、生薑、大棗，來袪風於內。

《內經》之偶方、奇方於單方、複方，仍有其養生精神，最有趣的是**當歸補血湯**，專治「傷於勞役，肌熱面赤，煩渴引飲，脈大而虛。」飢飽勞役傷損血液循環，令人的肌肉產生燥熱，心煩口渴。炙黃耆是當歸的五倍，空心服飲，《內經》「陽生則陰長」，黃耆為諸藥之長，補氣之藥，當歸補血以為之引，使之有形之血生於無形之氣。

現代生理學與《內經》經脈無法畫上等號，養生在臨床上卻是極其珍貴，如有些女性習慣抽菸又服用避孕藥，症狀輕微則出現暫時性腦缺血（TIA），嚴重則出現中風、死亡；如果熬夜，又喝酒，又吃安眠藥，症狀輕則出現末梢動脈栓塞（PAD），重則會發生肝腎功能不良，甚至會出現多功能衰竭，導致死亡。針灸、中藥及導引按蹻，確實可以防止疾病發生，預防重病。

動脈是陽，陽主外，以形成側副循環（sidework）來解決人體暫時的栓塞或血液循環不良；所以四肢的動脈血管如此，心臟血管也是如此。靜脈是陰，陰主內，形成吻合網路（network），人都有過苦怒悲樂、痠痛痲痺，就舉走路的例子來說，腳不走痛，越走越痛，就是腳的動脈循環有栓塞的問題，休息一下子又好了，這最常見的就是四肢末梢閉塞症（PAD）；相對不走會痛，走路腳就不痛，是腳的靜脈有栓塞現象，嚴重的人就有肺栓塞的機會。事實上，很多人都感受過，不動會痛，動了不痛，動多了又痛，在成病之前，已有氣血津液脈筋骨等問題發生，多做有氧運動與針砭腳部要穴是最理想的保健方法。

**小博士解說**

《標準消化器病學》（日本醫學書院，2009年出版）胃潰瘍、十二指腸潰瘍的臨床症狀：消化性潰瘍的自覺症狀中，疼痛是頻率最高的，一般以心窩部疼痛為多（心下痞——小承氣湯、瀉心湯，心下硬痛——大承氣湯、大柴胡湯），從疝痛到鈍痛各種狀況都有，十二指腸潰瘍多出現於空腹時或夜間疼痛（附子粳米湯、小建中湯、大建中湯），飲食之後會較輕快；胃潰瘍多出現於飲食後疼痛（半夏瀉心湯、大黃甘草湯），其他症狀為噁心、嘔吐，腹部脹滿感、吐血、泥便……心窩部壓痛。

## 六經之氣血多少或針或砭

| 人之常數 | 血氣 | 針砭次數 | 刺 | 出 | 常用穴道 |
|---|---|---|---|---|---|
| 太陽（膀胱、小腸） | 多血少氣 | 多針多砭 | 太陽 | 出血惡氣 | 委中 |
| 少陽（膽、三焦） | 少血多氣 | 多砭 | 少陽 | 出氣惡血 | 光明 |
| 陽明（胃、大腸） | 多氣多血 | 多針 | 陽明 | 出血氣 | 足三里 |
| 少陰（心、腎） | 少血多氣 | 多針 | 少陰 | 出氣惡血 | 太溪 |
| 厥陰（肝、心包） | 多血少氣 | 多針 | 厥陰 | 出血惡氣 | 太衝 |
| 太陰（脾、肺） | 多氣少血 | 多砭 | 太陰 | 出氣惡血 | 地機 |

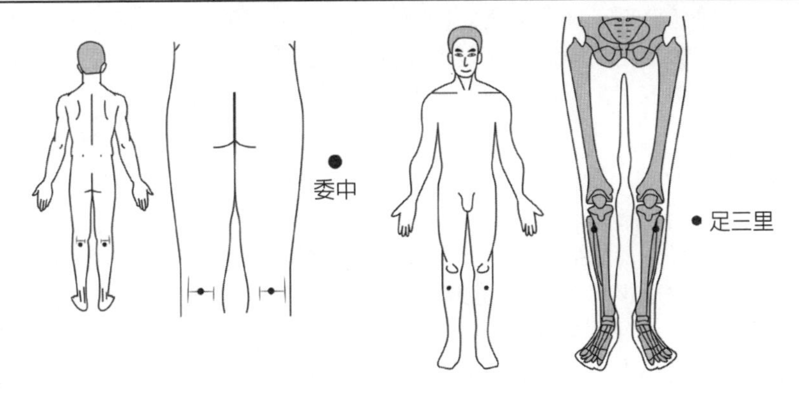


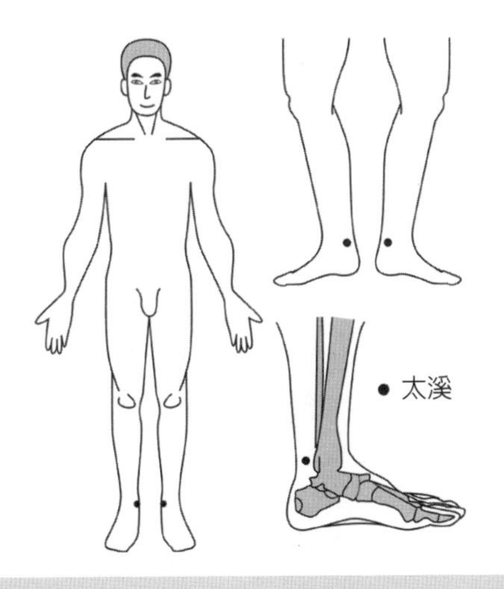


（一）委中穴：膝膕橫紋中間處，此穴區肌膚色澤不良，喝與飲方面習慣不良，汗與尿通而不暢，多體臭。

（二）足三里：外膝關節縫下四指幅處，此穴區肌膚色澤不良，吃食方面習慣不良，排泄通而不暢，多口臭。

（三）太溪穴：內踝後緣中，此穴區肌膚色澤不良，生活習慣不良，多疲憊不堪、言語乏味，缺乏生活情趣。

**＋ 知識補充站**

知手足陰陽所苦，凡治病必先去其血，乃去其所苦，伺之所欲，然後瀉有餘，補不足。手足皆有三陽三陰為十二經脈，屬絡臟腑肢節，TIA、PAD皆可以從十二經脈的穴道針砭調理其虛實。足陽明太陰為表裏，少陽厥陰為表裏，太陽少陰為表裏，是謂足之陰陽也。手陽明太陰為表裏，少陽厥陰為表裏，太陽少陰為表裏，是謂手之陰陽也。

# 3-20 背部十俞生活情趣妙用穴

（參考3-22）

身體任兩個部位的傳入神經纖維，如果傳到同一節段的脊髓內，由同樣的共同傳遞經絡傳入，則只要**一個部位受刺激或病變時，感覺疼痛就有可能是另一個部位**。基本上，只要出現某個內臟病變部位，卻在另一個身體部位引起疼痛，這就是牽涉性疼痛。背俞穴診斷就是以〈經脈〉篇及〈背俞〉篇為主，〈血氣形志〉篇與〈刺熱〉篇則可以斟酌參考。壓按背俞，可以診斷所屬臟腑的表裡虛實問題，其所屬及周邊的肌肉會隨之感應，虛者癢或舒服，多鬆軟微腫脹，實者多痛或僵硬腫脹。臟腑背部十俞，針灸砭按摩離脊椎旁 1 寸半，改善該臟腑功能，旁開三寸改善臟腑影響之情緒問題（皆挾脊相去 3 寸所，則欲得驗之，按其處，應在中而痛解，乃俞也。）背部表層的斜方肌與背闊肌，可以做三大區塊粗分背部十俞。

脊椎體含豐富血管，骨小柱的骨骼（即海綿骨，構造是多孔質的骨）被外側薄的緻密骨包裹。由海綿骨形成的骨小柱，與交叉的網路構造，這些小柱內充滿小紅骨髓，是成人最活潑的造血組織；**在錐體後面開著一個大孔穴，讓灌流脊髓的椎體靜脈進出**。脊椎腹前面有透過顯微鏡才可看見的無數個動脈小孔，它們負責將動脈血帶入動脈，而背後則有肉眼可見的靜脈小孔出入其間。

在身體方面，椎體上面與下面覆蓋著圓型的軟骨（即椎骨的骨端板），這種軟骨是用來「骨的發生」的橫型（又稱鑄型）的遺名，在博物館及研究室展示的乾燥骨骼是看不見「軟骨」。椎間盤與椎體中的微血管之間有某程度體液的擴散，上下的骨端連結中「椎體中心」（骨端輪與軟骨性的遺留物有某程度保護椎體的功能，因為骨端輪與椎體會有癒合的作用）。

**椎間盤因年齡增加，而髓核的水分漸漸消失，膠質增加等等原因**，椎間質的膨脹功能消失而變堅硬，對變形而產生抵抗力。髓核水分消失膠質增加，椎間盤的兩個部分一旦融合，它們的區別會越來越弱，加上年齡增長，伴隨髓核乾燥，就會逐漸變成粒狀，原本完整的型態會逐漸消失，所以由纖維輪狀負擔脊椎總道的負荷量。但是纖維輪層會隨年齡增加，可能會出現龜裂及中空的區域，使椎間盤再度消失，這與年老、身高萎縮有關；加上人在 20 到 70 歲之間，女性椎間盤前後移位的機率約 20%，男性椎間盤變薄也約 20%。假使人隨者年齡增加，而椎間盤變厚，所屬的肌肉也會隨之僵硬，逐漸缺乏光澤與柔順感。

## 經脈篇的臟腑俞（中樞神經與周圍神經為導向）

| 臟腑 | 相關脊椎 | 針灸砭按摩功效 |
|---|---|---|
| 肺俞 | 第3胸椎 | 咳嗽、咽喉痛 |
| 心俞 | 第5胸椎 | 煩惱、憂鬱、臉色不好 |
| 肝俞 | 第9胸椎 | 抑鬱寡歡、易怒 |
| 膽俞 | 第10胸椎 | 恐慌、長吁短嘆 |
| 脾俞 | 第11胸椎 | 心痛、口渴不已 |
| 胃俞 | 第12胸椎 | 臉色很差、自閉 |
| 腎俞 | 第2腰椎 | 氣喘、恐懼、咽喉乾痛 |
| 大腸俞 | 第4腰椎 | 牙齒痛、排泄不順暢 |
| 小腸俞 | 第1骶椎 | 耳朵不舒服、頸項疼痛 |
| 膀胱俞 | 第2骶椎 | 頭痛、眼睛疼痛 |

## 背部俞穴

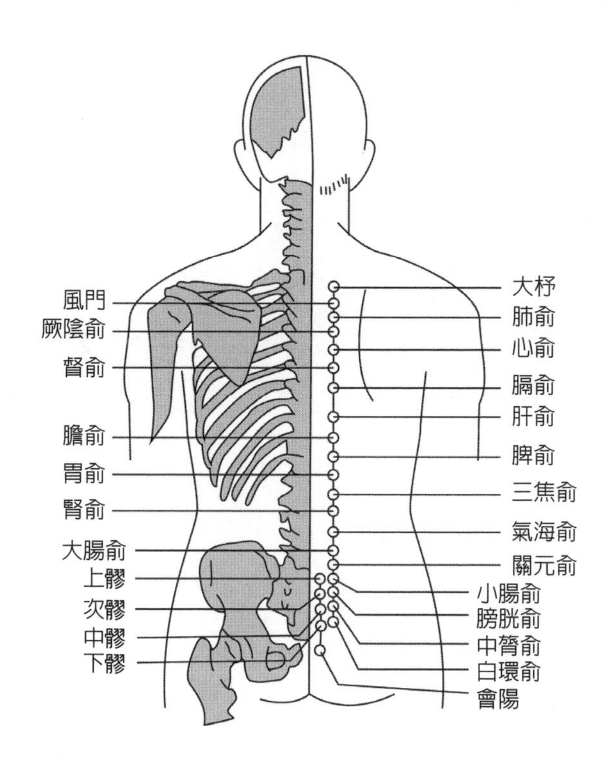


穴區腫脹疼痛就是所屬臟腑功能不良，最嚴重的為病本或急病之因。簡易診治分為三大區塊：
（一）肺俞、心俞（第5胸椎以上），循環功能寫實區（斜方肌上半部分）。
（二）肝俞、脾俞、膽俞、胃俞（第9胸椎到第12椎）消化功能寫實區（斜方肌下半部分）。
（三）腎俞、大腸俞、小腸俞、膀胱俞（第2腰椎到第2骶椎）排泄功能寫實區（背闊肌）。

# 3-21 脊椎五臟俞治急症

（參考3-20）

脊椎骨的血液，從胸膜側由極細小孔的動脈孔進入脊椎，營養脊椎骨，透過一般顯微鏡是看不出這些千瘡百孔般的動脈孔。脊椎骨是動脈血進入脊椎的主要途徑，一方面可以供給脊髓骨營養來源，另一方面也讓脊椎骨從事造血功能。靜脈孔則是一般顯微鏡可見，尤其是背側的脊椎骨，可見靜脈孔輸出靜脈血。當然，由脊椎骨輸出的靜脈血，除了帶二氧化碳與老廢物回心臟，也帶了一些由脊椎骨製造出來的血液，流回心臟。從生理學上來看，是極其複雜的，但是從大體上來看，對照十二經脈與任督二脈，**脊椎骨胸腹側動脈孔為主的是任脈，脊椎骨背側靜脈為主是督脈**。人脊背發熱，是因為由脊椎神經與脊椎骨延伸出來的靜脈關係密切；對背部發冷、麻木疼痛的人，可以針灸**曲池、尺澤等穴**，或食用小青龍湯、白虎湯等藥方，多可見背部立即發熱。所以只要對症用針藥治療，經脈體系的陰陽調和是難以言喻的。

背部的肌肉，是《內經》經筋所不及的區塊之一，從身體上來看，一層又一層，再回歸經脈，也是有幾分通達的道理：背部淺層肌肉，可以分上為天—斜方肌，從枕骨到 T12 的棘突起始，終止於鎖骨外側及肩胛骨上結節。下為地—背闊肌，從 T6 棘突與髂脊起始，終止於肱骨結節關節。

兩者交集於 T6 到 T12，即靈台穴（T6 到 T7）到**脊中穴**（T11 到 T12），其中有至陽穴（T7到T8）、**筋縮穴**（T9到T10）及**中樞穴**（T10到T11），其中督脈，在**靈台穴**旁有**督俞、譩譆等穴，脊中穴有脾俞、意舍等穴，至陽穴旁有膈俞、膈關，經筋穴旁有肝俞、魂舍等穴，中樞穴旁有膽俞、陽綱等穴。**

**小博士解說**

「動脈不通則痛，越動越痛。靜脈不通也痛的話，越動越不痛」就像《論語》中「知不善而不違，不幾乎一言（行）而喪邦（命）乎」，因此，動脈阻塞或出血而疼痛，先得不動來少痛或止痛，進而治療或強健它們來改善。相反地，靜脈出問題，靜脈凸顯在頸部，是頸面部靜脈回流心臟不良，頸內靜脈、上腔靜脈的循環不良，意味著心臟結構一定有瑕疵，頸部靜脈凸顯越多越明顯，心臟結構問題越大，不耐快走與久走，甚至爬樓梯快些就會喘，則宜多動，令肌肉及呼氣的胸壓降低，讓靜脈回流心臟更加順暢，而得以改善，英國鐵娘子演講詞中，有三句用來養生延壽最佳：「shouder back（挺胸）」、「tummies in（豎腰、縮小腹）」、「Stay（stand） up late 堅持以續（端正頸與脊椎）」不論是動的有氧運動，還是靜的體操或功法，此三項肢體要領是古今中外皆一樣的。

### 〈內經・刺熱〉之五臟俞（脊髓與脊椎動脈靜脈為導向）

| 熱病氣穴 | 穴道區 | 熱病區 | 常見病症 |
|---|---|---|---|
| 第三胸椎下間 | 身柱穴 | 主胸中熱 | 妄言見神鬼，虛勞咳嗽 |
| 第四胸椎下間 | 膏肓穴 | 主鬲中熱 | 夢遺失精，產婦諸症 |
| 第五胸椎下間 | 神道穴 | 主肝熱 | 悲愁不樂，驚悸，小兒瘈瘲 |
| 第六胸椎下間 | 靈台穴 | 主脾熱 | 胸悶腹脹，肩背脇痛 |
| 第七胸椎下間 | 至陽穴 | 主腎熱 | 二便不利，羸瘦身黃 |

### 〈內經・背俞〉之五臟俞（自律神經之副交感神經為導向）

| 穴位 | 穴名 | 主要治療功效 |
|---|---|---|
| 第三胸椎下間　旁開三寸 | 肺俞 | 呼吸方面疾病 |
| 第五胸椎下間　旁開三寸 | 心俞 | 心臟血液疾病 |
| 第九胸椎下間　旁開三寸 | 肝俞 | 消化方面疾病 |
| 第十一胸椎下間　旁開三寸 | 脾俞 | 免疫方面疾病 |
| 第二腰椎下間　旁開三寸 | 腎俞 | 體液方面疾病 |

**＋ 知識補充站**

背部穴道以此五穴為最重要，急救最為奇妙。

腳就看小腿上的七七八八，八是中途島——條口與豐隆，七是為政以德，譬如北辰（北極星），居其所而衆星拱之，踝上七寸，有肝經脈的中都穴，肝經脈是上踝八寸，交出太陰之後，肝經脈上踝七寸是中都穴，八寸沒有穴道，脾經脈的漏谷穴與之交錯。中都穴的水平線上，有膀胱經脈飛揚穴；膽經脈外丘、陽交穴；胃經脈下巨虛穴，環繞一圈共六穴，腫脹主要講的是踝上七寸與八寸的部位，這十穴幾乎就與脛骨的營養動脈和神經及營養靜脈相互輝映，肝臟是人體內最重要的臟器，生命的長短優劣幾乎全然掌握在肝臟，人體的造血器官是骨髓，在頭骨、胸骨、肩胛骨、脊椎骨、肋骨、肱骨、股骨等，活動量大的人，脛骨、尺骨也參與作業，最有趣的是多在骨端或加上骨幹端，不是在骨幹，骨幹的活動量絕不如骨端與骨幹端，骨幹中是緻密骨包裹中空的黃色骨髓，是潛在能量三酸甘油脂的倉庫，骨端與骨幹端是海綿骨空隙中有著紅色骨髓，骨幹的中央處如脛骨七、八寸處，有著營養動脈與營養靜脈出入，骨端與骨幹端則進出的動脈與靜脈，就是造血，因此，骨端的踝與膝在造血方面，幾乎是占著決定性的位置，踝區的八穴，與膝區的八穴及脛腓中段七寸的六穴，二十二穴全屬於足六經脈，每個穴道因應其穴名都有其一定的意境。

# 3-22 臉色之千變萬化

（參考3-17、3-27、4-19、6-15）

〈刺熱〉：「頰下逆顴為大瘕（泄瀉、下痢），下牙車為腹滿（腹脹、胸悶），顴後為脇痛（脇肋疼痛、轉側不靈活），頰上者膈上也（嘔吐、打嗝、咳嗽）。」從眼鼻口外圍的色澤走向，可以望診上吐咳嗽（臉頰病色向上），下泄（臉頰病色向下），脇肋（顴骨病色向後），胸悶腹脹（顴骨病色向前向下）。比之於〈五色〉之「顴者肩也。顴後者臂也。臂下者手也。目內眥上者膺乳也。挾繩而上者背也。循牙車以下者股也。中央者膝也。膝以下者脛也。當脛以下者足也。巨分者股裏也。巨屈者膝臏也。」〈刺熱〉是《素問》第32篇，〈五色〉是《靈樞》第49篇，《內經》成書已經有二千多年的歷史，是非常珍貴的醫學資料。在臨床實用上，連漢朝醫聖張仲景也擇要而用，因為《內經》最重要的功能是實用、好用，有利於臨床治療。

五色之「主色」看五臟六腑，是觀體質、遺傳基因與成長過程的QOL，「色澤」的變化，則是休息、飲食、活動情形的ADL來端詳當下，「薄澤為風」看當下及最近汗與尿的排泄情形，皮膚黏膜的自然免疫系統NK細胞、巨噬細胞等運作。「沖濁為痺」已從風寒暑濕燥熱六邪，演變成筋脈骨之痺，進入靜脈、動脈、淋巴等管道及非自然免疫的病程。「在地為厥」則進入四肢動脈末梢栓塞（PAD ——嚴重者中風，心肌梗塞）、下肢靜脈栓塞（嚴重為經濟艙症候群——肺栓塞）。因此，〈五色〉：「赤色出兩顴，大如拇指，病雖小愈，必卒死。」**臉部的靜脈回流心臟以頸外靜脈為主**，就像是遊子回不了家鄉，除了遊子的身心狀況外，從家鄉傳來的訊息常是重點（心臟輸出的動脈），如心肌梗塞，又如：「黑色出於庭，大如拇指，必不病而卒死」，**頸內動脈在臉部到視網膜動脈（眼動脈）之後就進入海綿靜脈竇，額頭的顏色，幾乎是這些靜脈動脈的集體表現**，即使沒有猝死，要是思慮不清楚，也多不久於人世，例如：肝性腦病變。

**小博士解說**

手腳的骨間肌是最不起眼的肌肉群，不如外展拇指（趾）肌、外展小指（趾）肌如此地重要，可是掌心側骨間肌、掌背側骨肌卻蘊含著生命動力的詮釋，看人掌背，第一焦點是無名指與小指間的液門穴，它與小指的動作及肌膚色澤，左手是心地內涵，右手則是心意表達，兩手色澤與臉色澤一致亮麗，胸懷大過常人，心地善良，心思縝密。兩手青灰枯黯比臉色差的人，做表面工夫的高手，經不起時間的考驗，有頭無尾，三、五分鐘的熱度而已。只有右手較差，左手還不錯的人，是有心無力；右手好，左手差的人，則是有本事卻不用心。

## 臉色變化與病向

| 臉色變化 | 病色走向 | 症狀 | 實際不舒服的狀況 |
|---|---|---|---|
| 頰下逆顴 | 大迎→巨髎 | 大瘕 | 排便多次，腸躁症、急性腸胃炎 |
| 下牙車 | 下關→大迎 | 腹滿 | 消化不良、胸悶腹脹、慢性腸胃炎 |
| 顴後 | 巨髎→聽會 | 脇痛 | 情緒不穩、肝膽不舒、膽結石、糖尿病 |
| 頰上 | 頰車→上關 | 膈上 | 生活習慣不好，腸胃功能不佳，緊張焦慮、自律神經失調 |

## 顴與頰之望診

| 脈 | 熱病 | 病理 | 爭見者 | 病況 |
|---|---|---|---|---|
| 太陽之脈 | 色榮顴骨 | 榮未交，曰今且得汗，待時而已 | 厥陰脈 | 死期不過三日，其熱內連腎，少陽之脈色也 |
| 少陽之脈 | 色榮頰前 | 榮未交，曰今且得汗，待時而已 | 少陰脈 | 死期不過三日 |

## 臉色局部紅赤與五臟關係

| 熱病 | 症狀 | 治療 | 臉色 |
|---|---|---|---|
| 肝 | 小便先黃，腹痛多臥身熱，熱爭，則狂言及驚，脇滿痛，手足躁，不得安臥 | 刺足厥陰少陽，其逆則頭痛員員，脈引衝頭 | 左頰先赤 |
| 心 | 先不樂，數日乃熱，熱爭則卒，心痛，煩悶善嘔，頭痛，面赤無汗 | 刺手少陰太陽 | 顏先赤 |
| 脾 | 先頭重頰痛，煩心，顏青欲嘔，身熱，熱爭則腰痛不可用俛仰，腹滿泄，兩頷痛 | 刺足太陰陽明 | 鼻先赤 |
| 肺 | 先淅然厥，起毫毛，惡風寒，舌上黃，身熱。熱爭則喘欬，痛走胸膺背，不得太息，頭痛不堪，汗出而寒 | 刺手太陰陽明，出血如大豆，立已 | 右頰先赤 |
| 腎 | 先腰痛骭痠，苦渴數飲，身熱，熱爭則項痛而強，骭寒且痠，足下熱，不欲言，其逆則項痛，員員澹澹然 | 刺足少陰太陽，諸汗者，至其所勝日，汗出 | 頤先赤 |

**＋ 知識補充站**

病雖未發，見赤色者刺之，名曰治未病。熱病從部所起者，至期而已；其刺之反者，三周而已；重逆則死。諸當汗者，至其所勝日，汗大出也。諸治熱病，以飲之寒水，乃刺之，必寒衣之，居止寒處，身寒而止也。

# 3-23 發燒五十九妙穴

（參考3-30）

大隱靜脈與小隱靜脈透過貫通靜脈，穿梭人體，而靜脈吻合情形非常頻繁，像是陽盛陰虛，陰盛陽虛，此起彼落。**若肝脾腎經脈盛則膽胃膀胱經脈虛**，通常尿道、陰道、肛門管等終末部位發生感染時，鼠蹊部淋巴節大多出現腫大而感到疼痛，肝經脈上頏顙連目系上，出額與督脈會於巔，其支者從目系下頰裏，肝經脈從頸部開始，可視為頸總動脈之上幅，**即陰蹺脈較近似頸內動脈與頸外動脈，陽蹺脈較近似椎動脈、頸內動脈與頸外動脈**，皆來自頸總動脈，椎動脈來自鎖骨下動脈，左側是來自主動脈弓出來後，分出左頸總動脈與左鎖骨下動脈，右側則是主動脈弓出來的頭臂動脈，再分為右頸總動脈與右鎖骨下動脈。如果肝經脈、陰蹺脈過盛，眼睛功能就會不好，不是視而不見，就是無法睜眼好好觀看景物。

在解剖學上，**大隱靜脈與淺鼠蹊淋巴節的足陰經脈關係，小隱靜脈與深鼠蹊淋巴節的足陽經脈關係**。從經脈學來看，於診治疾病及養生方面，有其卓越的臨床理論價值，即大隱靜脈與淺淋巴節，如果有「肝脾腎」過勞的症狀，則淺淋巴節與腿內側的血絡就會開始警告病人。在臨床上，按壓**太衝、照海、交信、復溜、築賓、陰谷等穴**是去除肝、脾、腎下半區的氣滯血瘀，治療一般慢性疾病很有效，也有補養、溫之與和之的功能。按壓**氣衝、足三里、上巨虛、下巨虛等穴**，則主要是治療小隱靜脈與深靜脈淋巴節，可以改善排汗、解尿和排泄的循環障礙，有汗之、清之、浮之和下之的功能。

〈熱病〉（《靈樞》第 23 篇）記載如果疼痛源於不知名部位，造成耳聾、口乾、陽熱甚，陰頗有寒者，熱在髓，死，不可治。五十九刺者，兩手外內側各三**（少商、商陽、中衝、關衝、少衝、少澤等穴）**，凡十二痏，五指間各一（手足大絡），凡八痏，足亦如是。頭入髮 1 寸（上星）旁 3 分各三，凡六痏。更入髮 3 寸（前頂後半寸）邊五，凡十痏。耳前後耳下者各一**（聽會、完骨、承漿等穴）**，項中一**（風府穴）**，凡六痏。巔上一**（百會穴）**，顖會一，髮際一。廉泉一，風池二，天柱二，五十九穴都在刺激並加強靜脈循環，尤其是顏面穴群。

### 小博士解說

**體溫的行動性調節透過皮膚血管組織而發汗**，滿頭大汗，汗流浹背是勞筋骨、苦心志的人常有的。在人生中，因為水是身體貴重的資源，如何調節是很重要的，冷了要穿衣服取暖，熱了要喝水補充水分，活動、運動的制約就很必要了，骨骼肌的活動與肝腎平滑肌的活動，是息息相關的，骨骼肌活動量大的人基礎代謝率好，多見於身心愉快的人，反之，骨骼肌活動量小的人基礎代謝率不好，如病人、老人等。

## 熱病開始疼痛的部位〈素問・刺熱〉

| 熱病開始疼痛的部位 | 針刺法 |
|---|---|
| 胸脇痛，又手足煩躁 | 膽足少陽，補脾足太陰，病甚者，為五十九刺 |
| 手臂疼痛 | 大腸手陽明、肺手太陰而汗出止 |
| 頭部頸項疼痛 | 小腸手太陽而汗出止 |
| 足脛疼痛 | 胃足陽明而汗出止 |
| 身重骨痛，耳聾，倦怠嗜睡 | 腎足少陰，病甚，為五十九刺 |
| 頭暈而熱，胸脇滿悶 | 腎足少陰、膽足少陽 |

## 熱病先不舒服的部位〈靈樞・熱病〉

| 熱病先不舒服的部位 | 方法 | 相對應的臟器 |
|---|---|---|
| 皮膚痛、鼻塞、臉部僵硬 | 取之皮，以第一鍼（鑱針），五十九 | 鼻色不好，索皮於肺，不得索之火，火者，心也 |
| 身乾濇煩熱，心悶，口乾舌燥 | 取之皮，以第一鍼（鑱針），五十九 | 膚脹口乾，寒汗出，索脈於心，不得索之水，水者，腎也 |
| 喉乾口渴多飲，善驚嚇，賴床不想起床 | 取之膚肉，以第六鍼（員利針），五十九 | 目眥青，索肉於脾，不得索之木，木者，肝也 |
| 臉面青黑，頭腦疼痛，手足煩躁 | 取之筋間，以第四鍼（鋒針）於四逆 | 筋縮眼睛不舒服，索筋於肝，不得索之金，金者，肺也 |
| 數驚，瘛瘲而狂 | 取之脈，以第四鍼（鋒針），急瀉有餘者 | 癲疾，掉頭髮或眉毛，索血於心，不得索之水，水者，腎也 |
| 身重骨痛，耳聾而好睡 | 取之骨，以第四鍼（鋒針），五十九 | 吃不下，咬牙切齒，耳色青或有青脈，索骨於腎，不得索之土，土者，脾也 |
| 頭痛，太陽穴疼痛，眼睛不舒服，血脈疼痛、流鼻血，厥熱病也 | 取之以第三鍼（鍉針），視有餘不足 | |
| 寒熱病、體重、腸中熱、痔瘡熱病 | 取之以第四鍼（鋒針），於其腧及下諸指間，索氣於胃絡，得氣 | |
| 肚臍周圍疼痛，胸脇滿悶 | 取之湧泉與陰陵泉，取以第四鍼（鋒針），鍼嗌裏 | |
| 而汗且出，及脈順可汗 | 取之魚際太淵大都太白，瀉之則熱去，補之則汗出，汗出太甚，取內踝上橫脈以止 | |

**+ 知識補充站**

五十九刺是取其中必要的穴道，現代臨床治療上很少全取五十九穴。

## 3-24 五臟之俞的生命樂曲

（參考3-20、5-2）

胸椎比頸椎來得大而強壯，T1、T2 棘突長而扁平向下延伸，T11、T12 棘突短而寬向後延伸，胸椎橫突比頸椎來得大，除了 T11、T12 之外，胸椎橫突有關節面，與肋骨的肋骨隆起形成關節。

T5 到 T8 四個胸椎是典型胸椎，T1 到 T4 近似第 7 頸椎，T9 到 T12 接近腰椎，第 12 胸椎移位第 1 腰椎，出現比其他胸椎更具有回旋運動的能力。**因此，**T12 **承受壓力也最大、是最容易造成骨折的脊椎，督脈在此沒有穴道**，而 T11 到 T12 有脊中穴，旁有**脾俞、意舍等穴**，L1到L2之間有**懸樞穴**，旁有三**焦俞、肓門等穴**，T12~L1 之間沒有穴道，T12 旁有胃俞，三寸有**胃倉穴**，此區域在按摩、拔罐、導引方面是彌足珍貴的，因為橫膈膜背部的起始區，從第 1 腰椎到第 2、3 腰椎，第 12 胸椎與第 1 腰椎之間的關係就很微妙，由於肺底在背部第 1 腰椎，肝是包裹在橫膈膜下面，所以人在疲累的時候會感到腰背痠痛，這就是以上肺（魄）、橫膈膜、肝（魂）出現疲憊的狀態。

腰薦神經叢從腰薦出發後，主要分為股神經與坐骨神經，正好大隱靜脈與小隱靜脈作責任區域分配，股神經走的路線是肝、脾、腎三經脈，也是大隱靜脈與淺鼠蹊淋巴節的責任範圍，坐骨神經則是膽、胃、膀胱三經脈，是小隱靜脈與深鼠蹊淋巴節的責任區域。下焦的臟器（生殖器官、泌尿器官、消化器官）出現問題時，都會在同側腹股溝出現發炎、腫脹或疼痛的現象。如果腎臟功能有問題，大部分腎臟的淋巴管直接進入胸管，回到上腔靜脈而流入心臟。少部分腎臟的淋巴管會經由腹股溝鼠蹊淋巴節，再進入胸管上腔靜脈，流入心臟。

**小博士解說**

運動時，體內溫度—深部體溫、食道溫、胸部及前臂溫度，食道溫也會隨之增加，比起安靜時的食道溫，它們也都隨著概日韻律變化。生老病死之際，**肛門（直腸）的深部體溫**，是人體的生命基礎體溫 36.5~37.5℃，1℃的變化，是常人 24 小時的幻化，**最高的時間是上午 5~6 時（寅卯時），最低是下午 5~6 時（申酉時）**。

**體溫調節最重要的是下視丘與腦底部的視索前野（**preoptic area**）的小領域**。視索前野有反應溫度變化的感受性神經元。溫度上升活動增加的溫神經元，溫度低下，活動增加的冷神經元，體溫調節反應的回饋信號中皮膚的情報是很重要的，視索前野的溫度感受性神經元是局部加溫的應答之外，身體的其他溫度感受部位（延腦、脊髓）的反應，皮膚的溫度變化，視索前野收集求心性情報，再從效果器送出濾心性出力，稱為「體溫調節中樞」。

## 血氣形志之五臟俞（骨骼、肌肉與體質為導向）

| 五臟之俞 | 導向 | 常人穴位 |
|---|---|---|
| 肺之俞 | 先度其兩乳間中折之，更以他草度去半已，即以兩隅相拄也，乃舉以度其背，令其一隅居上齊脊大椎，兩隅在下，當其下隅者。 | 肺俞<br>（第三、四胸椎之間旁寸半） |
| 心之俞 | 復下一度 | 心俞<br>（第五、六胸椎之間旁寸半） |
| 左角肝之俞 | 復下一度 | 左膈俞<br>（第七、八胸椎左旁寸半） |
| 右角脾之俞 | 與肝之俞同 | 右膈俞<br>（第七、八胸椎右旁寸半） |
| 腎之俞 | 復下一度 | 肝俞<br>（第九、十胸椎之間旁寸半） |

是謂五臟之俞，灸刺之度也。

**＋ 知識補充站**

此五臟俞是診察發育成長狀況、老化或病化情形最為優越的方法。

動的運動如自行車，日夜是不一樣的。筆者個人的體溫比一般人高，練習鐵人三項，習慣於清晨4點~6點，是常人體溫最低的時候，是心臟負擔最低的時間，通常人在午前蓄熱（heat-gain mode），午後到晚上放熱（heat-loss mode），所以深部體溫下降期，幾乎是放熱（散熱），也是人最易流汗的時候，一般不習慣長期大量運動的人，較喜歡傍晚運動，這是原因之一，另外，時間血管內的褪黑激素（melatonin）較低，相對地色胺素（seratonin）也較低，色胺素與人體止痛、安眠及菸鹼酸關係密切。

寅卯時辰是肺、大腸經脈，申酉時是膀胱、腎經脈，前者是「汗」與「屎」，後者是「尿」，日出而作，日入而息，不是農業社會的作息表，是人體自律神經的週期表，人體的生理時鐘，有著概日運作韻律，人體的腦部有著松果體與下視交（視交叉為主），關係著褪黑激素（melatonin），通常開始睡覺晚上10點到睡醒早上6點~7點，是它分泌上爬與下滑的時間，清晨3點~5點是睡得最沉的時間，年輕身體好，松果體優勢，睡得快又甜美；上了年紀，松果體與下視丘及褪黑激素比較不優勢，睡眠常常問題多。

# 3-25 陰谷、委中、委陽膕心或膕藏禍心

膝窩是下肢中脂肪最多的區域，《內經》之膕，就是膝窩，膑是膝蓋（骨），〈邪客〉之五臟邪氣客於肩肘髀膝，人的膝部（knee）為英文名詞，若是「knelt」則是動詞，有「跪下」的意思。膝（蓋）的關節，由股骨（大腿骨）下端，脛骨（小腿骨）上端及圓圓凸凸的膑骨（膝蓋骨）所構成，這三塊骨頭互相接觸擠壓，它們的接觸面均覆蓋一層堅硬關節軟骨，以避免過度摩擦和耗損。當它們受傷或使用不當，就會造成退化性膝關節炎，嚴重者非手術不可，還不必手術的患者，可以針灸及服用對症的中藥（如獨活寄生湯 、八味腎氣丸、柴胡加龍牡湯），或導引按蹻，都能大大改善。65 歲以上及過胖的人已經影響到走路的話，關節手術是很必要的。陰谷穴區靜脈曲張則多見汗尿不夠通暢。

俠膝之骨為連骸（脛骨與腓骨之近端），骸上為輔，輔上為膕（膝關），膕上為關（膝關節）。膝窩要從淺層與深層來看：

### （一）淺層方面

彎膝時，隨著彎的動作加大，膝窩是會在膝關節面漸漸地出現明顯的菱形窪洞，這是上面的膕旁肌（hamstrings，包含股二頭肌、半腱肌和半膜肌）分別為外側**委陽穴**（膀胱經脈）與內側**陰谷穴**（腎經脈），與下面的腓腸肌及蹠底肌的筋頭匯集（concentrate）構成。膝窩之上為天的話，股二頭肌、半腱肌與半膜肌就是天，有**承扶穴**（臣服）的穴道作主，**殷門穴**（陰門）作輔；膝窩之下為地的話，腓腸肌及蹠（直）肌為地，有**承山穴**（承刪）與**承筋穴**（曾經）作東道。

### （二）深層方面

是腓腸肌的筋頭在下方製造出來的境界，表層覆蓋在深層的下半部，製造膝窩的「天井」之故，膝窩是淺層造出的窪洞會相當大。輔骨上橫骨下為楗，俠髖為機，膝解為骸關，俠膝之骨為連骸，骸上為輔，輔上為膕，膕上為關，頭橫骨為枕。

**小博士解說**

《傷寒論》經文中重要的針灸經文，是《內經》針灸臨床的濃縮版。

- 「7. 反煩不解者，**先刺風池、風府（激活頭後大直肌、頭後小直肌、頭後上斜肌、枕下靜脈、頸內靜脈、椎靜脈等，進而促進心臟血液—動脈輸送），卻與桂枝湯則愈。**」
- 「14. 頭痛再經者，**鍼足陽明，使經不傳則愈。（足三里、上巨虛、下巨虛、豐隆，激活腓骨長肌、腓骨第三肌、腓骨短肌、脛部大隱靜脈、小隱靜脈及相關淋巴組織，進而促進心臟血液循環—動脈輸送）**」
- 「123. 腹滿譫語，**寸口脈浮而緊**，此肝乘脾也，**名曰縱，刺期門**。（激活膈靜脈與膈動脈，進而促進膈神經與心臟動脈循環功能）」

## 膝腳的病症與穴道

| 疾病 | 治療 | 穴道 |
|---|---|---|
| 蹇膝伸不屈 | 治其楗（輔骨上橫骨下為楗） | 髀關 |
| 坐而膝痛（膝屈而不伸） | 治其機（俠髖為機） | 環跳 |
| 立而暑解 | 治其骸關（膝解為骸關） | 膝關 |
| 膝痛，痛及拇指 | 治其膕 | 委中 |
| 坐而膝痛如物隱 | 治其關 | 承扶 |
| 膝痛不可屈伸 | 治其背內 | 大杼 |
| 連骱若折 | 治陽明中俞髎，若別治巨陽少陰滎 | 通谷、然谷、足三里 |
| 淫濼脛痠，不能久立 | 治少陽之維，在外上5寸 | 光明 |

## 髀關淋巴結、承扶坐骨神經

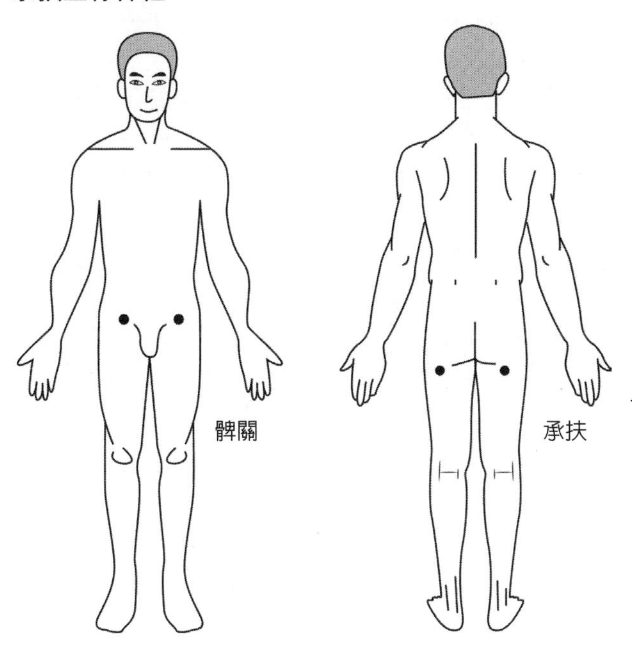


（一）髀關穴：屬胃經脈，膝臏上12寸，與臀溝中點的承扶穴相對，此穴區肌膚越結實美麗，女人性感嬌媚，男人勇猛豪邁。左右兩側髀關穴區的肌肉皮膚彈性光澤度越差，腹盆腔的靜脈栓塞越嚴重。腹股溝靜脈淋巴結反應穴區。

（二）承扶穴：屬膀胱經脈，在臀溝中間點，與腹股溝的髀關穴前後相對，此穴區肌膚越結實美麗，越陽光有活力。此為坐骨神經反應穴區，左右承扶兩側穴區的肌肉皮膚彈性光澤度越差，該側腰膝疼痛機會大。

# 3-26 譩譆令人笑嘻嘻

成人的脊髓長度約 42 到 45 公分，在胸髓中位部，直徑約 1 公分強，《內經》灸**譩譆、督俞等穴**，就是因為督脈的**靈台穴**旁三寸與寸半，皆在第 6、7 胸椎之間，就是胸髓中位；頸髓下部與腰髓下部到骶髓上部較粗，骶髓下部又變細，灸骶骨 20 壯，就是強化骶髓下部較細的部分。灸**譩譆、督俞、靈台等穴，相對**於第 6、7 胸椎，就是取脊髓在此區域的管徑較小，脊髓兩個膨大部分，當上面的頸膨大，相當於第 4 頸椎到第 1 胸椎（即支配頸臂神經叢）；下面的腰膨大，即第 9 到 12 胸椎之間（即支配腰腳神經叢）。一方面最需要激活此區域的脊髓，另一方面讓此區域的靜脈及淋巴回流心臟，變得更順暢。

灸骶骨（即**長強、腰俞、俞陽等穴**）20 壯，時間約灸 30 分鐘，雖然此處無脊髓，可是脊髓神經節的活化，可波及全部的脊髓，一如腳底的靜脈網是人的血液下肢血液集中回流區。骶骨的長強、腰俞、會陽，此尾骶骨區幾乎是脊髓神經的血液循環集中區，年紀越大，這些血液集中區越老化、退化，健康就越差，壽命就可能越短；一方面，大部分人此兩個區域，上了年紀就動得少；另一方面，這兩個區域的老化程度也特別快，下肢末端的動脈—靜脈栓塞機率加大，骶骨前方的骨盆區，不論是大腸、生殖器或泌尿器官，血管栓塞及細菌滋生的比率也高很多。

灸不只是溫暖尾骶骨區的氣血循環，殺菌效果也很大，主要是強本固源，而邪氣病毒細菌自然遠去。孟子的「久病非三年之艾」一是用 3 年的老艾，即找到品質好的艾草，一是要持續灸 3 年，腰俞穴是第 4、5 骶椎之間，與靈台穴是第 6、7 胸椎之間，同樣的是脊髓最弱的部位（相對之下，第 7 頸椎與第 1 胸椎間的大椎，及第 4、5 腰椎之間的**陽關**，則是脊椎骨最吃力的上下兩個部位），灸靈台與灸腰俞兩穴分別改善交感神經與副交感神經的循環不良。

**小博士解說**

灸譩譆、督俞、靈台之於第六、七胸椎是脊髓管徑較小區域，是最需要激活區域的脊髓，也讓此區域的靜脈及淋巴回流心臟更順。另外灸骶骨二十壯，時間上來算灸 30 分鐘，雖然此處無脊髓，可是脊髓神經節的活化，可波及全部的脊髓，**一如腳底的靜脈網是人的血液安息所**，骶**骨的長強、腰俞、會陽等尾骶骨區，是脊髓神經的安息所**。灸溫暖尾骶骨區的氣血循環，**主要是強本固源，而邪氣病毒細菌自然遠去**。

## 四大氣街〈衛氣・靈樞52〉

| 性質 | 運行位置 | 終止部位 |
|---|---|---|
| 頭氣 | 腦部 | 頭上五行 |
| 胸氣 | 胸部穴道與背俞 | 胸部募穴 |
| 腹氣 | 背俞與衝脈（臍左右之動脈） | 腹部募穴 |
| 脛氣 | 氣街、承山踝上以下 | 腳部本輸穴 |

## 腹部五募穴

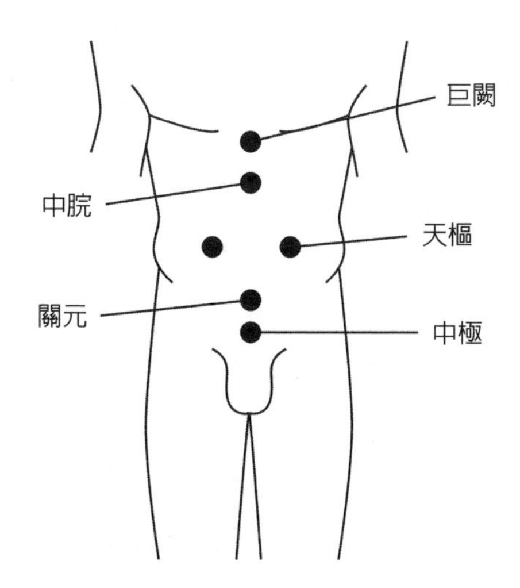


（一）巨闕穴：肚臍上4寸與劍突骨之間——心之募穴。
（二）中脘穴：肚臍上4寸——胃之募穴。
（三）天樞穴：肚臍旁2寸——大腸之募穴。
（四）關元穴：肚臍下3寸——小腸之募穴。
（五）中極穴：肚臍下4寸——膀胱之募穴。

五募穴全在腹直肌上面，腹直肌起始於恥骨，終止於劍突骨，是腹部九塊肌肉之一，主要是彎曲脊椎骨，肢體的活動與臟腑的微妙關係，腹直肌是人體肌肉群中第一名。

**＋ 知識補充站**

四大氣街與脊髓是相互輝映，都是針灸要穴。頭上五行是〈刺熱〉、〈水熱穴論〉、〈骨空論〉等文章提到的重要穴群。

# 3-27 生動活潑的血脈

（參考3-30）

〈逆順肥瘦〉（靈樞 38）所言衝脈（五臟六腑之海）之衝即為「抬動」，身體諸脈，可視之為體循環（systemic circulation），從心臟的左心室開始（五臟六腑為之主），心臟是主宰身體的動力來源，衝脈是動力輸出網路（network）。

衝脈近似於人體之主動脈，上行下巡，主動脈Aorta（持上、上抬、抬動之意，raise；pick up；flatter）幫身體抬轎而風光，它是人體最大的動脈，直徑 2~3 公分，主動脈分成四個主要部分：

### （一）上升動脈

上者出於頏顙（頭顱、頭腦——**頭上五行，本輸十穴**）滲諸陽。（動脈配給全身）

### （二）主動脈弓

灌諸精。（養益每一器官、組織，包括心臟——腹募、背俞）

### （三）胸主動脈

下者注少陰之大絡，出於氣街。（髂總動脈）

### （四）髂總動脈

1. 股動脈—循陰股內廉，入膕中。（即**委中、委陽、陰谷等穴**）

2. 脛動脈、腓動脈—伏行骭骨內。（即**太溪、崑崙、衝陽等穴**）

下至內踝之後屬而別。其下者，並於少陰之經，滲三陰。（共同養益肝、脾、腎三臟）

其前者，伏行出跗屬，下循跗入大趾間，滲諸絡而溫肌肉。（腳背動脈）

故別絡結則跗上不動，不動則厥，厥則寒矣。（腳背靜脈回流心臟不良）

從左心室開始的體循環，主要將含氧血，透過主動脈（大型動脈）、動脈（中型動脈）、細動脈（小動脈）三層（stage）工作團隊，送到全身的微血管，身體各部位組織的細靜脈（小型靜脈）、靜脈（中型靜脈）、上、下腔靜脈（大靜脈）將不含氧血送回右心房，**左心室為陽主外，輸送動脈血給全身運用。右心房為陰主內，接收全身運回心臟的靜脈血**。體循環的動脈，全部是主動脈（大型動脈）的分枝，以其含氧多而血色鮮紅，體循環的靜脈全回上下腔靜脈與心臟的冠狀靜脈竇（肺的營養來自支氣管動脈，也是體循環的一部分，肺動脈含無氧血，與肺靜脈含氧血，稱為肺循環）。

## 衝脈、督脈和任脈的始止關係，比較睛明、承泣、膻中三穴區，可知道體內系統功能之優劣

| 任脈者 | 起於中極之下 | 以上毛際，循腹裡，上關元至咽喉，上頤循面入目。（睛明穴） | 男子內結七疝，女子帶下瘕聚 |
|---|---|---|---|
| 衝脈者 | 起於氣街 | 並少陰之經，挾臍上行至胸中而散。（膻中穴） | 逆氣裡急 |
| 督脈者 | 起於少腹，以下骨中央 | 女子入繫庭孔，其孔，溺孔之端也，其絡循陰器合篡間，繞篡後，別繞臀，至少陰與巨陽中絡者，合少陰上股內後廉，貫脊屬腎。與太陽起於目內眥，上額交巔，上入絡腦，還出別下項，循肩膊內挾脊抵腰中，下循膂絡腎；其男子循莖下至篡，與女子等；其少腹直上者，貫臍中央，上貫心入喉，上頤環唇，上繫兩目之下中央。（承泣穴） | 督脈為病，脊強反折<br>此生病，從少腹上衝心而痛，不得前後，不得前後為衝疝；其女子不孕，癃痔遺溺，嗌乾 |

## 膀胱經脈始於睛明，胃經脈始於承泣

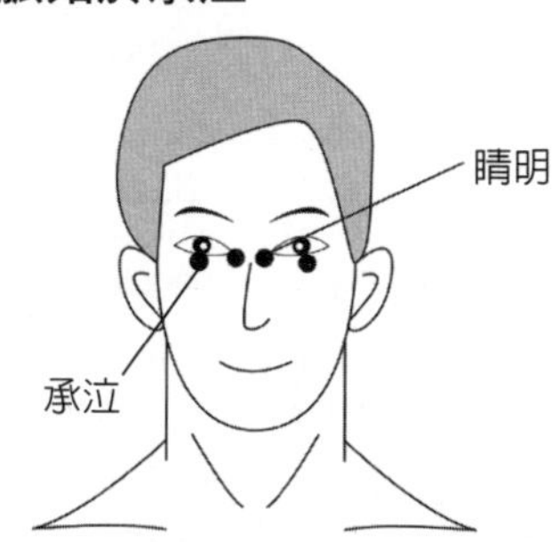


（一）睛明（膀胱經脈）：胸腹之中的五臟六腑會集體展現功能於此穴區，若穴區肌膚色澤不良，內臟問題多。

（二）承泣：眼睛下方（胃經脈），肝經脈、腎經脈、脊椎與腦部的功能狀況展現於此穴區，若穴區肌膚色澤不良，腦脊髓問題多。

## 氣會膻中

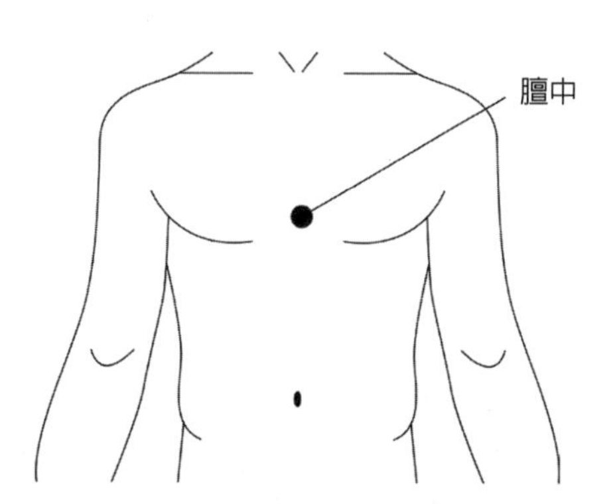


膻中：兩乳之間（任脈），腎上腺、甲狀腺及性腺功能狀況展現於此穴區，若穴區肌膚色澤不良，內分泌問題多。

# 3-28 二十九出氣孔

身體血液一方面從肺臟將氧氣帶往心臟，是無形之氣，似衛氣，以大氣養命。另一方面，從胃腸將營養帶往肝臟再到心臟，是有形之物，似營氣，以大地之精華養命。血液的來源是從嬰幼兒的肝臟、脾臟、胸腺及淋巴後，主要來源是從長骨的骨髓，**皮膚者肺也，與大氣接觸在身體內為空氣，骨髓者腎也，與元氣、體液息息相關，血脈者心也，五臟六腑之海，肌肉者脾胃也，脾主四肢，筋膜、韌帶者肝膽也**，凡 11 臟取決於膽，任脈行於胸腹似胸管肝門靜脈，督脈行於背似脊椎、脊髓、脊神經，衝脈集淋巴液系統之大成。

腰脊髓液的「腰槽」（有如馬槽）之中的脊髓的終末部分向尾側下行的脊髓神經根，稱為「馬尾」神經根，終系從脊髓圓組（脊髓終末部約在 T12 到 L1、L2 的椎間盤高度），開始向下行走於馬尾之中的脊髓神經，終系是胎兒尾側的尻尾以隆起之處（「小兒屁股三把火」由來），是脊髓尾的痕跡的遺留物，終系的近位部末端還有內終系殘留的神經纖維、結締組織及軟膜覆蓋的神經膠原組織。（身體運作上脊髓末端與橫膈膜也是息息相關，橫膈膜起始區背部在右 L1 到 L3 與左 L1 到 L3 之間。）

脊髓占脊椎骨內上部的三分之二，其中兩個膨大部（頸與腰）和四肢神經支配攸關重要，脊髓往下繼續變細，終止於脊髓圓錐（第 1、2 腰椎間盤高度），但最重要的是《內經》的觀念，終系（骶部）與脊髓腰骶部開始的神經根，形成的馬尾是包含腦脊髓液在內，向下方繼續運作。灸骶骨是在人體深處啟動冬眠的生命資源，像是鯨魚、響尾蛇和袋鼠，尤其是公袋鼠可以靠尾巴來站立，以便用兩腳來踢走敵人，特別是情敵。「尾」（骶）對於動物有如樹的根部。

**小博士解說**

筆者的妻子 40 年 SLE（紅斑性狼瘡），沒有吃過類固醇，生下兩個兒子，**第一胎差點流產，膠艾四物湯、真武湯及灸太衝、關元等救援成功**，以前 SLE 女患者都不太敢懷孕，即使完全西藥治療，成功生育兩胎的媽媽確實不多，**現在的類固醇副作用比以前低很多，可以改善白血球血小板減少，進而避免流產**，安然懷孕、生產，因此，大多數的 SLE 患者，建議以西醫治療為主，中醫藥及針灸方面則是輔助西藥療病及降低西藥副作用。

自體免疫疾病（autoimmune diseases）除了 SLE、類風濕性關節炎、常見的疱疹之外，猩紅熱、結節性多發動脈炎、全身性硬皮症、多發性肌肉炎、自體免疫性溶血病、惡性貧血、多發性硬化症、重症肌無力……等，**甚至主動脈炎症候群、原發性膽管性肝硬化、活動性慢性肝炎、年輕性糖尿病、水晶體過敏性眼瞼炎，很多疾病都是免疫力失常才生病的**。

## 灸寒熱的方法

| 灸 | 要領 | 穴道 | 經脈 |
|---|---|---|---|
| 大椎 | 年為壯數 | 大杼 | 督 |
| 橛骨 | 年為壯數 | 長強 | 督 |
| 背俞陷者 | | 五臟六腑俞 | 膀胱 |
| 舉臂肩上陷者 | | 肩髃 | 大腸 |
| 兩季脇之間 | | 京門 | 膽 |
| 外踝上絕骨之端 | | 陽輔 | 膽 |
| 足小趾次趾間 | | 俠溪 | 膽 |
| 腨下陷脈 | | 承筋 | 膀胱 |
| 外踝後 | | 崑崙 | 膀胱 |
| 缺盆骨上切之堅痛如筋者 | | 缺盆 | 胃 |
| 膺中陷骨間 | | 天突 | 任 |
| 掌束骨下 | | 陽池 | 三焦 |
| 臍下3寸 | | 關元 | 任 |
| 毛際動脈 | | 氣衝 | 胃 |
| 膝下3寸分間 | | 足三里 | 胃 |
| 足陽明跗上動脈 | | 衝陽 | 胃 |
| 巔上一 | | 百會 | 督 |
| 犬所囓之處 | 灸之三壯，即以犬傷病法灸之 | 天應穴（不定穴） | 所有經脈 |

天應穴指以壓痛點或其他病理反應點為針灸穴位，又名不定穴、阿是穴。

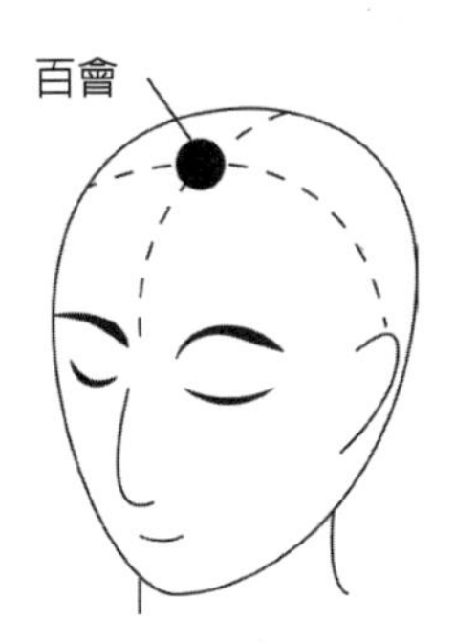


百會穴：耳尖連線與鼻骨正中線交點，此穴區肌膚骨質不良，生活習慣不好，頭腦不清楚，必然常常語無倫次。

**+ 知識補充站**

凡當灸二十九處。傷食灸之，不已者，必視其經之過於陽者，數刺其俞而藥之。二十九處也是人體內不暢之氣的出氣孔。

## 3-29 尻上五行靠得住

（參考4-11、6-8）

許多人在情緒出現焦慮、憂鬱、失眠或恐慌的同時，也會發現記憶力減退，這些情緒問題的背後原因，其實是潛伏著「荷爾蒙失調」的隱憂。當憂鬱情結不再只是暫時偶發的情緒問題，而是日積月累，就不是短暫的心理治療與關懷就可以改善的。如果你常有以上這些情況，必須審慎的看待這個問題，因為腦與骶椎的關係相當密切。

椎於《內經》是很重要的一部分，對於一般人而言，它是下體的一部分，舉足不夠輕重，甚至有尾大不掉的感覺，從〈刺腰痛〉、〈血絡論〉、〈癲狂〉……都可以看出骶椎表示生命的曙光。

椎呈倒三角形，上大下小，又稱為仙椎，是神仙一到人間的椎骨。骶椎（sacrum）在成人身上是由五塊骶椎組成一塊骶骨。骶骨在骨盆間成為骨盆後腔的天井與後上壁，在站立時呈倒三角形。骶骨下半部並不負責支撐體重，骶骨上半部因為與腰椎鄰近的關係，就顯得很微妙。駝背是胸椎後彎，彎腰則是骶椎（即第 5 腰椎與骶椎）後彎；胸椎與骶椎本來就會往後彎，當椎間盤出問題，或所屬脊髓神經及控制的內臟器官出狀況，就會溯源發現是因為損及椎間盤，而成了彎腰駝背。《論語》①鞠躬如：「入公門，如不容……行不履閾……」就是腰骶椎後彎的鞠躬表現；②鞠躬如：「攝齊升堂，屏氣似不息，出降一等……沒階趨進，翼如也，復其位，踧踖如」，則是胸椎後彎與腰骶椎後彎的集體表現。③一執圭鞠躬如：「上如揖，下如授，勃如戰色，足蹜蹜如有循。」則是整個脊椎四個弧度的表現。

人體的手腳動作，**控制於脊髓的頸膨大與腰膨大，實際作業的是頸臂神經叢控制上肢，腰骶神經叢控制下肢**，前者與因為胸椎後彎造成的駝背關係很大，後者與腰骶椎後彎而彎腰關係密切。人的生活品質指標與腦及脊髓是一致的；人的日常生活活動功能表可以觀察每日生活的動作，與四肢及周圍神經共同作業，尻上五行就是這一切的基礎。

**小博士解說**

腹部的肌肉群負責下肢的動作與協助呼氣，《內經》骨空論、水熱穴論的腎街與尻上五行，多可用來增加診治效果。尻上五行的腰俞、長強、中膂俞、白環俞、胞肓、秩邊、八髎等穴，對應的肌肉除了表層的臀大肌、臀中肌、臀小肌、梨狀肌、閉孔內肌、閉孔外肌，還有裡層的盆膈膜（提肛肌與尾骨肌），及球海綿體肌。女人的子宮四個韌帶，闊韌帶、主韌帶、圓韌帶、宮骶韌帶等都會在臀部與小腹，顯示功能狀況。男人睪丸也是牽扯著腹外斜肌、腹內斜肌、腹橫肌、腹直肌等，在生理結構上，都是息息相關的，在病理功能上，也是脈絡可循的。

## 水俞57穴

| 名稱 | 敘述 | 穴道 |
| --- | --- | --- |
| 尻上五行（25穴） | 行五者，此腎俞。 | 脊中、懸樞、命門、腰俞、長強、大腸俞、小腸俞、膀胱俞、中膂俞、白環俞、胃倉、肓門、志室、胞肓、秩邊 |
| 伏兔上各二行（20穴） | 行五者，此腎之街。 | 中注、四滿、氣穴、大赫、橫骨、外陵、大巨、水道、歸來、氣衝 |
| 三陰之所交（12穴） | 結於腳也。踝上各一行，行六者，此腎脈之下行也，名曰太衝。 | 太衝、照海、復溜、交信、築賓、陰谷 |

故水病，下為胕腫大腹，上為喘呼，不得臥者，標本俱病，故肺為喘呼，腎為水腫，肺為逆不得臥，分為相輸俱受者，水氣之所留也。凡57穴者，皆臟之陰絡，水之所客也。

## 三陰之所交

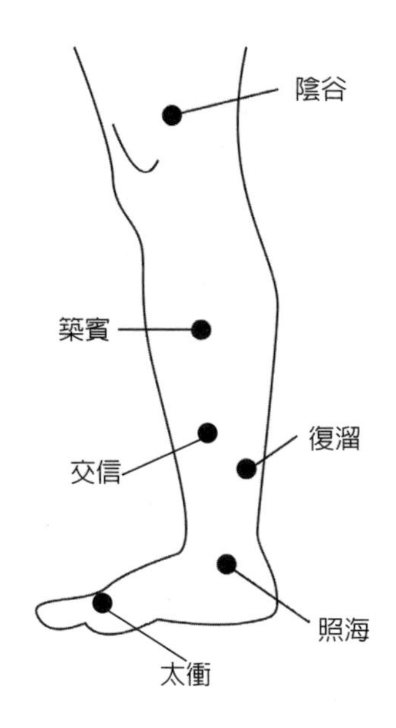


（一）陰谷：膝橫紋內側端，此穴區肌膚不良，多胸悶。
（二）築賓：內踝上5寸，此穴區肌膚不良，多胸痛。
（三）交信：內踝上3寸，此穴區肌膚不良，多腰腳無力。
（四）復溜：內踝上2寸，此穴區肌膚不良，多飢不欲食。
（五）太衝：大拇趾2趾縫，此穴區肌膚不佳，大多生活習慣不良。

# 3-30 頭上五行更牢靠

（參考3-9、3-23、3-27、3-34）

左右的矢狀縫合聯結巔頂骨與枕骨，矢狀縫合後三分之一處，左右有兩個巔頂孔，**這兩個小孔是導靜脈的通路**，就在枕肌的**後頂穴**（額髮際後 6.5 寸，枕髮際上 5.5 寸）兩旁，即稍微突起的圓圓隆起處是膀胱經脈絡卻穴的附近，每人的孔洞大小不同。它們反應每個人的生活狀態，越積極，甚至急性的人，**左絡卻穴**區較其他穴區來得熱；若是急躁不安，則會發癢、長疹子等，若連**右絡卻穴**區常常如此燥熱，必然過勞已久。

《內經》〈陰陽二十五人〉（《靈樞》第 64 篇），氣血和順、生活愉悅的人，最理想的長壽長相，算是「圓面、大頭、美肩背、大腹、美股脛、小手足、多肉、上下相稱、行安地、舉足浮」。生活自由自在，抗壓力強的人都是如此，〈通天〉（《靈樞》第 72 篇）最理想的快樂長壽體態是「委委然（臉貌雍容安穩），隨隨然（行止自得自在），顒顒然（昂首挺胸），愉愉然（心情愉快），暶暶然（眼睛瞭亮），豆豆然（品德不亂，氣血和順）。」生活品質優良，才可以如此長相、體態，自我要求高的情形之下，生活習慣如現代人養生、保健、醫美……的養生保養方法。

《內經》水熱穴熱、骨空熱、刺熱論中諸穴群中，頭上五行、尻上五行是望診、針灸、導引按蹻重要的穴群，唐朝初期，袁天綱堪稱看相之神，歷代罕見，又恭逢盛世，《新唐書》和《舊唐書》著墨不少，相對於《內經》的〈五色〉、〈五閱五使〉、〈陰陽二十五人〉、〈壽夭剛柔論〉、〈逆順肥瘦〉、〈師傳〉、〈本藏〉、〈通天〉……等，從身體解剖學去看內經，如〈本輸〉、〈寒熱病〉的本輸十穴、天牖五部，顳骨的乳突附近有**天容、天牖兩穴**，枕骨的鱗狀縫下有**風府、天柱兩穴**，針灸、推拿、導引所及，也必然先動及肌肉群、血管群，才影響腦部與相關經脈臟腑，所以說《內經》是活生生的醫學文獻。**人的頭顱骨有冠狀縫、人字縫、矢狀縫，其中矢狀縫受額骨、枕骨的擠壓雕塑，頭上五行最能表現每個人的生命品質。**

**小博士解說**

《傷寒論》原文強調「偏身漐漐微似有汗者益佳，不可令如流漓，病必不出，若一服汗病差，停后服，不必盡劑。」桂枝湯標準服法是溫服桂枝湯之後，馬上喝至少一樣份量的熱稀粥來助長藥力，且在服完粥之後，全身覆蓋薄被至頭以下，使汗微出，不可以大汗流漓；通常額頭、頭部、背脊部、腋下、腹股溝等，因人因狀況而出汗不同。

## 熱病59穴

| 穴群 | 穴位 | 功能 | 治療 |
|---|---|---|---|
| 頭上五行（25穴） | 上星、囟會、前頂、百會、後頂、五處、承光、通天、絡卻、玉枕、臨泣、目窗、正營、承靈、腦空 | 瀉諸陽之熱逆也 | 老人痴呆症、腦心血管疾病、中風後遺症、TIA |
| 胸背要穴 | 大杼、膺俞、缺盆、背俞（肺俞、心俞） | 瀉胸中之熱 | COPD、慢性支氣管炎、氣喘、肺栓塞症、心臟功能不良 |
| 下肢要穴 | 氣街、三里、巨虛上下廉 | 瀉胃中之熱 | 急慢性腸胃炎 |
| 四肢要穴 | 雲門、髃骨、委中、髓空（絕骨） | 瀉四肢之熱 | 手腳疼痛 |
| 五臟俞穴 | 肺俞、心俞、肝俞、脾俞、腎俞 | 瀉五臟之熱 | 與五臟六腑相關的慢性疾病 |

凡此五十九穴者，皆熱之左右也。人傷於寒而傳為熱，夫寒盛，則生熱也。

## 頭上五行、二十五穴

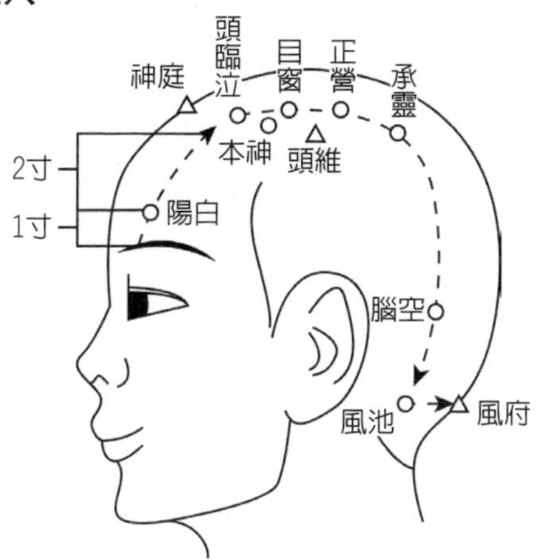


（一）膽經脈：陽白、本神、臨泣、目窗、正營、承靈、腦空、風池，此穴區肌膚不良，平衡能力不良，聽力不好，多頭暈頭脹、偏頭痛，多睡眠品質不好，熬夜或晚睡。

（二）胃經脈：頭維穴，此穴區肌膚不良，頭重、思考反應遲鈍、記憶力不好，多飲食習慣不良，不是偏食就是暴飲暴食。

（三）督脈：神庭穴，此穴區肌膚不良，心神不寧，無精打采，不是忙碌不堪，就是慵懶成性，生活習慣非常不好。

（四）督脈：風府穴，此穴區肌膚不良，容易感冒，免疫力低落，腦心血管問題多，多長期生活習慣不好。

# 3-31 肥胖營養過剩，羸瘦營養不足

人的體態上，大致分為肥瘦與強弱；肥人多渴（痰），瘦人多飢（火）。肥人又分為兩種類型：肥而結實者，肩腋寬大，頸項皮膚堅而贅肉少多黝黑，多任勞任怨，氣血循環順暢，腋下淋巴結循環功能好，少生病；如果生病的時候，針砭要深而慢，且要留針；肥而鬆垮者，雙唇腫大不結實，血黑而濁，靜脈回流心臟不良，氣血循環不順暢，貪於取與，針砭要深而慢，且要留針，而且針數要多。

在臨床上，醫師抓捏腋下、背部、腰部、腿部的皮膚與肌肉的厚薄，就可以知道患者皮下脂肪的多寡，也可以推敲內臟脂肪量。肥而結實者，皮下脂肪少，內臟脂肪也少，按摩部位少而深，用藥少而藥量重；肥而鬆垮者，皮下脂肪多，內臟脂肪也多，按摩部位多而淺（比前者較怕疼痛），用藥多而藥量重（血脂肪、膽固醇比前者較不正常）。如果兩者染上風寒感冒，肥而結實者一人參敗毒散、桂枝湯，就有療效；肥而鬆垮者，**則非防風通聖散、麻黃湯治療**，否則難以見效。

瘦小之人，皮膚薄肌肉少，氣色差，氣血循環不好，多唇薄，消化系統弱，言語輕率，不太思考言行舉止，容易氣弱血虛，所以針砭淺而快，不宜久留針，嚴重者根本不宜針砭，用藥少而量少，或藥的種類多，而劑量更少，禁不起下藥太重。醫師只能輕巧按摩，所以瘦小之人也禁不起重按推拿。因為氣血虛弱，需要固本調源，要長期調理，確切調整日常生活活動功能表與生活品質指標，對於羸瘦之人，藥方則非薯蕷圓、補中益氣湯治療不可。

**小博士解說**

《傷寒論》內含飲食保健療法中，最重要的是「啜飲稀粥助藥力」（桂枝湯）與「糜粥自養」（十棗湯）。主要就是發汗，日常生活中，天下第一粥就是清粥，清粥於正常健康的人而言，確實無法提供充分的熱量，對腸胃虛弱的人，也可能造成胃酸分泌過多的情形，任何療法或養生方法，必因人、時、地而有相當地差異，見賢思齊焉，見不賢而自省也，三人行必有我師焉，不論是猴子、老鼠、企鵝，多方面的研究指出，生物都擁有「好生」、「續命」的本能，常人170cm、70kg 的體內擁有 15kg 脂肪，在絕食而維生的狀態下，可以充分提供維持40 天的熱量，相對地，長期受慢性疾病困擾，尤其是新陳代謝方面不良的人，養成良好生活習慣是必要的，**至少一週有一、二天，或一月有三、五天少食或清淡食飲，讓腸胃適度的休息**，完全的斷食或絕食對大部分的人很難。

## 肥瘦之診治方法

| 肥瘦 | 體態 | 針砭 | 治療用藥 |
|---|---|---|---|
| 強壯之人 | 年質壯大，血氣充盈，膚革堅固，因加以邪 | 刺此者，深而留之 | 按摩部位少而深，用藥少而藥量重<br>人參敗毒散、桂枝湯 |
| 肥胖之人 | 廣肩腋，項肉薄，皮厚而黑色<br>脣臨臨然，其血黑以濁，其氣濇以遲，其為人也，貪於取與 | 刺此者，深而留之，多益其數 | 按摩部位多而淺，用藥多而藥量重<br>防風通聖散、麻黃湯 |
| 瘦小之人（老弱嬰兒） | 皮薄色少肉，廉廉然，薄脣輕言，其血清氣滑，易脫於氣，易損於血 | 刺此者，淺而疾之 | 用藥少而量少，或藥的種類多，而劑量更少，禁不起藥重。只能輕巧按摩，禁不起重按推拿，因為氣血虛弱，需要固本調源，要長期調理，確切調整ADL與QOL<br>薯蕷圓、補中益氣湯 |

視其白黑，各為調之，其端正敦厚者，其血氣和調，刺此者，無失常數也。現代肥胖症、羸瘦症是營養過多與不足的代名詞。

## 養生治病要領

| 診治＼分類 | 先天體質 | 後天體態 | 生活環境（工作） | 臟器疾病 |
|---|---|---|---|---|
| 致病基本因素 | 1.先天遺傳不良<br>2.成長環境失調 | 1.行坐與站立姿態不良<br>2.骨骼結構不良，腰脊過分吃力 | 1.從事以腰脊受力之工作<br>2.睡眠休息不當<br>3.飲食質量不勻<br>4.情緒不穩定 | 1.頭部或體腔內臟器不良導致<br>2.四肢末梢長期循環不良 |
| 一般疾病範例 | 1.小兒麻痺<br>2.腦膜炎後遺症 | 1.體態臃腫<br>2.脊椎側彎 | 1.恣意縱飲暴食引起腸胃疾病<br>2.暴喜暴怒、熬夜致病 | 肝硬化 |
| 治療導向 | 改善體質 | 1.改良行坐、臥立之姿態<br>2.注意飲食起居，改善身體結構 | 1.減少腰脊吃力，並預防受傷<br>2.使起居飲食情緒趨中庸 | 1.治頭部或內臟之病本<br>2.改善腰脊、末梢之循環 |
| 治療方法 主要方法 | 1.導引按蹻<br>2.飲食平和營養均衡 | 1.導引按蹻<br>2.適當的運動 | 1.導引按蹻<br>2.適當的運動<br>3.改善生活習慣 | 1.藥物治療<br>2.針灸<br>3.手術<br>4.導引按蹻 |
| 治療方法 輔助方法 | 1.服食配合季節性的調養藥物 | 1.服食改善體質的藥物<br>2.針灸 | 1.藥物治療<br>2.針灸 | 1.導引按蹻<br>2.培養起居生活規律 |

# 3-32 開鬼門關

掌握正確的時機，是診斷與養生最重要的第一關卡，契機稍縱即逝，古今中外醫師看病一定是望診為先。病症的開始常是不自覺的，病情的惡化總是讓人心驚膽顫。**好的醫師是懂得要病人開始預防保養，好的病人是懂得配合醫師的建議，**當患者病情惡化時，醫師會投入所有的醫療資源，但是切記不要濫用資源。

當患者發汗、利尿或通便時，醫師就要徹底治療、了解問題，**開鬼門潔淨府**。當人患了重病時，就要好好調理身體，因為過勞而身體產生虛疲不堪時，就該將生命的珍貴銘記在心頭，開鬼門排汗、解尿或排泄順暢，使二陰七竅萬孔皆能舒爽。

**223 順勢導流要領〈陰陽應象大論・素問 5〉：**

## 1. 2T（Timing）時機

（1）病之始起，可刺而已（掌握契機，機不可失），必要改善生活習慣則非改變不可。

（2）其盛，可待衰而已。（不可硬碰硬，切忌圍堵），必要手術則非手術不可。

## 2. 2P（Principle）原則

（1）形不足者（體弱），溫之以氣：運動、按摩、避暑、針灸、SPA，從早起運動開始。

（2）精不足者（氣虛），補之以味：食療、藥、養生料理、維他命、葡萄糖、高蛋白，尤其是少量多餐、多變化。

## 3. 3S（Situation）狀況

（1）因其輕而揚之（發汗、引吐），運動發汗、避寒，加強心肺功能，**桂枝湯、人參敗毒散。**

（2）因其重而減之（調和），肥胖狀況下，消耗脂肪，減輕肝臟負擔，**半夏瀉心湯、防風通聖散。**

（3）因其衰而彰之（補養），羸瘦狀況下，補充均衡營養，加強肝膽功能，**腎氣丸、補中益氣湯。**

## 形氣骨肉皮〈壽夭剛柔・靈樞6〉

| 知壽夭 | 血氣經絡，勝形則壽，不勝形則夭。 | |
|---|---|---|
| 形 | 緩急 | 形與氣相任則壽，不相任則夭<br>血氣經絡勝形則壽，不勝形則夭 |
| 氣 | 盛衰 | |
| 骨 | 大小 | |
| 肉 | 堅脆 | 皮與肉相果則壽，不相果則夭 |
| 皮 | 厚薄 | |

形氣之相勝，以至壽夭。平人而氣勝形者壽，病而形肉脫，氣勝形者死，形勝氣者危矣。

## 五臟之華〈六節臟象論、素問9〉

| 肝 | 其華在爪 | 其充在筋 | 其味酸，其色青 |
|---|---|---|---|
| 心 | 其華在面 | 其充在血脈 | 其味苦，其色赤 |
| 脾 | 其華在唇四白 | 其充在肌 | 其味甘，其色黃 |
| 肺 | 其華在毛 | 其充在皮 | 其味辛，其色白 |
| 腎 | 其華在髮 | 其充在骨 | 其味鹹，其色黑 |

## 充（充實）、壽，順、夭，危

| 充實 | 壽，順 | 夭，危 | 營養狀況 |
|---|---|---|---|
| 皮膚 | 緩，光滑 | 急，枯澀 | 維生素的表現，特別是A、D、C |
| 脈 | 堅大，氣盛 | 小以弱，氣衰 | 礦物質的表現，特別是鈣、磷、鉀、鈉、氯、鐵、銅、鎂……等 |
| 肉 | 大而結實者 | 大而鬆垮者 | 蛋白質、脂肪、碳水化合物的表現 |
| 骨 | 顴起者，骨大 | 顴不起者，骨小 | 營養素的整體表現 |

**+ 知識補充站**

此天之生命，所以立形定氣而視壽夭者，必明乎此，立形定氣，而後以臨病人，決死生。

牆基卑，高不及其地者，不滿三十而死，其有因加疾者，不及二十而死也。

# 3-33 腦心血管一路好走

生長激素（GH）未時到亥時，即傍晚到半夜是分泌最高的時候，順氣一日分為四時，即一天的入秋到冬，收藏的意味很高，也是副交感神經接替交感神經來主導自律神經系統的時刻。**一般女性血壓高患者，常見早上較低，晚上較高**，副交感神經主導也有些影響。

腎上腺素皮質荷爾蒙（ACTH）寅時到辰時，在淩晨到天亮是分泌最高的時段。順氣一日分為四時，即一天的入春到夏，生長的意味很高，正是交感神經主導自律神經系統的時段開始，**一般男性血壓高患者，常見早上較高，晚上較低。**由於古時有言「男主外」，所以和交感神經主導也有些關係。

**易簡地黃飲子**治「舌瘖，不能言，足廢不能行」就是從「五臟」去調理，讓五臟六腑之大主—心臟，改善臟腑的「細動脈」功能，表面上是讓「精氣漸短，而中風之火自息」，事實上是根本改善逐漸惡化的四主動脈循環，然谷、太衝最有效。一如**六味地黃丸**治「失音，舌燥喉瘖」，表面上治療「肝腎不足，真陰虧損，精血枯竭，憔悴羸弱」，事實上也是改善身體內漸漸老化的臟器與血管，現代醫學治療中風患者，效果很好，可是中風之前，血壓高、糖尿病……等幾乎都是中風的前兆，對症下藥與針灸，可以減少中風機會是百分之百肯定的，**太溪、水泉、大鐘**是最能改善腦血海初期障礙的穴群。

**天牖與天柱兩穴**分別在乳突骨後緣（胸鎖乳突肌）與第 1、2 胸椎間（就是斜方肌、半棘肌），從頭顱內部的動脈與靜脈，來看**天牖**與**天柱兩穴**，這就是先從它們的在身體分布的位置來看。**天牖穴關係著頸內靜脈**，回歸頸總靜脈，再回上腔靜脈。**天柱穴關係著椎靜脈**，回歸鎖骨下靜脈，再回上腔靜脈。

**小博士解說**

**腦只占全身重量的 2.5%，需求心臟的血液量卻多達** 1/6，其中以頸內動脈與椎動脈供應為主，靜脈血由大腦與小腦的靜脈，透過鄰近的硬膜靜脈竇回流心臟。大腦的交通動脈因人而異，有些人（約 1/3 的人）欠缺後大腦交通動脈，前大腦交通動脈就會成為頸內動脈的主要分枝，此種情況下，前交通動脈就會特別發達。

正常情形下，後大腦動脈來自椎動脈（鎖骨下動脈第一分枝，從頸部開始）通常左側椎動脈比右側粗，加上上矢狀靜脈竇走向右橫靜脈竇，巔頂的靜脈往右較多的情形，使得右側椎動脈較不如左側椎動脈，因此，右側風池（天柱、天容）就較左側更具治療功效，臨床上，中風及糖尿病患者，腦部、眼睛的退化，針右風池比例比較多。

## 五臟之覺

| 五臟之氣 | 功能 | 五覺 | 系統障礙 | 診治要穴 |
|---|---|---|---|---|
| 肝氣通目 | 肝和辨五色 | 視覺 | 防禦系統 | 太衝 |
| 心氣通舌 | 心和知五味 | 味覺 | 血液循環 | 神門 |
| 脾氣通口 | 脾和知五穀 | 觸覺 | 消化系統 | 太白 |
| 肺氣通鼻 | 肺和知香臭 | 嗅覺 | 呼吸系統 | 太淵 |
| 腎氣通耳 | 腎和聞五音 | 聽覺 | 體液循環 | 太溪 |
| 五臟若不和則七竅不通，六腑不和則留為癰。 | | | | |

## 改善腦心血管最佳五大穴

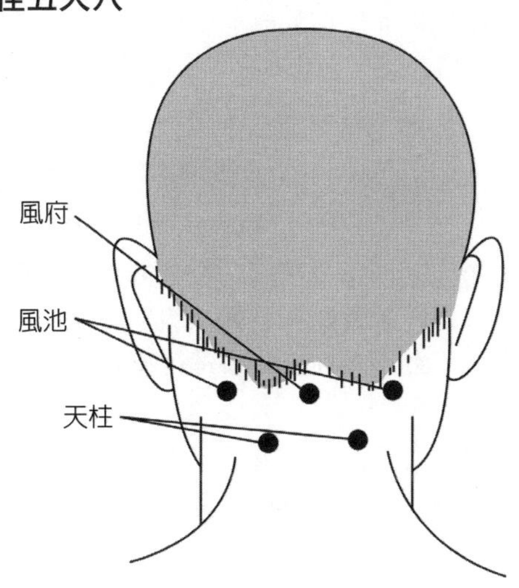


針、灸、砭、導引按蹻用之得當，效果非凡

（一） 風府穴：枕骨與第一頸骨之間。

（二） 風池穴：第一頸骨之間旁開三寸。

（三） 天柱穴：第一、二頸骨之間旁開寸半。

＋ **知識補充站**

**椎動脈穿過第六頸椎以上的橫突孔**，穿過枕骨大孔，貫穿硬膜與蜘蛛膜，在橋腦的尾側緣（橋腦、延髓移行部）左右合流形成腦底動脈，從鞍背上行於斜台的表面像枕骨大孔，通過橋小腦槽（橋前腦槽）到達橋腦的上緣，終止於左右的後大腦動脈。**上行椎動脈只穿過上六個頸椎，下行椎靜脈則穿過七個頸椎下行**，於病理上及針灸按摩，意義重大，因為第七頸椎及第一胸椎間的大椎穴，針刺效果很好，也是《傷寒論》針灸八穴之一。

## 3-34 視深深，必伴見頭傾斜

（參考3-4）

免疫力較弱的女人在月經來潮前，在眼球結膜或瞼膜處會稍稍充血，因為心為五臟六腑之主，心臟輸送血液給子宮，要讓子宮內膜正常剝落之下，全身上下尤其以眼結膜最為敏感。

眼睛的「血管膜」之於肝（藏血）、心（主血）、脾（統血），不同於「纖維膜」（鞏膜、角膜）之於呼吸與肺，也不同於「神經膜」（網膜）之於腎與體液循環。**血管膜的脈絡膜、睫狀體與虹膜**是介於纖維膜與神經膜之間，**脈絡膜在鞏膜與網膜之間，是暗赤褐色的膜，是眼球血管膜中占有最大的領域**，脈絡膜覆蓋於鞏膜內的大部分區域，脈絡膜的色素沉著緻密的血管板中，外側近鞏膜處可見較粗大的血管，這些脈絡膜的微血管板的微血管，提供氧氣與營養給鄰近網膜的視細胞層。這就是在閃光燈攝影時，會出現「紅眼」反射的原因。

心經脈中「挾咽繫目系」的頸內動脈關係到來自後腦枕部回流的頸內靜脈，以視網膜作界面，頸內動脈從頸部延伸到臉部而提供養益眼睛的網膜，是網膜的營養來源，網膜的靜脈則深入海綿靜脈竇，從後腦枕部回流到頸部的頸內靜脈。

人上了年紀後，水晶體會變硬而呈扁平狀，會漸漸造成水晶體調節焦點的機能退化，就成了老花眼；一旦眼珠越黃濁，五臟六腑毛病就越多。水晶體部分不透明形成白內障，因白濁失去完全透光性，只要進行摘除白內障手術，就可大大改善症狀。

### 小博士解說

**硬膜靜脈竇**是血管內皮細胞構成的**硬膜外層（骨膜層）與內層（髓膜層）**之間的空間。它沿著大腦鐮自由緣硬膜隔壁的附著部，與頭蓋底的構造關聯形成。腦表的大靜脈流入硬膜靜脈竇，腦的血液幾乎都由硬膜靜脈竇，還流入左右頸內靜脈。

**上矢狀靜脈竇**是存在於頭蓋表面的硬膜與移行於大腦鐮的部分，它從雞冠開始，終止於內枕隆突起附近，在此區域，上矢狀靜脈竇、直靜脈竇、枕靜脈竇、左右橫靜脈竇等合成靜脈竇交會，上矢狀靜脈竇流入左右上大腦靜脈（大腦半球外表而行走的複數靜脈），此流入部為外側靜脈裂孔。

硬膜靜脈竇的硬膜是很敏感的，**軟膜的蜘蛛膜是發達的纖細血管網**，腦的動脈貫穿大腦皮質，軟膜只延著短距離動脈進入，軟膜的被覆形成動脈周圍的腔所。**軟膜是動脈之膜，硬膜是靜脈膜**，硬腦膜竇的橫竇收納（集）上矢狀靜脈竇，乳突與髁導血管靜脈，發汗（出汗、流汗）是導靜脈從腦部走向頭皮，無汗則頭皮走向腦部，感冒有汗用桂枝湯（汗不要太多），感冒無汗用麻黃湯（汗流多一些）。

## 五臟者，身之強也

| 身體 | 機能 | 不良狀況 |
|---|---|---|
| 頭 | 精明之府 | 頭傾視深，精神將奪矣 |
| 背 | 胸中之府 | 背曲肩隨，府將壞矣 |
| 腰 | 腎之府 | 轉搖不能，腎將憊矣 |
| 膝 | 筋之府 | 屈伸不能，行則僂俯，筋將憊矣 |
| 骨 | 髓之府 | 不能久立，行則振掉，骨將憊矣 |

註：得強則生，失強則死。

## 五臟脈之堅與軟

| 脈象<br>臟腑 | 脈搏堅而長 | 耎而散者 |
|---|---|---|
| 心 | 當病舌卷不能言 | 當消環自已 |
| 肺 | 當病唾血 | 當病灌汗，至今不復散發也 |
| 肝 | 色不青，當病墜若搏，因血在脇下，令人喘逆 | 色澤者當病溢飲，溢飲者渴暴多飲，而易入肌皮腸胃之外也 |
| 胃 | 色赤，當病折髀 | 當病食痺 |
| 脾 | 色黃，當病少氣 | 色不澤者，當病足骱腫，若水狀也 |
| 腎 | 色黃而赤者，當病折腰 | 當病少血，至今不復也 |

註：故曰：知內者按而紀之，知外者終而始之。此六者，持脈之大法。

| 病形<br>脈 | 病形 | 病成而變 |
|---|---|---|
| 心脈 | 病名心疝，少腹當有形也 | 心為牡臟，小腸為之使，故曰少腹當有形也 |
| 胃脈 | 胃脈實則脹，虛則泄 | 風成為寒熱，癉成為消中，厥成為巔疾，久風為飧泄，脈風成為癘，病之變化，不可勝數 |

**＋ 知識補充站**

徵其脈小色不奪者，新病也；徵其脈不奪，其色奪者，此久病也；徵其脈與五色俱奪者，此久病也；徵其脈與五色俱不奪者，新病也。肝與腎脈並至，其色蒼赤，當毀傷不見血，已見血，濕若中水也。陽氣有餘，為身熱無汗，陰氣有餘，為多汗身寒，陰陽有餘，則無汗而寒。

# 3-35 隱隱約約申脈、照海

蹻脈附近有滎穴，有溜轉的意味，象徵脈絡行走迅速，相當於身體下肢靜脈回流心臟，下肢流動血液的樞紐地區，最容易感到厥冷，而人體全身最冷的至陰穴就在小趾甲外側。

陽蹻脈的起始穴是**申脈穴**，申脈穴之前為**金門穴**，外踝後緣有**僕參、崑崙兩穴**，最重要的是**申脈與照海兩穴**都在距骨的下緣。《論語》〈述而〉篇：「子之燕居，申申如也，夭夭如也。」就是描寫居家生活優閒自在，引申到人體肢節上要能上下伸展，左右旋轉，最重要的關鍵就是距骨。在距骨周圍有**太溪、崑崙、商丘、中封、坵墟、解溪等穴**，《內經》記載望診絡脈也是以穴道為焦點。在臨床上男人針砭陽蹻脈，女人則以陰蹻脈較多；在身體結構上，女人骨盆比男人大且偏陰（腰以下者地），男人的胸部、肩膀和背部比女人大且偏陽（腰以上者天），這兩者的比較有相對關係。

蹻脈從**然谷穴**往上行，就如同腳的靜脈一樣，小腿與大腿的靜脈是不一樣的，腳的靜脈主要是深層的，伴隨靜脈與其他小的淺靜脈，從兩方面一起將血液注入大的淺靜脈，貫通靜脈則是從淺靜脈流向深靜脈，形成迂迴路線，這是骨骼肌靜脈幫浦必須具備的構造，**腳的血液大半由淺靜脈流回心臟**。

**陰蹻脈以腎經脈為主流，陽蹻經脈則以三陽經脈為主流**，兩者皆會於**睛明穴**，且在人體上都是行走於腎經脈，腹腔部分是靜脈回流心臟，在胸腔部位過了**缺盆**（陰蹻）與**臑俞**（陽蹻）兩穴後，就從動脈上行頭部。

在臨床上，腳部經過針或砭，都可以立即改善胸腔與頭面問題。要了解蹻脈的奇妙功能，就要知道腳的靜脈循環，〈本輸〉篇井滎俞原經合五穴，具備出溜注過行入（井穴為出動，滎穴為溜轉、俞穴為注輸、原穴為經過、經穴為行動、合穴為進入）的功能，蹻脈以滎穴為根，必然也是源自井穴，即腳趾末端，而腳趾背側靜脈向近位延伸，形成蹠背側靜脈；它們與來自腳底趾靜脈合流，這些靜脈流向腳背靜脈弓，腳背靜脈網將附近殘留的血液回收；兩腳背靜脈弓與腳背靜脈網，都位在皮下組織內。主要部分從腳底側靜脈開始的淺靜脈，不只存在於腳的內側緣，並從腳背側靜脈弓與靜脈網的內側部的血流，集流成腳內側邊緣靜脈（腎經脈為主），即形成大隱靜脈。

## 十二標本

| 經脈 | 本 | 標 |
| --- | --- | --- |
| 足太陽 | 跗陽 | 眼睛（睛明） |
| 足少陽 | 竅陰 | 耳朵（聽會） |
| 足陽明 | 厲兌 | 口鼻（人迎、頰車、頏顙） |
| 足少陰 | 交信 | 背俞、舌下二穴（金津玉液） |
| 足厥陰 | 中封 | 背俞 |
| 足太陰 | 三陰交 | 背俞、舌本 |
| 手太陽 | 養老 | 額頭 （陽白） |
| 手少陽 | 液門 | 眼耳後 （瘈脈、絲竹空） |
| 手陽明 | 曲池 | 太陽穴（頭維） |
| 手少陰 | 神門 | 背 |
| 手厥陰 | 內關 | 天池 |
| 手太陰 | 太淵 | 中府 |

## 臉上的八個重要標的穴道

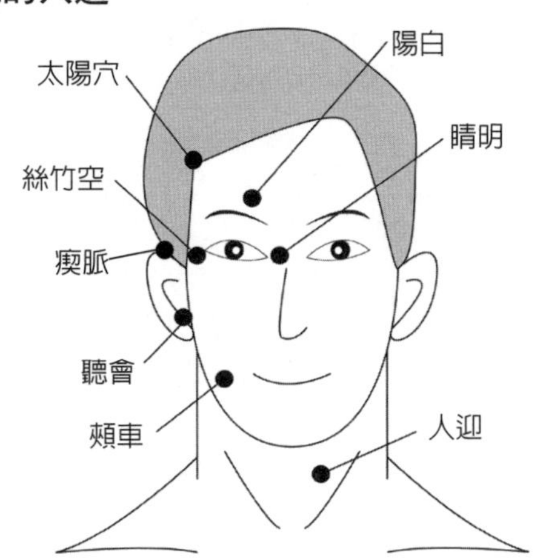


（一）太陽穴，若此穴區肌膚色澤不良，易怒、易怨。
（二）陽白穴，若此穴區肌膚色澤不良，多心情不愉快。
（三）絲竹空穴，若此穴區肌膚色澤不良，多心事重重。
（四）睛明穴，若此穴區肌膚色澤不良，多胸悶或胸痛。
（五）瘈脈穴，若此穴區肌膚色澤不良，多手腳痠痛，容易抽筋。
（六）聽會穴，若此穴區肌膚色澤不良，多胡言亂語，聽不進忠言。
（七）頰車穴，若此穴區肌膚色澤不良，多身心障礙。
（八）人迎穴，若此穴區肌膚色澤不良，多人際關係不良。

**＋ 知識補充站**

「本」是生命根基講格調，「標」是生活目標談品質。

# 3-36 然谷、太溪胸腔息，太溪、築賓腹腔氣

（參考3-34、4-1、5-23、5-29）

心臟與腳的關係有重力作用，人在站立時，心臟水平面以上的靜脈，因受重力吸引，很容易回流心臟；在心臟水平面以下的靜脈，必須克服重力的影響，才能回流心臟。中國人所說的五傷，分別是久立傷骨、久行傷筋、久坐傷肉、久臥傷氣和久視傷血，因為靜脈管壁緊張性降低，代償力減弱，使靜脈更容易擴張，加上肌肉無力，靜脈血淤積現象更明顯，這可能會造成嚴重的靜脈曲張。

在臨床上，當患者內臟出現問題，或下肢受傷久久未能痊癒，觀看**然谷、照海、大鐘**三穴的區域，都會出現明顯的血絡。這些皮下的淺靜脈、深靜脈及深動脈相通，一如大隱靜脈有瘀滯，都會間隔性浮現在皮下的小隱靜脈。這些血絡顏色越深、越青黑，代表病症越嚴重，病人的病痛程度也相對較深。但是，如果病情嚴重時，這些浮顯在皮下的靜脈，會潛藏在而不見，即使醫師針之、砭之，效果都不會太好，因為淺靜脈沒有動脈伴行，針淺就只針及淺靜脈。人平常偶然出現的胸悶腰痛，若**然谷穴**區出現血絡，用採血針（砭之）取然谷穴區的淺靜脈，效果就很好；嚴重者，則要埋針、留針，療效常令人稱奇。

從腳趾背側靜脈來看足六經的井穴、滎穴，就可以看出**然谷穴在舟狀骨前面**之所以能夠活力十足，就因為可以成就璀璨的山谷、河流，然谷穴在腳的第 1 楔形骨與舟狀骨邊緣，外展拇趾肌、屈拇長肌、屈拇短肌、內收拇肌和脛骨後肌都與之息息相關，**然谷、照海、大鐘、水泉、太溪**五穴都能影響以上的肌肉群，尤其是與**太溪、大鐘、水泉穴相近**的脛骨後肌，這些穴道可以活化這些肌肉，對該區的骨骼肌幫浦大有助益；相對，這五穴也會影響胸腔的主動脈、頸總動脈、頸內動脈、頸外動脈、顏面動脈等。心臟定律是依據回流靜脈量，才能有相對量的動脈輸出（平常，人體全身的動脈含血量占 20%，靜脈占 80%，靜脈有血液貯藏的功能，尤其是肝臟、脾臟、皮膚─特別是腳部的靜脈，有人體血液貯藏所之稱）。

**小博士解說**

湧泉穴是人體表現衝動的要穴，比少衝、中衝、太衝等穴還衝動。它在下肢的底部，位居脛骨後肌與腓骨長肌終止區域，人在走動的時候，脛骨後肌與腓骨長肌分別從小腿的脛骨後面與腓骨前面走到腳底，湧泉穴的腳底區塊的肌肉，用力緊張時，骨骼肌收縮，使靜脈血壓力增高，近心端靜脈瓣關閉，遠心端靜脈瓣開啟，加速回流心臟。

## 三寒熱

| 病名 | 症狀 | 治療 |
|---|---|---|
| 皮寒熱 | 不可附席，毛髮焦，鼻槁臘，不得汗 | 取三陽之絡，以補手太陰 |
| 肌寒熱 | 肌痛，毛髮焦而脣槁臘，不得汗 | 取三陽於下，以去其血者，補足太陰，以出其汗 |
| 骨寒熱 | 病無所安，汗注不休，齒未槁 | 取其少陰於陰股之絡。齒已槁死不治，骨厥亦然 |

## 骨痺、體惰、厥痺

| 病名 | 症狀 | 治療 |
|---|---|---|
| 骨痺 | 舉節不用而痛，汗注煩心 | 取三陰之經補之 |
| 體惰 | 身有所傷，血出多及中風寒，若有所墮墜，四支懈惰不收 | 取其小腹臍下三結交。三結交者，陽明太陰也，臍下3寸關元也 |
| 厥痺 | 厥氣上及腹 | 取陰陽之絡，視主病也，瀉陽補陰經也 |

## 腳部三個腎經脈重要穴道

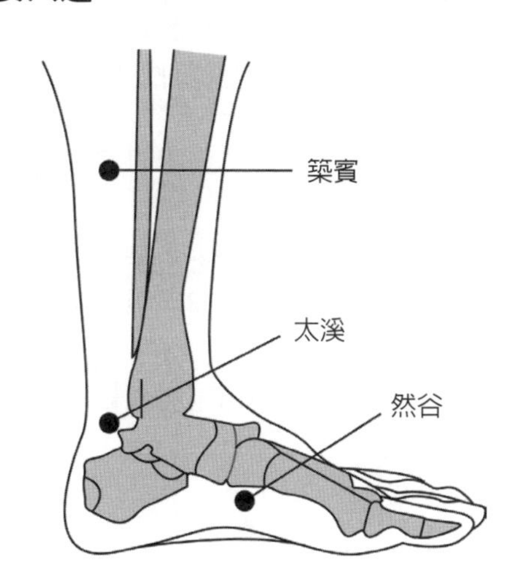


（一）築賓穴，若此穴區肌膚色澤不良，多人際關係不好。
（二）太溪穴，若此穴區肌膚色澤不良，多精疲力竭。
（三）然谷穴，若此穴區肌膚色澤不良，多缺乏立場。

**＋ 知識補充站**

腎經脈然谷到交信，有如河流從山谷進入溪流再流入大海，之後，再溜轉交通上築賓，到達彼岸，光澤亮麗身心愉悅，靜脈凸顯又紫黯青越嚴重者，胸悶、腰背痛越厲害。然谷到太溪靜脈曲張多胸悶多，太溪到築賓靜脈曲張多腹腔問題。

# 3-37 可汗不可汗

《內經》〈本輸〉、〈邪客〉及〈寒熱病〉，記載靜脈吻合之於靜脈伴行動脈，動脈伴行靜脈是生生不息的，在每次的跳動都受來自心臟主動脈，影響上肢的肱動脈與肱靜脈，包裹在動靜脈的血管鞘內，形成靜脈網的血流，這是身體上很珍貴的動靜脈幫浦。「百善勤為先」的人體力好、腦力好、少生病、多長壽，「萬惡懶為首」的人體力差、腦力不好、多病、少壽。身上有**伏兔**、腓、背、俞、項五穴，看靜脈的循環表現可以反應體力狀況，可汗者多樂觀，不可汗或汗之無汗者，體力狀況較不佳。

上肢的靜脈血，由皮靜脈與深靜脈回流心臟，淺靜脈行走於皮下，可以看得見，皮靜脈廣泛相互與深靜脈吻合，不會伴行動脈，皮靜脈比深靜脈來得粗，從上肢導出大部分的血液，深靜脈在深部伴行同名動脈，**皮靜脈與深靜脈都有靜脈瓣，深靜脈部分更多**。

靜脈瓣在身體上是骨骼肌幫浦及動靜脈幫浦，將血液送回心臟的重要「器官」；它們主要分布在上肢與下肢，對於《內經》而言，它們是絡脈（近似靜脈），是望診最重要的關鍵物。靜脈瓣的區隔靜脈，兩條靜脈包裹動脈在血管鞘內，血管鞘內的靜脈網，受骨骼肌幫浦與動脈的動力來促進靜脈血液回流心臟，當身體功能變得不良時，這些靜脈瓣就會記錄身體狀況、累積結果，例如：〈經脈〉的十五絡脈，〈論疾診尺〉的血脈絡論、〈刺腰痛〉……以上文獻都可讓醫師以此為參考依據，好好用來望診、切診與選擇更好的治療，包括西藥與西醫手術。

病始手臂者，先取手陽明太陰（曲池、尺澤）而汗出。病始頭首者，先取項太陽（天柱、風池）而汗出。病始足脛者，先取足陽明而汗出（梁丘、豐隆）。臂太陰可汗出（魚際、太淵），足陽明可汗出。故取陰而汗出甚者，止之於陽。取陽而汗出甚者，止之於陰。凡刺之害，中而不去則精泄，不中而去則致氣，精泄則病甚而恇，致氣則生為癰疽也。

**小博士解說**

《傷寒論》經文中「352 二陽併病，太陽初得病時，發其汗，汗先出不徹，因轉屬陽明，續自微汗出，不惡寒，若太陽病證不罷者，不可下，下之為逆，如此可小發汗。若面色緣緣正赤者（臉邊緣青綠色，臉中央紅色），陽氣怫鬱在表，當解之，熏之。若發汗不徹，不足言。陽氣怫鬱不得越，當汗不汗，其人躁煩，不知痛處，乍在腹中，乍在四肢，按之不可得，其人短氣但坐，以汗出不徹故也，更發汗則愈，何以知汗出不徹，以脈澀故知也。」（桂麻各半湯、桂枝二越婢一湯小小發汗，大青龍湯、葛根湯發汗。

## 五臟之於身體五個部位

| 五臟 | 五部 | 部位 | 代表穴道 |
|---|---|---|---|
| 一 | 伏兔 | 大腿外側穴群 | 伏兔、梁丘、風市 |
| 二 | 腓 | 小腿後側穴群 | 承山、絕骨、地機 |
| 三 | 背 | 背部五臟俞穴 | 肺俞、心俞、肝俞、脾俞、腎俞 |
| 四 | 俞 | 手腳俞穴 | 少商、魚際、太淵、經渠、尺澤等 |
| 五 | 項 | 頸部本輸十穴 | 天突 |

## 魚際尺澤看肺臟、神門少海看心臟

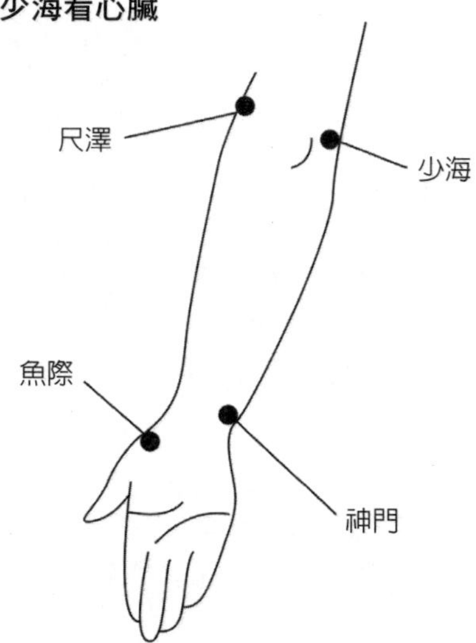


（一）魚際到尺澤穴區靜脈多，呼吸功能不良，尤其是右側。
（二）神門到少海穴區靜脈多，心臟循環功能不良，尤其是左側。

**＋ 知識補充站**

1. 肝、膽、腸胃功能出現問題，會漸漸在小腿前面的皮膚出現異樣，尤其是脂肪肝持續惡化的人。
2. 腦心血管循環不良，會漸漸在風府到風池穴出現皮膚紅疹，或肌膚腫脹僵硬。

# 3-38 三面金鋼面面觀

寰椎是七個頸椎中，唯一的非典型頸椎，因為要容納樞椎的齒突嵌入，加上轉動方便起見，寰椎不但略呈圓形，它的上關節面呈現很大的橢圓凹面，以便頸椎骨能安穩置於寰椎上。在枕骨與寰椎之間，表面的枕肌有舒緩情緒的作用，人有時會摸抓後腦杓，不是因為感到不好意思，就是後腦杓不舒暢，透過多撫摸，可讓人放鬆。抓拿枕骨的枕肌與枕骨，也可以活動枕骨與寰椎間的關節，尤其是抓提枕骨與顳骨，可以讓枕骨與寰椎間的肌肉、血管與神經放鬆；以抓提枕骨與顳骨，或抓提枕骨與下頷骨為主。在家除了可以運用以上兩種活化寰之間的關節活動外，更可以上推觀骨突，配合呼吸，讓枕骨與寰椎的關節活動可以因此更順暢靈活。

頸椎最醒目的特徵是橫突之中有橢圓形橫突孔，鄰近有**啞門**（第 1、2 頸椎的棘突之間）、**天柱兩穴**（第 1、2 頸椎橫突之間）。在橫突孔中，有椎動脈與伴行椎靜脈來往，除了第 7 頸椎例外，只有小小的附屬靜脈通過**大椎**（第 7 頸椎與第 1 胸椎之間）、**大杼**（第 1 胸椎旁的橫突上）、**肩中俞**（第 7 頸椎的橫突上）、**肩外俞**（第 1 頸椎橫突旁）等穴。從繆刺論可知，從頸椎開始逐一壓按兩旁比較，包含脊髓的頸膨大部分與頸臂神經叢，都在這些穴群中有互相牽扯損益的關係。

在天牖與天柱兩穴的靜脈血，都從上腔靜脈流回心臟，它們回流的情況越好，與之伴行的動脈輸出頭部的情形就越好；當它們循環不良時，透過針灸、導引按蹻天牖與天柱兩穴，情況就會獲得改善，以減少疾病惡化的機會。

**小博士解說**

1. 暴聾氣蒙，耳目不明——中樞神經、腦神經——頭腦問題多：天牖。

2. 暴攣癇眩，足不任身——周圍神經——肢體問題多：天柱。

## 本輸十穴之對應位置

| 本輸<br>十穴 | 所屬<br>經脈 | 對應<br>頸骨 | 對應<br>指趾 | 對應脊骨 | 對應背俞 | 對應募穴 | 對應井穴 | 對應合穴 |
|---|---|---|---|---|---|---|---|---|
| 天突 | 任脈 | 第7頸 | | | | 鳩尾 | | |
| 人迎 | 足陽明 | 第6頸 | 第2趾 | 第12胸椎<br>第11胸椎 | 胃俞<br>脾俞 | 中脘<br>章門 | 厲兌<br>隱白 | 足三里<br>陰陵泉 |
| 扶突 | 手陽明 | 第5頸 | 第2指 | 第4腰椎<br>第3胸椎 | 大腸俞<br>肺俞 | 天樞<br>中府 | 商陽<br>少商 | 曲池、上巨虛<br>尺澤 |
| 天窗 | 手太陽 | 第4頸 | 第5指 | 第1骶椎<br>第5胸椎 | 小腸俞<br>心俞 | 關元<br>巨闕 | 少澤<br>少衝 | 小海、下巨虛<br>少海 |
| 天容 | 足少陽 | 第3頸 | 第4趾 | 第10胸椎<br>第9胸椎 | 膽俞<br>肝俞 | 日月<br>期門 | 竅陰<br>大敦 | 陽陵泉<br>曲泉 |
| 天牖 | 手少陽 | 第2頸 | 第4指 | 第1腰椎<br>第4胸椎 | 三焦俞<br>心包俞 | 石門<br>膻中 | 關衝<br>中衝 | 天井、委陽<br>曲澤 |
| 天柱 | 足太陽 | 第1頸 | 第5趾 | 第2骶椎<br>第2腰椎 | 膀胱俞<br>腎俞 | 中樞<br>京門 | 至陰<br>湧泉 | 委中<br>陰谷 |
| 風府 | 督脈 | 枕骨 | | 第6胸椎 | | 靈台<br>督俞<br>譩譆 | | |
| 天府 | 手太陰 | 第5頸 | | 第3胸椎<br>第4腰椎 | 肺俞<br>大腸俞 | 中府<br>天樞 | 少商<br>商陽 | 尺澤、曲池<br>上巨虛 |
| 天池 | 手厥陰 | 第2頸 | | 第4胸椎<br>第1腰椎 | 心包俞<br>三焦俞 | 膻中<br>石門 | 中衝<br>關衝 | 曲澤、天井<br>委陽 |

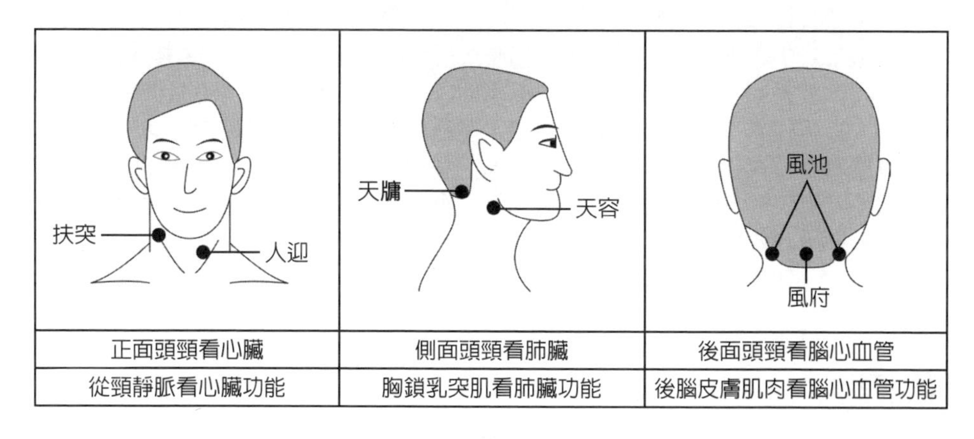


| 正面頭頸看心臟 | 側面頭頸看肺臟 | 後面頭頸看腦心血管 |
|---|---|---|
| 從頸靜脈看心臟功能 | 胸鎖乳突肌看肺臟功能 | 後腦皮膚肌肉看腦心血管功能 |

# 3-39 七竅二陰找二竅陰

## 順氣一日分為四時

清晨為春是肝，中午為夏是心，肝臟由肝門靜脈與胸管輸送營養到心臟；傍晚為秋是肺，心臟與肺臟透過肺動脈與肺靜脈作氣體交換；半夜為冬是腎，肺臟與腎臟的體液運作，就是以腎臟過濾全身體液為基礎。一日之計在於晨（春）——養肝，中午烈日炎炎——養心，傍晚夕陽最美——養肺，半夜最好眠——養腎。「五臟者，所以藏精神魂魄者也。六腑者，所以受水穀而化行物者也。其氣內干五藏，而外絡肢節。其浮氣之不循經者，為衛氣。其精氣之行於經者，為榮氣。」

其出入秉持「歲有十二月，日有十二辰，子午為經，卯酉為緯」，平旦（子丑「寅卯」）陰盡，陽氣出於目，目張則氣上行於頭，循項下足太陽，常人日出而作，醒來，交感神經與副腎上腺等開始積極作業，「春秋冬夏，各有分理，然後常以平旦為紀，以夜盡為始。」「陽盡於陰，陰受氣矣。其始入於陰，常從足少陰注於腎，腎注於心，心注於肺，肺注於肝，肝注於脾，脾復注於腎。」日落而息，副交感神經與褪黑激素等開始準備休息保養的工作。相對之下，白天是周圍神經活動量較大，晚上周圍神經活動量較小。在神經系統的制衡下，周圍神經系統（控制四肢活動為主）活動量大，自律神經（控制臟腑活動為主）活動量就較小，白天如此，晚上就相反。

從飲食營養到心臟的路徑來看，肝臟與膽參與胃腸的消化作業後，有兩條路徑可以將營養精華送回心臟，一條水路（水溶性維生素）從肝臟經過肝門靜脈回心臟，主要是中焦的肝臟、胃、十二指腸，肝門靜脈的水路，即「中焦如漚」上到心臟。「肺動脈」注於肺，「肺靜脈」回心臟，「主動脈」才將血液輸送到全身，即「上焦如霧」，可視為氣血之路，體液與飲食糟粕殘渣入膀胱與大腸，即「下焦如瀆」。濁氣在上則胸悶七竅不通，多靜脈回流心臟不良，按揉頭竅陰，針砭太衝、衝陽等穴效果很好。清氣在下，則腹脹二陰不暢，按揉足竅陰，針砭然谷、偏歷等穴效果很好。

**小博士解說**

人的工作精華時間，最精采也是大多數人上班時間，就是太陽經欲解時辰早上9點到下午3點（巳、午、未），大家都要動起來，身體、心理、物質方面都一樣，也是汗、屎、尿最多的時候，尤其是汗。順氣一日分為四時，早上9點到下午3點（巳、午、未）是夏長，是個人生氣蓬勃的時分，需要腎上腺皮質素來共同作業，所有內分泌激素，因為日夜、月、歲、性別、年齡、體質的不同會有差異，人體交感神經就是要與腎上腺皮質素一起協同作業。

## 清氣濁氣之變化

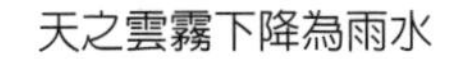


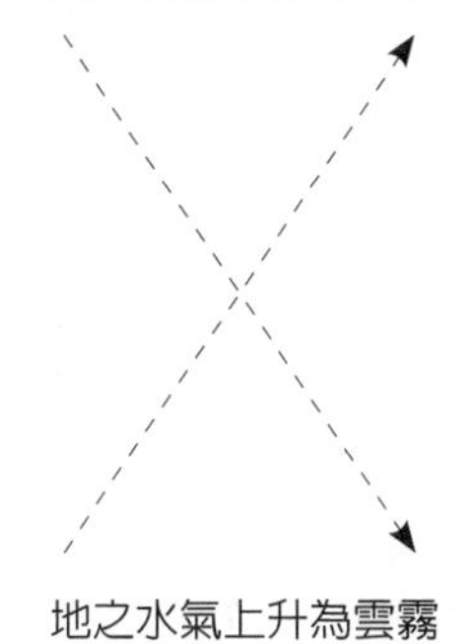


濁氣在上➔胸悶腹脹、七竅不通
（陰陽反作）
清氣在下➔腹脹飧瀉、二竅不暢

## 七竅二陰經脈穴道

| 竅陰 | 主要經脈 | 診治穴道 | |
|---|---|---|---|
| | | 主要穴道 | 次要穴道 |
| 眼 | 肝、膽、三焦、膀胱 | 頭竅陰（耳後、浮白、突骨間） | 太衝、瞳子髎、絲竹空、攢竹 |
| 耳 | 膽、三焦 | | 完骨、瘛脈 |
| 鼻 | 大腸、胃、膀胱 | | 迎香、衝陽、委陽 |
| 口 | 大腸、胃 | | 手三里、足三里 |
| 前陰 | 腎、膀胱、肝 | 足竅陰（第四趾甲根外側） | 然谷、蠡溝、委中 |
| 後陰 | 大腸、膀胱 | | 申脈、偏歷 |

## 頭竅陰上七竅、足竅陰下二竅

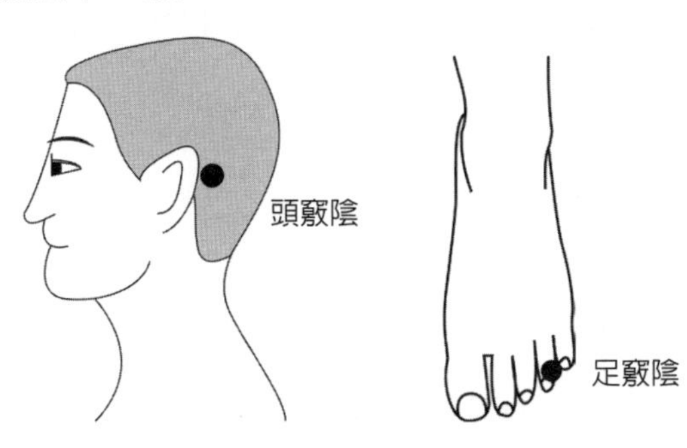


針灸按揉頭竅陰可改善頭面七竅的小毛病，足竅陰可改善大便、小便二陰的小問題。

# 3-40 少商開胸利膈，中衝安神魂

手太陰，心主之脈，起於大指與中指……內絡於心肺。前臂的靜脈與上臂一樣，都有皮靜脈與深靜脈，兩者都有靜脈瓣，特別是深靜脈，皮靜脈在皮下行走，深靜脈伴行於深的動脈。前臂有較多的伴行動脈與深靜脈共存，這些伴行靜脈起於深掌靜脈弓，此深掌靜脈弓的外側有一對橈靜脈起始（即手太陰之脈出於大指之端——**少商**）伴行於橈動脈，內側有一對尺靜脈起始伴行於尺動脈，這些靜脈頻繁相互吻合，從手而來的血液較少，因為手掌的三層肌肉群，勢必要儲藏血液，以備不時之需，第一層肌肉是外展拇指肌、掌短肌和外展小指肌，第二層是屈小指短肌、小指對掌肌、第 1 蚓狀肌和第 2 蚓狀肌，第三層是拇指對掌肌、屈拇短肌、內收姆肌、掌側骨間肌和背側骨間肌，共 12 塊肌肉。從以上肌肉群及生活習慣上，可以看出小指雖具有兩條經脈的路徑（即心、小腸），可是它的肌肉群及使用頻繁度較少，所以前臂的前後骨間靜脈，常取代尺靜脈，因此「手少陰之脈，獨無俞，五臟六腑之大主也，精神之所舍也，其臟堅固，邪弗能容也，容之則心傷，心傷則神去，神去則死矣。故諸邪之在於心者，皆在於心之包絡。包絡者，心主之脈也。」《內經》記載的穴道，幾乎都在肌肉使用度較高的區域。

「心主之脈，出於中指之端（**中衝**），內屈，循中指內廉以上，留於掌中」心主依前大拇指在掌部肌肉群及靜脈循行，而與少陰心作些切割，從掌中「伏行兩骨之間，外屈，出兩筋之間，骨肉之際，其氣滑利，上 2 寸，外屈，出行兩筋之間，上至肘內廉」，就是橈骨與尺骨之間，有前臂的前骨間動脈、靜脈與後骨間動脈、靜脈，人的手腕主要靠旋前方肌、旋前圓肌和旋後肌來周旋交際，它們都起始於尺骨，終止於橈骨，可見內關穴（其氣滑利上 2 寸）最重要的是由這兩條骨間動脈、靜脈是與橈動脈、靜脈和尺動脈、靜脈一起伴行，人的雙手旋前（旋前方肌與旋前圓肌）肌肉使用頻率較多，像是人習慣拿取、擁抱……等動作，相對旋後肌向後與向外攤的機率較少，靜脈吻合的頻率傾向，大多數是偏傾向橈動脈伴行較多。

**小博士解說**

《傷寒論》桂枝湯加減方，頭部與下體症候多者；如頭昏眼花、頭髮掉落、龜頭與陰唇陰寒，是桂枝湯加龍骨牡蠣湯，平常運動或活動量少，不堪噪音干擾、心鬱悶亂、下體常覺寒濕冰涼者，可服用桂枝加龍骨牡蠣湯。若是腹部與肢節症候多者，如手腳痠痛、肢節不舒爽，手心與腳心煩熱不堪，腹痛、腹部絞痛或頻上大號、心悸、流鼻血、口乾、咽喉燥者，可服桂枝湯加重芍藥與飴糖（麥芽糖）的小建中湯。

## 脈大小變化的疾病

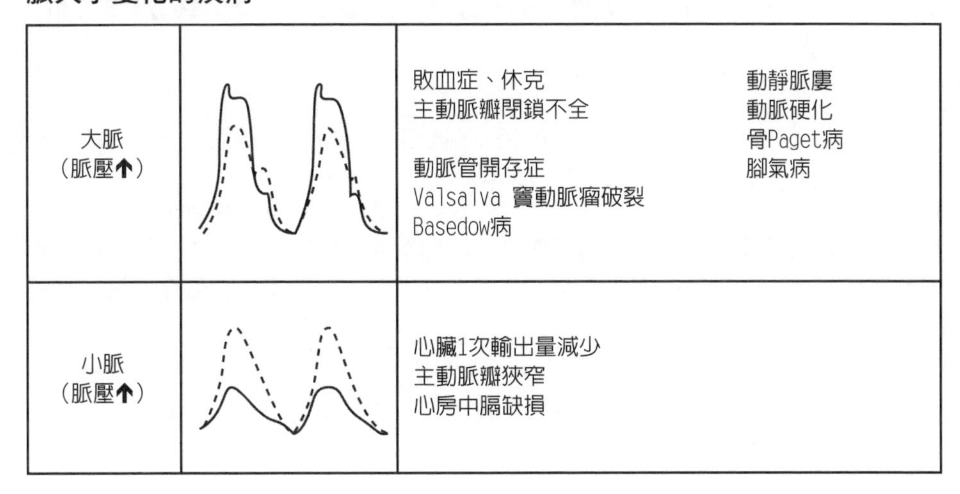

| | | |
|---|---|---|
| 大脈<br>（脈壓↑） | | 敗血症、休克<br>主動脈瓣閉鎖不全<br><br>動脈管開存症<br>Valsalva 竇動脈瘤破裂<br>Basedow病<br>動靜脈瘻<br>動脈硬化<br>骨Paget病<br>腳氣病 |
| 小脈<br>（脈壓↑） | | 心臟1次輸出量減少<br>主動脈瓣狹窄<br>心房中膈缺損 |

## 脈遲速變化的疾病

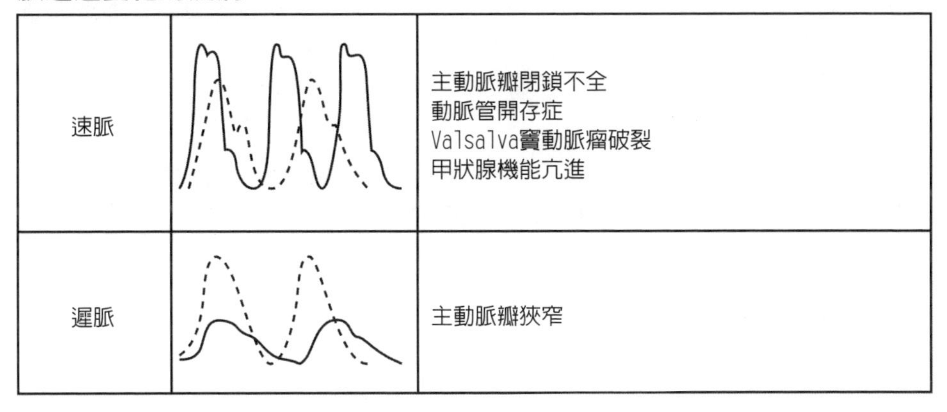

| | | |
|---|---|---|
| 速脈 | | 主動脈瓣閉鎖不全<br>動脈管開存症<br>Valsalva竇動脈瘤破裂<br>甲狀腺機能亢進 |
| 遲脈 | | 主動脈瓣狹窄 |

**＋ 知識補充站**

少商養肺助呼吸，胸悶腹脹拿捏之，中衝養心助血液循環，若臉色不好、煩心，拿捏之。

# 3-41 尺澤、俠白靜脈凸顯心血不足或肺氣不充

（參考3-36）

心臟透過肱動脈，把血液送到肘腕指，循行路線如手三陰經脈，屬於聯絡心肺與大小腸。如果心肺大小腸功能不佳的話，肘腕指的血色一定不好，就會代表身體臟器的功能不好。肘腕指再透過肱靜脈，把血液送回心臟，**肱靜脈與手三陽經脈循行不良的時候，通常是肱動脈與手三陰經脈先有問題**，所以肱動脈與手三陰經脈就像是丈夫，肱靜脈與手三陰經脈則像妻子，夫唱婦隨，或勞燕分飛，端視夫婦的互愛互動成效。

「外屈，出行兩筋之間，上至肘內廉，入於小筋之下」正是腋窩的深靜脈與皮靜脈構成正中皮靜脈，腋窩的**曲池、尺澤、曲澤、少海、小海、天井**六個合穴中，**曲池與尺澤**是針灸使用頻率最高的，一般醫師在此六穴使用頻率上，此兩穴與其他四穴相比，真的是大巫見小巫，因為肱橈肌與肱二頭肌是肘關節使用頻率最高的肌肉，曲池與尺澤兩穴又恭臨盛會在它們的要塞（例如：要債、討債）區域。正中皮靜脈領軍（腋窩的深靜脈的**手三里、曲池、肘髎、手五里、俠白等穴**是一併伴行於肱動脈的肱靜脈，肱動脈的天府穴，一如前臂到手的本輸穴群（井、滎、俞、原、經、合），它在〈本輸〉是頸部本輸急救口鼻大量出血的要穴，就在肱動脈（位於腋下 3 寸的肺經脈上面），「小筋之下」指的是肱二頭肌背後的肱三頭肌。

正中皮靜脈等上肘之後，成就了一對深靜脈，即肱靜脈，伴行於肱動脈。這裡的靜脈相互頻繁吻合，並且自動包裹依附在動脈周圍，包裹動靜脈的血管鞘內，形成靜脈網，讓靜脈瓣強化靜脈，回流心臟更順利，所以在腕部與肘部及肩部附近分布較多，穴道群也都構築在腕部、肘部、肩部附近，加上腕肘之間、肘肩之間的無穴道區域較大，穴道存在於肌肉活動率較頻繁區域，最重要的區域是肌肉的起始與終止區域。

**小博士解說**

《傷寒論》全身 360 穴只述及穴道共 8 個，十二經脈只有足陽明、厥陰、少陰，靜脈比動脈變化多，尤其是慢性生活習慣病，體內的靜脈負擔就日益沉重，靜脈於經脈學說中，以血絡出現為主，不論望診——〈經脈〉的十五絡脈、〈論疾診尺〉的尺膚血絡等等，還是治療，總是「先去其血脈，而後調之，無問其病，以平為期」（三部九候論）；不正常的動脈因靜脈的血絡盡去而調和成正常，就是望診找血絡，砭之或針之，以去其血絡，不論是否用藥或食飲調理，診脈寸口或三部九候，都可依它是否恢復正常或有改善來評估療效與設計療程。

## 精氣津液血脈為生命之氣〈決氣．靈樞30〉

| 精 | 兩神相搏，合而成形，常先身生 | 精脫者，耳聾 |
|---|---|---|
| 氣 | 上焦開發，宣五穀味，熏膚充身澤毛，若霧露之溉 | 氣脫者，目不明 |
| 津 | 腠理發泄，汗出溱溱 | 津脫者，腠理開，汗大泄 |
| 液 | 穀入氣滿，淖澤注於骨，骨屬屈伸，泄澤，補益腦髓，皮膚潤澤 | 液脫者，骨屬屈伸不利，色夭，腦髓消，脛痠，耳數鳴 |
| 血 | 中焦受氣，取汁變化而赤 | 血脫者，色白，天然不澤 |
| 脈 | 壅遏營氣，令無所避 | 其脈空虛 |

黃帝曰：六氣者，貴賤何如？岐伯曰：六氣者，各有部主也，其貴賤善惡，可為常主，然五穀與胃為大海也。

## 左尺澤俠白心血量、右尺澤俠白肺氣量

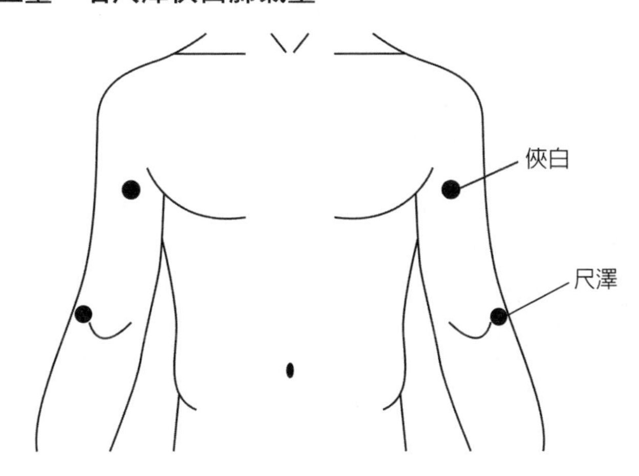


(一) 左手尺澤到俠白靜脈凸顯，心較累，心血不足，腦力不集中，多健忘。
(二) 右手尺澤到俠白靜脈凸顯，肺較累，肺氣不充，胸悶、氣短。

**＋ 知識補充站**

肺是八大呼吸器官的大本營，不論氣之盛虛，都會造成呼吸不順暢，都會有「寒」，二千多年前的《內經》時代，沒有體溫計，寒與熱的身體溫度感覺，主要是病人的感覺，而不全然是醫生的主要診斷部分。

上呼吸道的免疫系統出了狀況，刺風池、風府與桂枝湯是最基本的治療法，「曲池、尺澤」激活肱橈肌、大腸經脈、肺經脈，因此改善鼻竇及鼻咽、口咽、舌咽、扁桃腺與上呼吸道的黏膜細胞，基底膜和免疫球蛋白（IgA），一般哈啾、鼻塞、過敏等，都會隨之改善。桂枝湯藥味少而功效專精，調理治療上可以參蘇飲或人參敗毒散取代之。

# 3-42 巔頂十六穴看生命之惑（參考3-4、3-9、3-30、3-34）

心臟的血液主要透過頸內動脈到眼睛，尤其是網膜，屬於機能的終動脈，它沒有回頭路，即不會在頸內動脈在於臉部的路徑伴行，它從腦部的海綿靜脈竇進入腦部，再從後腦枕骨下緣走出，再回到頸部成為頸內靜脈，在此才回歸與頸內動脈伴行，頭頂上的上矢狀靜脈竇，多走回右橫靜脈竇，再入 S 狀靜脈竇，最後從頸內靜脈、椎骨內靜脈叢回心臟，在殊途同歸的大前提下，按揉刮搓頭頂的 16 穴，可以促進導靜脈循環功能，助益眼睛的功能，尤其是視網膜。《內經》裡提到的天地、男女和陰陽的概念，放之於眼睛也一樣。

人的眼睛，是圓形的眼球，「**五臟六腑之精氣，皆上注於目，而為之精**」心臟的血液，隨主動脈出巡，每個器官所需求的營養成分不同，如眼睛與皮膚，需求的維生素 A 與 C 就大不同，同樣在血液運行中，卻因組織器官的功能而大異。心為五臟六腑之大主，眼睛則為「心」（靈魂）之門窗，生命之盛衰，生活之亮麗灰暗，對任何人而言都很重要。

眼球有三層壁，**鞏膜**（天才）是不透明的眼球纖維膜，與眼球的肌肉群（眼內肌與眼外肌）組成「**肌肉之精為約束，裹擷筋骨血氣之精**」，鞏膜覆蓋眼球後方六分之五的部分，**鞏膜**有著眼球的纖維性骨骼，保持眼球的形狀，可抗拒外來的抵抗力。現代年輕人電腦、電視使用過度，尤其是對幼兒或少年，如果造成眼球變形，不只是視力出問題，加上眼球及眼窩的結構變形，也會牽連腦的所有結構及功能；不少 20 到 30 多歲的婦女，除了眼睛問題之外，還伴有經帶、頭痛、五官七竅黏膜等問題。除此之外，視網膜部分的免疫力也會大受影響。**鞏膜**是眼內肌與眼外肌的終止區域，眼睛的正視斜視一定不是這些肌肉群出問題，十之八九都是腦內的血管循環有礙，五臟六腑之精無法安然地「**與脈並為系，上屬於腦，後出於項中**」，即眼球神經膜與眼球內膜—**網膜**（地才）以及大腦皮質的視野區都會先有問題，眼睛才會出狀況「**五臟六腑之精氣，皆上注於目，而為之精，精之窠為眼，骨之精為瞳子**」網膜是指眼球內膜，全然表現來自心臟的血液營養成分。

## 眼睛之三才

| 眼球 | 三植 | 三才 | 功能之膜 | 眼球之膜 |
|---|---|---|---|---|
| 內膜 | 根（苗） | 地 | 網膜 | 眼球神經膜 |
| 中膜 | 花（秀） | 人 | 脈絡膜、睫樣體、虹膜 | 眼球白色膜 |
| 內膜 | 果（實） | 天 | 鞏膜、角膜 | 眼球纖維膜 |

## 外眼部的名稱

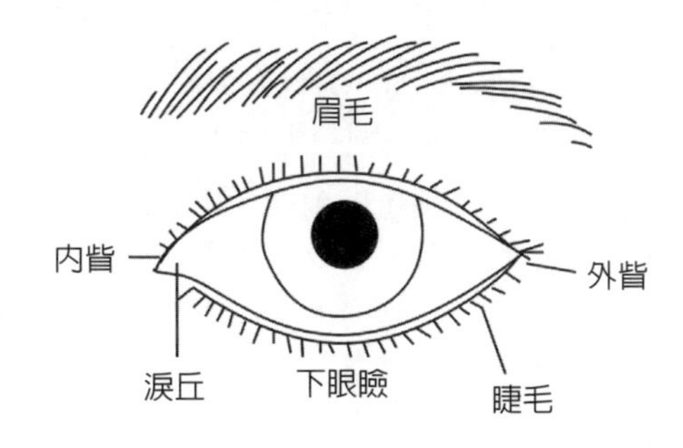


## 眼外肌圖示

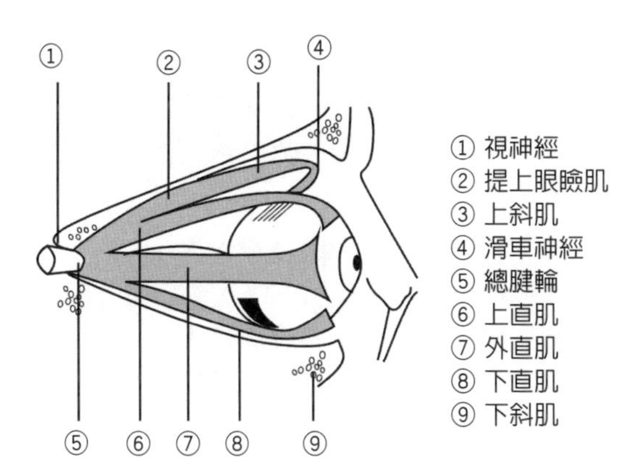


① 視神經
② 提上眼瞼肌
③ 上斜肌
④ 滑車神經
⑤ 總腱輪
⑥ 上直肌
⑦ 外直肌
⑧ 下直肌
⑨ 下斜肌

**＋ 知識補充站**

焦頭看絡卻、承靈，左絡卻、承靈，頭皮皰疹多，必然用腦過多，心血不足，多內心交瘁。爛額看承光、目窗，右絡卻、承靈，頭皮皰疹多，必然有紛擾，氣滯血瘀，多生活忙碌。

# 3-43 四穴水平線上看排泄，下看吸收

衛氣晝日行於陽，以交感神經、副腎上腺為主，為陽。

衛氣夜行於陰，以副交感神經、生長激素、褪黑激素為主，為陰。

**「陽蹻盛則目不瞑」、「陰蹻滿則目閉」，陰蹻滿則大隱靜脈盛，陽蹻盛則小隱靜脈盛。**

四肢末梢的細動脈而微血管而細靜脈向靜脈而上、下腔靜脈回流心臟。

陽蹻不得入於陰，陽蹻近似於下肢靜脈回流腹腔而心臟，再搭配以心臟主動脈、頸總動脈而入腦。衛氣之行，必以腦為中樞。

陰蹻起始於**然谷、照海兩穴**，陽蹻起於**金門、申脈兩穴**，陰蹻脈幾乎就是背側靜脈弓與靜脈網的內側部集合的血液，構成內側邊緣靜脈，形成大隱靜脈。陽蹻脈則似背側靜脈弓與它的靜脈網的外側部，集合成外側邊緣靜脈。陰蹻脈與小隱靜脈構成的貫通靜脈，在深層延長成血液的迂迴路線，骨骼肌靜脈幫浦促進這些靜脈回流心臟，這些靜脈回流心臟不良，則右心室的肺動脈到肺臟交易就不在，肺臟到心臟的肺靜脈功能也就不良，左心室出來的主動脈也會跟著不良，尤其是頸動脈到腦及眼睛部分機能產生異狀，就病不得臥，目不得瞑。

從現代生理學來看，真是風馬牛不相及也，細細推敲，則有些端倪可循。陽蹻盛則小隱靜脈盛，大隱靜脈較弱，腳內側開始的淺淋巴管是大隱靜脈伴行複數淋巴管，走向腹股溝的淺鼠蹊淋巴節，與從小腿前內側來的淋巴管結合，在經脈循行路徑上，是肝、脾、腎三經脈上行的路線，〈經脈〉人迎寸口比較臟腑之虛實，都是肝膽、腎膀胱、脾胃、心小腸、肺大腸、心包三焦的比較一盛、二盛、三盛之別。

**飛揚穴**去踝 7 寸，與**下巨虛、外丘、陽交等穴**都在一水平線上，所謂「求之上下，人經不同，絡脈異所別也」，〈經脈〉，在臨床上很難區分是膀胱經脈（**飛揚穴**）、膽經脈（**外丘、陽交兩穴**）、胃經脈（**下巨虛穴**），此四穴位在膝下 9 寸，也就是踝上 7 寸，此水平穴的四穴是以飛揚領軍，如果此四穴區血絡多的人，橫膈膜的吸氣功能一定不良，呼吸器官的病變為多，而病人的主訴病狀以鼻子為多，刺此穴區血絡對腦的功能保健效果很好。

## 腦部的常見狀況

| 病症 | 病因 |
|---|---|
| 善忘 | 上氣不足，下氣有餘，腸胃實而心肺虛，虛則營衛留於下，久之不以時上，故善忘也 |
| 善飢而不嗜食 | 精氣並於脾，熱氣留於胃，胃熱則消穀，穀消故善饑，胃氣逆上，則胃脘寒，故不嗜食也 |
| 病而不得臥 | 衛氣不得入於陰，常留於陽，留於陽則陽氣滿，陽氣滿則陽蹻盛，不得入於陰則陰氣虛，故目不瞑矣 |
| 病目而不得視 | 衛氣留於陰，不得行於陽，留於陰則陰氣盛，陰氣盛則陰蹻滿，不得入於陽則陽氣虛，故目閉也 |
| 多臥 | 腸胃大而皮膚濕，而分肉不解焉。腸胃大則衛氣留久，皮膚濕則分肉不解，其行遲。夫衛氣者，晝日常行於陽，夜行於陰，故陽氣盡則臥，陰氣盡則寤 |
| | 腸胃小，皮膚滑以緩，分肉解利，衛氣之留於陽也久，故少瞑焉 |
| | 卒然多臥，邪氣留於上焦，上焦閉而不通，已食若飲湯，衛氣留久於陰而不行，故卒然多臥焉 |

先其臟腑，誅其小過，後調其氣，盛者瀉之，虛者補之，必先明知其形志之苦樂，定乃取之。

**＋ 知識補充站**

金門、申脈靜脈曲張多，腰膝毛病多；然谷、照海靜脈曲張多，頭腦不清楚，呼吸不順暢。四穴水平線上面靜脈曲張多，以排泄問題居多；四穴水平線下面靜脈曲張多，以吸收問題居多。

人生生老病死的觀念，生老有如開花結果，病死有如花萎葉落。頸總動脈的血液上去腦部，春夏血液較順暢所以思考好，如春生夏長一樣，那麼秋收冬藏，血液較不順暢，所以秋冬的血管疾病較多，頸靜脈與舌下靜脈曲張就是人老化心臟不好。

像壓力很大要處理，卻無法處理，導致焦頭爛額的意思。例如大腦皮質結構出狀況，造成老年痴呆症等問題。所以焦頭爛額，不管是巴金森氏症、阿茲海默症，工作壓力大者，額頭會泛黑有青筋出現，頭髮焦枯、蓬頭垢髮。每天早上洗臉時眼部周圍、臉頰多搓揉，對刺激腦神經都有幫助。

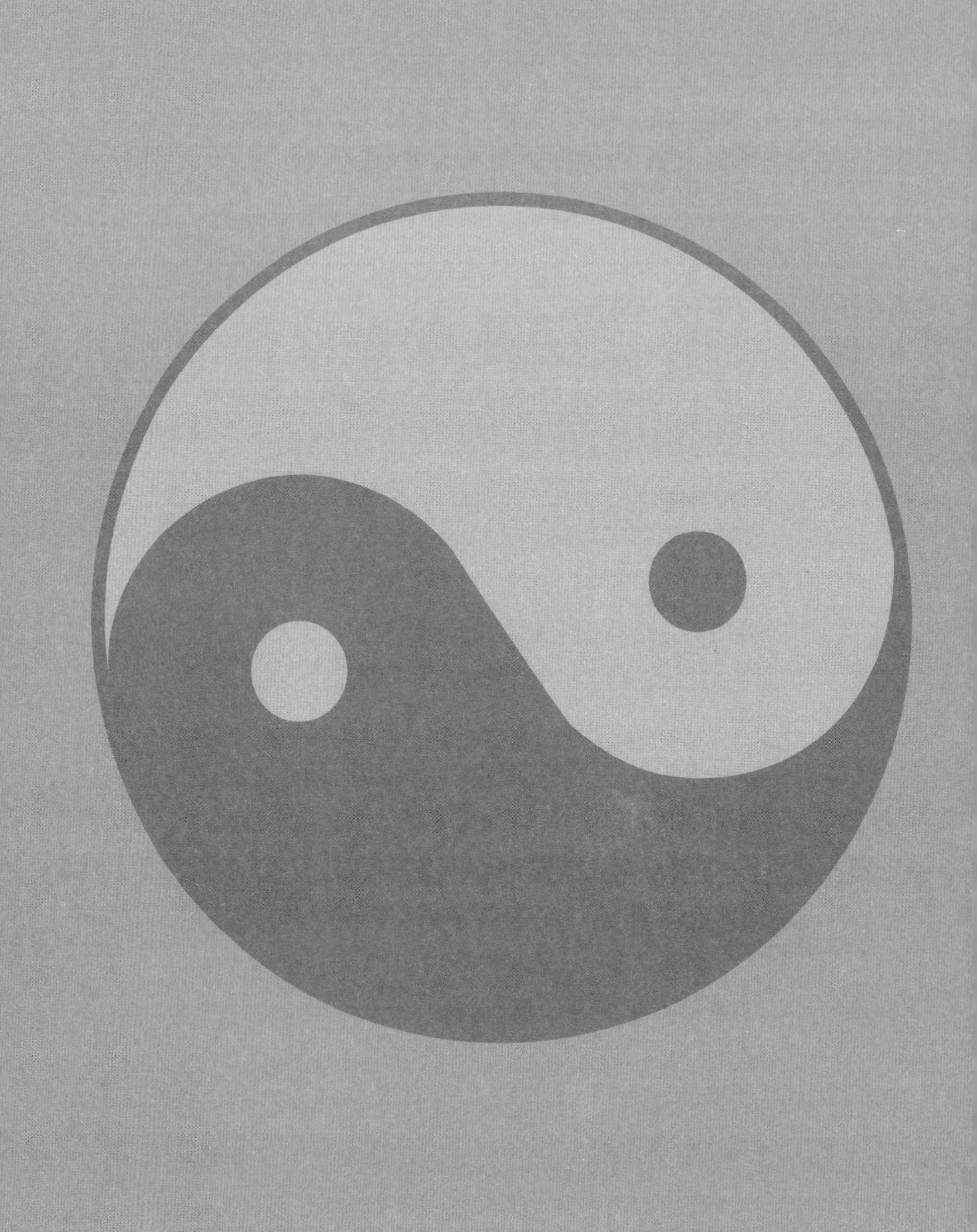

# 第4章
# 病因病機學說

# 4-1 絕骨、衝陽易怒易煩，太衝、太溪容易疲憊

（參考2-15、3-36、5-21、5-24、5-30）

〈五變〉（靈樞第 46 篇）：「五臟皆柔弱者，善病消癉」，長期糖尿病患者最常見的是「多功能衰竭」。〈本藏〉（靈樞第 47 篇）：「髑骬弱小以薄者心脆，肩背薄者肺脆，脇骨弱者肝脆，唇大而不堅者脾脆，耳薄不堅者腎脆。」「fragile」就是「易碎」的意思，人的一生、生老病死，「身體」就要注意是否「易碎而弱」，文（靜）修武（動）煉，必然依據日常生活活動功能表，日月年歲則必是生活品質表來落實。

人對氣候溫度的馴化，英文的「acclimation」是順應長期溫熱環境的變化，「acclimatization」則是短期間順應溫熱變化。長期居位寒帶的愛斯基摩人，就是「acclimation」，日本人移居夏威夷則是「acclimatization」。文意的差異，在生態學上還有遺傳的因素，以及文化適應（cultural adaptation），這表示人體的汗腺也隨之不同，一如美國南部嬰兒（1949～1971 年）的四季死亡率不同，其中以冬季的死亡率偏高，與汗腺無法好好作用也有關；從文化適應上來看，英文的「habituation」是「對暑熱發汗反射，與對寒冷皮膚血管收縮反射的現象」。在馴化進行狀態中，反射機能會習慣而鈍化。

在臨床上，絕骨、衝陽易怒易煩，太衝、太溪兩穴容易疲憊，多針砭、活動、揉按可以改善症狀，尤其血脈汗腺會更加通暢。人的汗腺構造不同，會影響排汗量，如果能養成良好的日常生活活動（activity of daily living），汗腺也會隨之發達。《傷寒論》桂枝湯的服法是「適寒溫服，服已須臾，歠熱稀粥，助藥力。並薄被溫覆一時許，遍身漐漐，微似有汗者益佳，不可令如水流漓，病必不除。一服汗出病差，停後服，不必盡劑。若不汗，更服，依前法，又不汗，後服，當小促其間，半日許，令三服盡。」

**小博士解說**

《傷寒論》最妙的就是藥湯與粥的搭配，如桂枝湯—「啜飲稀粥助藥力」與十棗湯—「糜粥自養」，它們主要作用就是發汗。**「粥」是養生至寶，生病的人有粥才周全。除了桂枝湯要「啜熱粥」**之外，**十棗湯「糜粥自養」**，這兩個養生要領，一個是助藥力，一個是固本培元，現代人「麵」食類很方便，對發育中及強健的人，常吃或大量吃麵食是很好的，對體弱多病，或老弱婦孺只能偶而食之而已，《傷寒論》除了**「熱粥」「糜粥」**之外，還有粳米與糯米，**白虎湯、白虎加人參湯、竹葉石膏湯就用粳米，桃花湯用糯米**。現在科學中藥是以澱粉來製藥，就差不多等於加粳米或糯米於藥方中。

## 寒暑濕氣

| 病因 | 病理表現 |
|---|---|
| 寒 | 欲如運樞，起居如驚，神氣乃浮 |
| 暑 | 汗，煩則喘喝，靜則多言，體若燔炭，汗出而散 |
| 濕 | 首如裹，濕熱不攘，大筋緛短，小筋弛長，緛短為拘，弛長為痿 |
| 氣 | 為腫，四維相代，陽氣乃竭 |

註：陰者，藏精而起亟也；陽者，衛外而為固也。陰不勝其陽，則脈流薄疾，并乃狂。陽不勝其陰，則五臟氣爭，九竅不通。

## 煎厥和薄厥的比較

| 病名 | | 煎厥 | 薄厥 |
|---|---|---|---|
| 原文 | | 陽氣者，煩勞則張，精絶，辟積於夏，使人煎厥。目盲不可以視，耳閉不可以聽，潰潰乎若敗都，汩汩乎不可以止 | 陽氣者，大怒則形氣絶，而血菀於上，使人薄厥。有傷於筋，縱其若不容 |
| 病因 | | 過度煩勞（勞傷） | 大怒（情志） |
| 症狀 | 相同 | 昏厥（突然昏倒，不省人事） | |
| | 相異 | 目盲，耳閉 | 傷筋則縱（肢體弛緩不收、不能隨意活動），汗出偏沮（半身無汗），偏枯（半身不遂） |
| 病機 | | 陽氣亢盛於外，陰精秏損於内 | 氣血上逆，閉塞神明 |
| 針灸 | | 補太衝、太溪 | 瀉衝陽、絶骨 |
| 代表藥方 | | 補中益氣湯、腎氣丸 | 加味消遙散、柴胡桂枝龍牡湯 |

**＋ 知識補充站**

1. 絶骨、衝陽靜脈曲張多，暴飲暴食、易怒易煩。
2. 太衝、太溪靜脈曲張多，過勞、容易疲憊。

## 4-2 大頭多喜舒爽，小頭多喜溫暖 （參考2-15）

春夏氣溫上升，生物的活動季節開始，白天時間漸漸加長，台灣梅花從南到北漸次開花，吹奏著生命躍動感，是一年的生命流轉的起點，開啟動物的性功能，對日照敏感的鳥類，腦的下視丘敏感於日照時間的差微，因此刺激腦下垂體活動，分泌性腺激素，因此鳥的羽毛特別鮮豔，求偶聲也隨之而現。鳥類的生育集中在1到3月，7到8月明顯地較少，逆算起來，4到6月春的季節受胎頻率較高，春機、春情蕩漾、回春……春宮……。

因為春天來了，白天氣溫顯著上升，晚上又冷了起來，夜晚交際應酬，春季雨後，五月也是犯罪、自殺和精神狀態變化最多的季節。夏季暑熱、暑假，歐洲人有夏季日光浴，可見西方的「仲夏夜之夢」，七月的平均氣溫是18℃，降水量是60毫米，換成東方的台北、東京則成了「真夏夜之噩夢」，平均氣溫26℃，降水量130毫米，日本啤酒消耗量在七月最高，6到8月的消耗量占全年的一半，高溫多濕的夏季，食欲減退，睡眠不足，身體消耗量多，**腸胃炎及傳染病也跟著多**。

現代冷氣設備普及，室內氣溫下降又除濕，長時間在此環境下，新的季節病隨之而來，自律神經失調、腸胃不適、頭痛、腹痛、生理痛等，冬天的暖房溫度24℃前後，夏天的冷氣溫度27℃左右，是對人體較適合的溫度，也不會違反體內代謝量。另外，人在暑熱的戶外高溫，與室內冷氣的溫差影響下，容易令人產生歇斯底里。溫差對呼吸器官及腦幹呼吸中樞容易造成思緒中斷，長期對腦力也有傷害。

**小博士解說**

將《傷寒論》便捷地使用於日常生活中：

- 偶而頭暈、頭痛，熱開水漱口服用五苓散。
- 胸悶無名腹痛服用小建中湯、小柴胡湯、黃連湯。
- 消化方面問題則服用半夏瀉心湯、甘草瀉心湯、生薑瀉心湯、理中丸。

從桂枝湯到小建中湯，從理中丸到黃連湯，再從黃連湯到小柴胡湯……幾乎都在嘗試增加膽汁排出量，加強肝門靜脈血流循環，肝臟內部的微血管構造，主要在使肝細胞擴大面積，期許可以接觸肝門靜脈血流，接收營養物質，過去《傷寒論》藥方是用來對症下藥，令人無妨試著來用科學中藥，偶而試試它們調理，「保健肝膽腸胃」——半夏瀉心湯、黃連湯的神奇，可用來日常忙碌生活保健。至於「傷寒」、「感冒」用方——柴胡桂枝湯、葛根湯，則可用來改善及加強免疫能力。千萬不要皮包口袋內都帶著西藥成藥，不論是否醫師或藥師處方，都不宜長期過量使用。

## 一天的循環

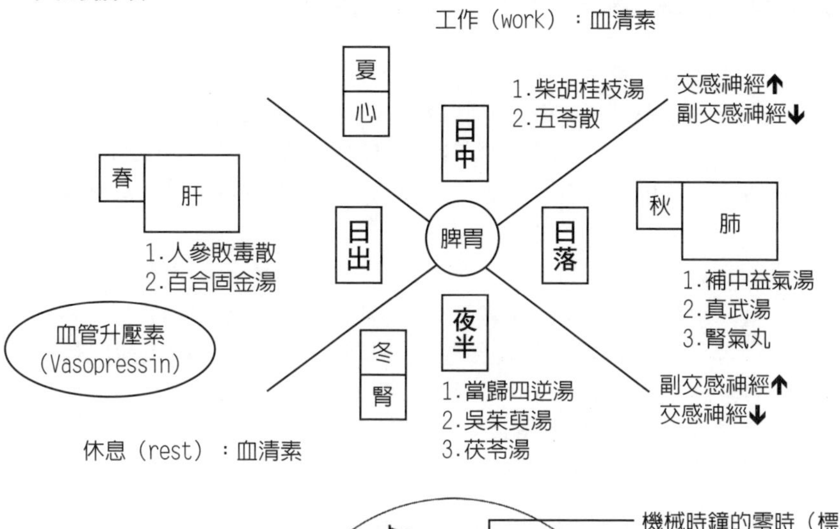


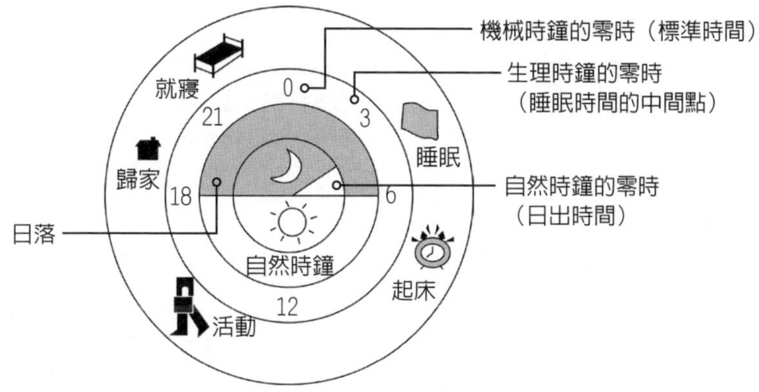


## 五形人與四季氣溫

| 五形人 | 頭 | 臉型 | 能 | 不能 | 喜好氣溫 |
|---|---|---|---|---|---|
| 木 | 小 | 長臉 | 春夏 | 秋冬 | 溫暖 |
| 火 | 小 | 尖下巴（臉漂亮或多橫肉） | 春夏 | 秋冬 | 溫暖 |
| 土 | 大 | 圓臉 | 秋冬 | 春夏 | 涼爽 |
| 金 | 小 | 方面 | 秋冬 | 春夏 | 涼爽 |
| 水 | 大 | 面不平（臉漂亮或多坑坑洞洞） | 秋冬 | 春夏 | 涼爽 |

**＋ 知識補充站**

頭大的人多喜涼爽天氣；頭小的人多喜溫暖天氣。陽氣者因暴折而難決，故善怒也，病名曰陽厥。陽明者常動，巨陽少陽不動，不動而動大疾，此其候也。奪其食即已（少吃喝，節飲食）。夫食入於陰，長氣於陽，故奪其食即已。使之服以生鐵洛為飲（胃腸消化藥），夫生鐵洛者，下氣疾也。（病能論．素問46）

# 4-3 西瓜苦瓜退火，龍眼芝麻上火

春暖，多酸色青柔肝；夏熱，多苦色紅養心；秋涼，多辛色白潤肺；冬寒，多鹹色黑滋腎。一年四季多甘、色黃、益脾胃，食物冷熱也隨之大不相同。夏熱，是**西瓜**水分多又甜的美味時分，冬寒是**羊肉、雞肉**蛋白質多又帶鹹味的季節，夏熱火大，也是**苦茶、苦瓜**的流行時分，冬寒冷酷，則是**龍眼薑母茶、芝麻糊**的盛行時分。

時令與飲食養生息息相關，有道是「春夏番茄不可少，秋冬大白菜不可缺」。夏季特產的西瓜，水分豐富，常用來當夏天解熱利尿之用的水果和飲料。西瓜生長在沙地，在一年之中日照最多的夏天產出，當降雨量少時，西瓜產出特別的甜；反之，雖有強烈日照，卻多雨時的夏天，西瓜所含的甜分就會降低，西瓜就像是天生的白虎湯，也就是解熱聖品，卻要種植在少雨的沙地，才能孕育甘美的口感，一如人的身體因有四季的調節，才能顯得強壯豐沛。

從飲食營養到心臟的路徑來看，肝臟與膽參與胃腸的消化作業後，將營養精華由兩路回心臟，一條水路（水溶性的維生素）從肝臟經過肝門靜脈回心臟，主要是中焦的肝臟、胃、十二指腸，肝門靜脈的水路，即「中焦如漚」上到心臟，再往「肺動脈」注於肺部，再由「肺靜脈」回心臟後，「主動脈」才將血液輸送到全身，即「上焦如霧」，可視為氣血之路；而體液與飲食糟粕殘渣流入膀胱與大腸，即「下焦如瀆」。

秋高氣爽賞楓、遊山玩水，也是肥蝦美蟹的好季節，在夏季寒涼食飲下，腸胃黏膜的新陳代謝較弱，美食當前的秋季一來，在內外交次下，**食物中毒的機會比其他季節更多**；暑熱氣溫下降，溫度也下降，情緒又趨穩定，人們欣賞天地與藝術機會變多，使身體釋放能量，補充更多熱量，飲食增加，潛意識的需求會趨向選擇各種食物，來攝取人體所需的營養來源。

**小博士解說**

西瓜是天生的白虎湯，龍眼幾乎也是天生的青龍湯。《傷寒論》真武湯是北方玄武，以龜蛇之象，取其陰。白虎湯，西方白虎之象，取其陽。真武湯生薑、附子、芍藥、白朮、茯苓，去裡寒仍有芍藥之酸寒，以解表熱。白虎湯知母、石膏、甘草、粳米，去表熱仍有粳米之甘溫，以解表寒。臨床上，真武湯對呼吸器官的支氣管、肺泡黏膜組織的新陳代謝作用較大，白虎湯則對消化器官的食道、胃、小腸、大腸的黏膜組織的新陳代謝的作用較大，所以，慢性閉塞肺臟疾病（COPD），真武湯是常見藥方，初期糖尿病，白虎湯則是代表，同樣的青龍湯類屬陽及瀉心湯類屬陰，臨床觀念上，所有桂枝、麻黃的藥方全屬於青龍湯類，所有黃連、黃芩的藥方則屬於白虎湯類。

## 五味之過

| 味過於 | 病狀 |
|---|---|
| 酸 | 肝氣以津，脾氣乃絕。 |
| 鹹 | 大骨氣勞，短肌，心氣抑。 |
| 甘 | 心氣喘滿，色黑，腎氣不衡。 |
| 苦 | 脾氣不濡，胃氣乃厚。 |
| 辛 | 筋脈沮弛，精神乃央。 |

註：是故謹和五味，骨正筋柔，氣血以流，腠理以密，如是則骨氣以精，謹道如法，長有天命。

風客淫氣，精乃亡，邪傷肝也。因而飽食，筋脈橫解，腸澼為痔。因而大飲，則氣逆。因而強力，腎氣乃傷，高骨乃壞。

## 四季常見疾病之穴道與代表藥方

| 四季 | 臓 | 常見疾病 | 穴道 | 養生藥方 |
|---|---|---|---|---|
| 春 | 肝 | 過敏、鼻病、呼吸道疾病 | 太衝、肝俞 | 人參敗毒散 |
| 夏 | 心 | 中暑、腸胃病 | 神門、心俞 | 半夏瀉心湯 |
| 秋 | 肺 | 食物中毒、肝病、皮膚病 | 太淵、肺俞 | 柴胡桂枝湯 |
| 冬 | 腎 | 中風、腦心血管疾病 | 太溪、腎俞 | 腎氣丸 |

**＋ 知識補充站**

1. 神門、太淵靜脈凸顯多，夏天秋天不好過。
2. 肺俞、心俞腫脹或按之疼痛，夏至秋冬難過；肝俞、腎俞腫脹或僵硬或疼痛，逢冬天、春天常身體不適。
3. 太衝、太溪靜脈曲張，大多會在冬天春天感到不舒服。

人情緒變化有七：喜、怒、憂、思、悲、恐、驚，心令人喜，肝讓人怒，脾則思與憂，肺使人悲、腎有恐驚。精神上，心主宰神氣，肝負責魂舍，脾掌營意智，肺與氣魄息息相關，腎與精志關係密切。慈禧太后從入宮開始，七情五味雜陳，歡喜得進宮，但宮廷的鬥爭，心是七上八下，情緒變化，耗損精氣神，也砥礪意智與精志，隨著年齡增長，變得更有氣魄，伴隨的是心神常不寧，魂常不守舍，失眠問題漸多，消化排泄問題也漸多，從清宮醫案的用藥處方去推敲，她身體狀況的變化，也可了解其生命征戰過程，富貴得來不易，珍惜更困難。

# 4-4 頭頂上星、腦空戶

（參考5-32）

古希臘醫師希波克拉底（Hippocrates），強調「空氣、水、場所」，可說是一言以蔽之，包括土地的氣候、地形、水質、日照等環境條件，與不同土地的生活形式，和居民的體況與體質，與疾病有密切關係。《內經》的〈生氣通天論〉、〈異法方宜論〉和〈陰陽二十五人〉，三篇統計研究的報告與交集，在二千多年前是很具體解析實用要領。西元一、二世紀的羅馬帝國，民眾的日常生活已經利用醫學曆法（calendar），從季節變化，採取必要的防範措施；中世紀的德國，已有風邪曆法（calendar），預防感冒風邪（加強免疫力），提醒民眾在冬季要進食暖熱飲食，不要大量運動，並控制洗髮次數（因為當時沒有吹風機），三月一定要洗澡，避免放血（中世紀從手腕放出充血是普遍的治療行為，與《內經》的〈血脈絡論〉、〈刺腰痛〉的以「血絡」放血的方式是大不同的），五月不能空腹喝水，特別是不要喝啤酒（因為寒涼傷腸胃，會造成人體免疫力降低）。

春夏秋冬各三月，季節呈現春暖、夏熱、秋涼、冬冷，在時時刻刻變化的氣象現象，氣溫、溫度、氣壓、風向、風速、日暖等瞬間驟變，讓身體有自動調節的機能來應對處理，也因此產生各種的體質來調節季節性的疾病。

人體的日平均氣溫變化與身體基礎代謝量有密切的關係，基礎代謝是在人體靜止時維持體溫所需的熱量，當代謝量多時，防止體溫降低並調節體溫；相反，夏季代謝量較少，會抑制體溫上升來作調節。台灣春季的氣溫上升較遲，時間約三週；秋季的氣溫下降約七到十天，所以代謝量也會不一樣。頭頂的上星、腦空、腦戶等穴是人的頭頂煙囪區，上矢狀靜脈與導靜脈多在此些穴區活動加速，而滿頭大汗，必然隨著氣象與飲食而產生變化。

**小博士解說**

以嬰兒的醒與睡來看覺醒與睡眠最精確，開始如曙光一現，徹底地活潑化網狀體賦活系統（RAS），然後才動到表情肌肉群，即腦幹的第二到十二對腦神經，最後才將大腦動起來，包括第一對腦神經嗅神經。或笑、或哭來加強肺活量，促進肺臟大量氣體交換，將更多的氧氣供應給全身的需求。

台灣人講嬰幼兒的醒睡徵兆叫「伸輪」，就是伸展肢節、輪轉軀體，伸展肢節主要是活動周圍神經，是醒來的前兆，而且是大腦皮質稍稍透訊息給小腦開始做些小小動作，由腳而手，由腰尻神經叢而頸臂神經叢，接著輪轉軀體是兼及自律神經，啟動交感神經與副交感神經機制。

## 善病病症

| 善病 | 病症 |
|---|---|
| 善病風厥漉汗 | 肉不堅，腠理疏，則善病風。候肉之不堅，膕肉不堅，而無分理，理者粗理，粗理而皮不緻者，腠理疏，此言其渾然者 |
| 善病消癉 | 五臟皆柔弱者，善病消癉 |
| 善病寒熱 | 小骨弱肉者，善病寒熱，顴骨者，骨之本也，顴大則骨大，顴小則骨小，皮膚薄而其肉無䐃，其臂懦懦然，其地色殆然，不與其天同色，污然獨異，此其候也。然後臂薄者，其髓不滿，故善病寒熱也 |
| 善病痺 | 粗理而肉不堅者，善病痺 |
| 善病腸中積聚 | 皮膚薄而不澤，肉不堅而淖澤，如此，腸胃惡，惡則邪氣留止，積聚乃傷脾胃之間，寒溫不次，邪氣稍至，蓄積留止，大聚乃起 |

## 左五處腦空看心情、右五處腦空看脾氣

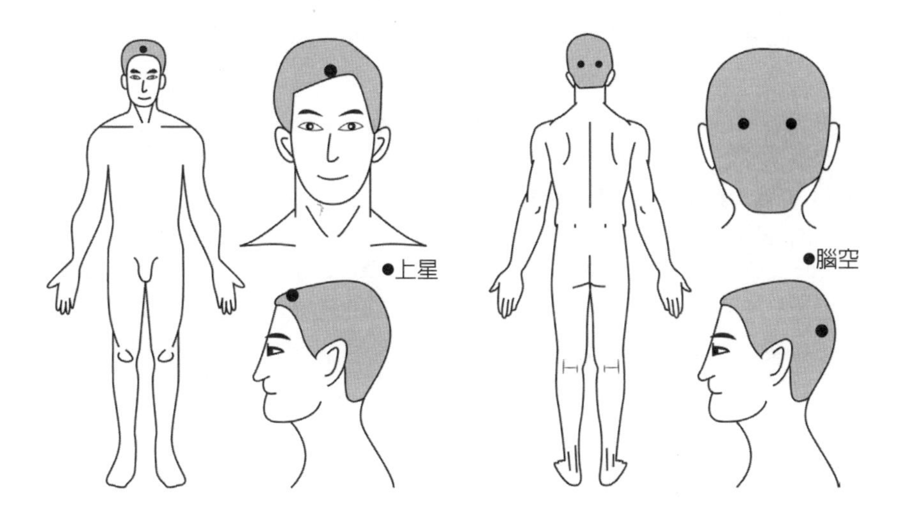


督脈上星、腦戶劃一線，看左右膽經脈五處到腦空穴區肌膚狀況：
（一）左側五處、目窗、玉枕、腦空瘡疹多，憂心忡忡，心神不寧。
（二）右側五處、目窗、玉枕、腦空瘡疹多，煩躁不安，脾氣不好。

**＋ 知識補充站**

夫木之蚤花先生葉者，遇春霜烈風，則花落而葉萎。久曝大旱，則脆木薄皮者，枝條汁少而葉萎。久陰淫雨，則薄皮多汁者，皮潰而漉。卒風暴起，則剛脆之木，枝折杌傷。秋霜疾風，則剛脆之木，根搖而葉落。凡此五者，各有所傷，況於人乎。

# 4-5 日本醫學氣象預報與台灣寒熱劇變

（參考3-10、4-13、5-6、5-31、6-10）

日本的醫學氣象預報，會用氣象圖來預報支氣管氣喘與小兒氣喘的發作盛行期；在天氣變化，鋒面通過時，會出現降雨、氣溫忽冷忽熱或氣候不佳時，人也會感到不舒服。日本專家研究指出，當高氣壓通過時，氣喘發作頻率高，特別是秋季的移動性高氣壓（traveling anticyclone）（春夏秋冬 ➔ 肝心肺腎，秋乃肺也），所以在秋高氣爽之際，氣喘患者氣喘的症狀會增多或惡化。一般來自大陸的移動性高氣壓，會帶來乾燥空氣與晴天，風勢也轉弱；由於夜間輻射冷卻，造成地表附近冷空氣滯留，使氣溫因空氣接觸地面而容易逆轉；在此狀態下，都市的混濁空氣會停留在地面，產生霧氣，使過敏原隨塵埃散布，讓真菌類、花粉停滯在地面，促使過敏性氣喘發作。當我們觀察日本九州的氣象圖，氣壓圖變化越大時，當天氣喘患者的數量就會增加。現代都市空氣汙染狀況多，日本東京對當天及隔天的空氣汙染有作**預報**、**注意報**（0.12ppm 以上）及**警報**三種不同的輕重措施。

風濕關節炎、神經痛是最常見的氣象熱帶疾病（meteoro-tropical disease），在日本方面的研究指出，這些疼痛與低氣壓前線及高氣壓關係密切。當低氣壓從西方接近日本時，病人的疼痛就會增強；向東移去時，疼痛就會馬上遽減，但是病症的惡化與誘發，不只是氣象因素（氣溫、氣壓、濕度）造成，也有因為氣象（例如：低氣壓通過、冷暖氣團交替等）的變化影響而形成，如當冷鋒（cold front）通過，低氣壓溫暖區域的吻合，使日本海的低氣壓發達，強風從南方向中心吹送，就會出現病人疼痛增加的情形，伴隨冷鋒，症狀會更加明顯；當高氣壓通過時，病痛的症狀則會減輕。

台灣在寒流期間，只要溫度突然變化，因寒冷而猝死的人數會增加，溫差越大，死亡人數就越多；同樣，在炙熱的夏天中暑機率並不低，台灣的溼熱天氣，尤其是大台北，因為盆地的關係，免疫力不佳的人，常會有皮膚過敏、眼鼻的敏感症，尤其在季節變化時，症狀都會變得很嚴重，旅居國外的人，感受特別強烈。

## 虛邪的傳化次序（百病始生．靈樞66）

| 次序 | 部位 | 路徑 |
|---|---|---|
| ① | 始於皮膚 | 皮膚緩則腠理開，開則邪從毛髮入，入則抵深，深則毛髮立，毛髮立則淅然，故皮膚痛 |
| ② | 絡脈 | 痛於肌肉，其痛之時息 |
| ③ | 經脈 | 洒淅喜驚 |
| ④ | 輸脈 | 六經不通四肢，則肢節痛，腰脊乃強 |
| ⑤ | 伏衝之脈 | 體重身痛 |
| ⑥ | 腸胃 | 賁響腹脹，多寒則腸鳴飧泄，食不化，多熱則溏出麋（指大便糜爛腐敗，惡臭難聞） |
| ⑦ | 募原 | 息而成積（大網膜、內臟脂肪） |

## 台灣氣象與疾病

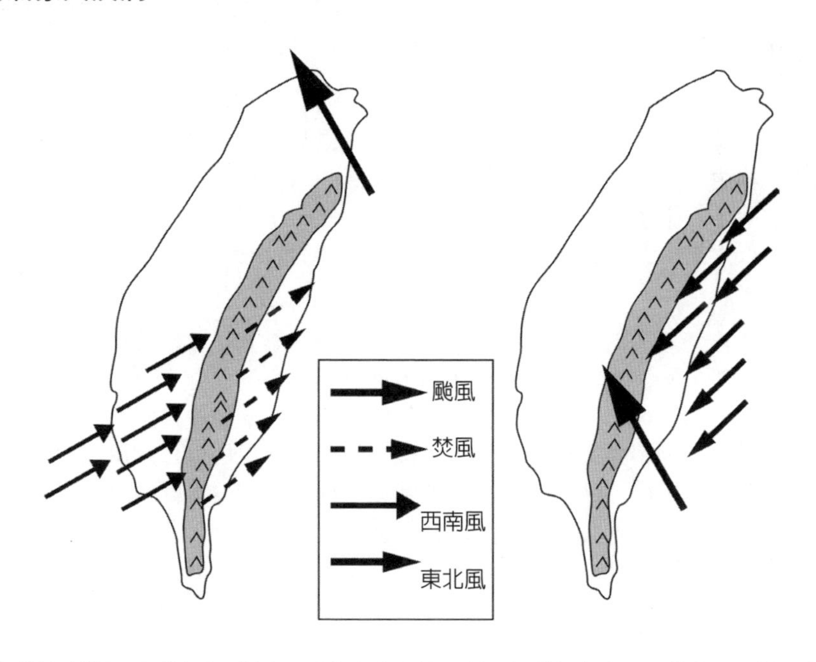


台灣基隆地區雨季較長，對風濕關節炎患者較不利；台灣台東地區屬焚風區，對腦心血管疾病患者較不利。

# 4-6 身體氣候區域與風雨寒濕

生物氣候區（bioclimatic region）是指當地氣候，即天氣的狀態對人體的影響，舉凡溫度、溼度、日照、風的型態等都可以作為指標；是以亦能稱之為身體氣候區。西德地理學者 Becker.R 在舊西德生態氣候地域研究中，發現各個地域有其適合治療的疾病，他**以溫熱作用（氣溫的變化）、放射作用（紫外線等）、大氣化作用（例如：海邊地表附近的大氣層中的碘與臭氧的比例，此三者複合結果對身體影響較大）**，作成地圖，顯示德國波昂等工業地帶氣候變化較強的區域，居民身體負擔較大，健康也不佳，不適合人類居住；反之，柏林則屬於氣候變化緩和，對人體刺激較少的城市。

慢性支氣管炎，在臨床定義為每年至少出現三個月的慢性疾病。病人伴隨痰性咳嗽，為期至少二年以上；在病理檢查上，為氣管支氣管黏液腺體肥大，且小型支氣管和細支氣管的杯狀細胞數目增加；病徵為體內黏液製造過量，與抽菸、嚴重工業空氣汙染、寒冷潮溼氣候，以及反覆發作的深部病毒性和細菌性呼吸道感染有密切關係。

慢性支氣管炎在一開始，會發生嚴重乾咳，而病人在咳出痰液時，是咳嗽最嚴重的程度，痰液量多，呈黏液狀、棕褐色；如果為急性感染時，痰液化為膿痰，呈灰色或綠色時，藥方可以用小青龍加石膏湯、麻杏甘石湯，是很好的考量；當天氣變化時，效果更好，尤其是老弱婦孺，即使服用科學中藥，只要療程長，效果都非常好；對於長期抽菸族群，也可以用它來減少慢性阻塞性肺病（COPD）的罹患率。

患有慢性支氣管炎的病人，如果發生下呼吸道感染，比平常人患病時的症狀更加嚴重。雖然，慢性支氣管炎最後並不會併發肺氣腫，而在香菸中焦油成分會引發炎性反應（即發炎），使肺部變成肺氣腫的結構。罹患慢性阻塞性肺的病人，夜間咳嗽發生的頻率與急性肺炎病人近似。建議藥方可用柴葛解肌湯、承氣合小陷胸湯、麻黃白朮湯、參蘇飲，以及補肺湯、補肺阿膠散、都氣丸、人參固本丸或人參養榮湯等，白天服用，晚上配合真武湯，腎氣丸等，並安排有氧運動等療程，可以大大改善病症；加上環境的變化，尤其是氣候方面，搭配中藥的對症下藥，配合療程，比大部分市面上的健康食品，更能養顏美容、延年益壽。

## 病起三部

| 病生 | 病傷 | 病起 |
|---|---|---|
| 喜怒不節 | 傷臟 | 陰 |
| 清濕襲虛 | 下半身 | 下 |
| 風雨襲虛 | 上半身 | 上 |

## 內外三部之所生病

| 生活問題 | 傷 |
|---|---|
| 憂思 | 心 |
| 重寒 | 肺 |
| 忿怒 | 肝 |
| 醉以入房，汗出當風 | 脾 |
| 用力過度，若入房汗出 | 腎 |

## 德國柏林（Berlin）、波昂（Bonn）地圖

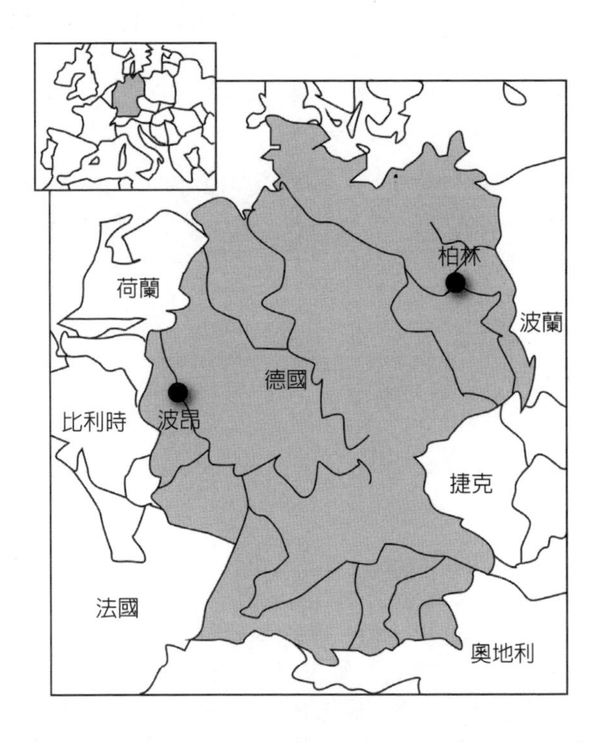


德國波昂等工業地區，氣候變化較大，對居民身體負擔較重；柏林等都市地區，氣候變化較小，對居民身體負擔較輕。〈上古天真論〉與〈百病始生〉就是如此呼應。

# 4-7 德國醫學氣象預報

德國氣象局有「醫學氣象預報（Medizin-meteorologische Vorhersage）」，始於1952年，在第二次世界大戰戰後，由漢堡氣象台率先開始，氣象台工作人員與大學的醫學及地理學、生物學研究者協力合作研究氣象與健康的關係。《內經》〈上古天真論〉、〈四氣調神大論〉、〈生氣通天論〉……都是討論環境氣象變化，對身體的影響。在第二次世界大戰時，德國的氣象醫學就已經非常進步，現代更是不同凡響。相對於《內經》的環境氣象醫學，令人省思不已。

早期的「醫學氣象」研究報告。隨著衛星氣象報告，氣象資料越來越精確，反觀大部分的國家仍在「帶雨衣、雨傘……穿暖和……多喝水避免中暑……」等氣象預報階段。

早期的德國氣象台，因為地區性質不同，有各自的研究與觀察方法，此時期整個德國的氣象資料無法被統一運用。1978年，德國氣象局有鑑於此，做出全國統一的醫學氣象預報紀錄，採用簡便記號（code）方法，發明新的醫學氣象預報的疾病障礙一覽表。醫師對急症判斷必要的障礙及病痛，大多參考氣象台的醫學氣象預報；氣象台分兩次預報，一次是當天早上，另一次則是傍晚。預報有五位數字，前三個數字代表疾病號碼，如過敏013、集中力015、頭痛016、事故020、死亡030、一般死亡031、心臟死032、神經病050、偏頭痛051、中風052、腎結石061、膽結石062、痙攣063、心肌梗塞072、狹心症073、低血壓症074、高血壓症075、早產104。

第四個數字是關於同日到當夜，0是預報後12小時內沒有問題，超過12小時才有問題，1是預報後24小時內都有問題。最後第五個數字是對疾病的影響程度分三個階段，完全不受影響的階段為0，受氣象不良影響輕度為1，重度為2，如出現07202的號碼，就是指心肌梗塞，在當日沒有異狀，隔天則會有嚴重的影響。德國勞工階級普遍不會注意，相對他們也都計較工時、休假和薪水。反之，白領階級的管理階層則大多重視這份資料，但他們也大多超時工作（因為收入高，過勞死的機會也大幅增加，這就是M型化社會的結果之一。）

**小博士解說**

二十四節氣中，春分與秋分——溫度變化，冷而熱，熱而冷；夏至與冬至——太陽早起與晚起。十二星座二十四節氣對應，羊的星座有二，牡羊與魔羯，各自對應清明與小寒，水瓶與天蠍，各自對應三星座，分別是大寒、立春、雨水，與霜降、立冬、小雪，節氣、星座與人的個性有相當對應。節氣規律的變化，調整自己的生活習慣，針對自己的「弱點」，稍向自己優點看齊，截長補短，很不喜歡動，不見得要大動不可，選擇自己喜歡的季節，做些娛樂活動，很不喜歡靜的人，也可以選擇定點休假度假做調整。

## 積久成疾的傳化次序

| 得寒生厥乃成積 | 厥氣生足悗，悗生脛寒，脛寒則血脈凝濇 |
|---|---|
| 血脈凝濇，則寒氣上入於腸胃 | 入於腸胃則䐜脹，䐜脹則腸外之汁沫迫聚不得散，日以成積 |
| 卒然多食飲 | 腸滿 |
| 起居不節，用力過度 | 絡脈傷 |
| 陽絡傷 | 血外溢 |
| 血外溢 | 衄血 |
| 陰絡傷 | 血內溢 |
| 血內溢 | 後血 |
| 腸胃之絡傷 | 血溢於腸外 |
| 腸外有寒，汁沫與血相摶，則併合凝聚不得散 | 積成 |
| 卒然外中於寒，若內傷於憂怒 | 氣上逆 |
| 氣上逆 | 六俞不通，溫氣不行，凝血蘊裏而不散，津液濇滲，著而不去，而積皆成矣 |

**+ 知識補充站**

闌尾連接著盲腸，是右髂骨窩中的管腔臟器，消化道之中，淋巴組織最發達的臟器，與鼻咽、口咽、舌咽扁桃腺等，是體內重要的淋巴小節，淋巴小節因為沒有皮膜，屬於非器官性組織，人體600個淋巴節有皮膜，則屬於器官性組織，散布在腋下、胸部與腹股溝附近。

闌尾的長度因人而異，歐美人約7~12cm，日本人約5~7cm。急性闌尾炎以10~20歲居多，小兒及高齡者不多。（壓力與飲食不正常為最常見因素，營養不良越需要營養，只要供給不良就易發炎）小兒病例因大網尚未發達，半數闌尾炎併發泛發性腹發炎，高齡病例因感覺較不敏銳，容易病情嚴重化。

闌尾與闌尾腔閉塞，加上細菌感染，病毒感染、過敏，糞石、果實的種子，蟯蟲、蛔蟲，腫瘤、暴飲暴食造成腸管內壓上升等，闌尾的閉塞引起內壓上升，出現血流障礙，甚至細菌感染，就會出現急性闌尾炎。這整個過程是漸進性的，所以，在平常簡單不起眼的腹痛或下肢疼痛，很可能就是慢性闌尾炎，在往急性闌尾炎的方向發展。通常徐緩發生的部位在盲腸與迴腸末端，大網等包起來形成膿瘍，急速引起血流障礙，可能出現穿孔而泛發性腹膜炎。

# 4-8 季節性疾病與常見疾病

春風暖，夏風熱，秋風涼，冬風冷，季節和氣象的變化以「風」代之。遠古以來，腦心血管疾病中風、感冒風邪、破傷風、風濕病、風疹、風熱、頭風、風毒、馬上風、羊癲瘋……等疾病，也是以「風」代之。

季節性疾病是因為氣象影響而造成人體疾病，從病理學來區分，可分為三種，如下所示：

1. 季節變化直接造成疾病及病情惡化，例如：**心肌梗塞、腦出血、腦梗塞**。
2. 季節變化間接地使身體生病及病情惡化，例如：**氣喘、百種感染疾病**。
3. 昆蟲或病原體及某些發病的物質等生物，因季節變化影響而發病，例如：**花粉症、瘧疾、日本腦炎等**。

從日本（1952～1956年）、英國（1952～1956年）、德國（1956年）、美國（1953～1957年）的「季節性疾病年曆表」（Seasonal Disease Calendar），四個北半球的國家的六項疾病資料顯示，中國的「秋風掃落葉」、「秋收」、「秋決」的秋季，是氣候的熱冷轉變外，也常是人體疾病大變化時，以胃腸炎的好發季節來看，日本與美國都是夏秋之季，英國、德國則是春季，除了氣候變化之外，幾乎集中在冬春兩季，顯示胃腸炎與飲食作息習慣關係較大，感冒與支氣管炎則與飲食作息關係較小。《內經》：「食雜而不勞，多病萎厥寒熱，治宜導引按蹻。」（〈異法方宜論〉）、「五臟皆柔弱者，善病消癉。」（〈五變〉篇）生活習慣不好、動靜不合時序規矩，必然多萎厥寒熱與消癉易傷。《圖解內經》讓讀者知之（知其然），進而由之、實踐之（知其所以然）。

**小博士解說**

靜脈血栓因血液凝固亢進、血流停滯、血管內皮障礙造成單側下肢的腫脹、浮腫、疼痛（緊張感）的時候，很可能是髖靜脈到下肢靜脈的血栓性閉塞，這些症狀會與時間一起因側副血行路發達而改善，如持恆運動、指壓、按摩、放血及服用四逆湯類（四逆散、四逆湯、當歸四逆湯、通脈四逆湯、真武湯）而改善。

血栓子從靜脈壁游離而造成肺栓塞，會出現胸痛、呼吸困難、冷汗、失神、動悸等，肺經脈與大腸經脈、胃經脈……等的是動病與所生病可見一斑，更嚴重的大血栓子閉塞中樞側肺動脈的話，會出現休克甚至心臟停止。即使沒有立即造成致命的結果，只要深部靜脈血栓症發病後，不接受持續適當治療，深部靜脈及表層靜脈產生慢性的靜脈瓣不全，導致下肢靜脈瘤、靜脈鬱滯性下肢潰瘍（靜脈血栓後症候群），還有長期間反覆肺血栓塞症使得肺的氧氣機能低下，就會造成從肺高血壓到右心臟衰竭（慢性肺血栓塞症性肺高血壓症），下肢腫脹的疾病最必要的鑑別是淋巴浮腫，兩側腫脹則可能是心臟方面、腎臟方面、低蛋白血症、甲狀腺機能低下症等。

## 四國季節性疾病對照表

| 疾病 | 常發生疾病月分 | | | |
|---|---|---|---|---|
| | 日本 | 英國 | 德國 | 美國 |
| 流行性感冒與支氣管炎 | 12～4 | 11～4 | 1～4 | 10～3 |
| 胃腸炎 | 7～10 | 1～3 | 2～5 | 7～11 |
| 腦心血管疾病 | 11～5 | 12～4 | 1～5 | 10～4 |
| 腎臟炎 | 10～2 | 1～4 | 1～3 | 12～4 |
| 癌 | 9～11 | 10～2 | 9～2 | 9～1 |
| 衰老 | 11～2 | 12～3 | 1～4 | 9～1 |

## 此皆陰陽表裏、內外雌雄相輸應也，故以應天之陰陽也。

| 方位 | 色 | 入通 | 開竅 | 藏精 | 病發 | 口味 | 類 | 畜 | 穀 | 四時 | 氣 | 音 | 數 | 病 | 氣味（嗅） |
|---|---|---|---|---|---|---|---|---|---|---|---|---|---|---|---|
| **東** | 青 | 肝 | 目 | 肝 | 驚駭 | 酸 | 草木 | 雞 | 麥 | 歲星 | 春頭 | 角 | 八 | 筋 | 燥 |
| **南** | 赤 | 心 | 耳 | 心 | 五臟 | 苦 | 火 | 羊 | 黍 | 熒惑星 | 夏臟 | 徵 | 七 | 脈 | 焦 |
| **中央** | 黃 | 脾 | 口 | 脾 | 舌本 | 甘 | 土 | 牛 | 稷 | 鎮星 | 長夏脊 | 宮 | 五 | 肉 | 香 |
| **西** | 白 | 肺 | 鼻 | 肺 | 肩 | 辛 | 金 | 馬 | 稻 | 太白星 | 秋肩背 | 商 | 九 | 皮毛 | 腥 |
| **北** | 黑 | 腎 | 二陰 | 腎 | 谿 | 鹹 | 水 | 豬 | 豆 | 辰星 | 冬四肢 | 羽 | 六 | 骨 | 腐 |

故善為脈者，謹察五臟六腑，一逆一從，陰陽表裏，雌雄之紀，藏之心意，合心於精，非其人勿教，非其真勿授，是謂得道。

**＋ 知識補充站**

〈五色〉描述將病未病及病變演化的情形，〈五閱五使〉則是目前病變狀況，二者一定要參合運用，對藥方的掌握，精確度才會提高。眉頭泛白是肺部有礙的徵兆，如果臉頰旁也都呈現青黯色或灰白色，是感冒風寒，適合小青龍湯、九味羌活湯，需要發汗（注意：聚焦於眉頭，眉頭泛白越明顯，越凝聚，就是風寒）。

右眉頭較白且泛青，亦屬小青龍湯證。若淺白而臉頰旁呈灰黯或枯黑色，是腎經脈循環不良導致肺宗氣失調，宜六味地黃丸、八味地黃丸等，需要溫裏（注意：無法聚焦於眉頭，而且臉頰及下巴顏色非常缺乏光澤，就是虛寒）。

# 4-9 中風之於氣溫與鹽分

（參考5-11、6-2）

〈素問〉陰陽學說起始於天地萬物，皆為陰陽日月所支配，人只要生病，就是陰陽二氣不調和，現代醫學要求恆定狀態（homeostatic state）是大同小異的，天為陽而無形，性質上升，地為陰而有形，性質下降，男陽女陰，上半身為陽，下半身為陰，背陽腹陰，五臟陰六腑陽，皮膚肌肉陽五臟六腑陰……順應則長生，逆之則多病折壽，臟象學說以五行星木火土金水，配當肝心脾肺腎，十二黃道配當十二經絡，一年 360 日 360 穴，經絡學說就延續陰陽學說與臟象學說，而延續病理、治療、養生等觀念。

冬季腦心血管疾病多，尤其是初次中風的病人常在冬季發生，有中風傾向的人可服用中風的藥劑——大秦艽湯、小續命湯、地黃飲子來作預防，這些藥劑可以改善輕度的高血壓與糖尿病。第二次再中風時，情況就不一定，只能研判是季節交接時，要以補養之劑——腎氣丸、祛寒之劑——真武湯等調理。中風的人對氣象變化感應特別大，體內的血管及血壓也隨著急遽變化，廁所與大門外是最常聽到的中風場所，**因為溫度變化太大**，對一般人而言，不會有太大的感覺，但是對中風患者幾乎是風吹草動。

日本冬季，北海道比本州以南的氣溫來得寒冷，可是在北海道冬季中風死亡人數，比率比本州以南（**年平均氣溫高**）來的低，**最主要就是住宅構造大不相同**。像是 1953 年，日本實施北海道防寒住宅建設促進法，二重窗及集中暖房等，讓北海道屋內溫差降到最小；相對地，日本西右地區傳統的薄納暖爐較普遍，兩地才會有差別。1980 年，東京舉辦國際地理學會的醫學地理研究分解會，地理學者與醫學者齊聚一堂，作出疾病地圖，腦中風患者的比例以東北地方（**年平均氣溫低**）為多，**最重要的是，東北地方的居民常食濃郁的味噌湯及大量醃漬物，大量攝取鹽分**，才是主因；胃癌的發生率則是以青森縣與新潟縣日本海側較多，原因也是因為吃的問題。

**小博士解說**

《金匱要略》第五篇：「侯氏黑散治大風，四肢煩重，心中惡寒不足者。」、「風引湯治身癢而癮疹；心氣不足，邪氣入中，則胸滿而短氣。」「防己地黃湯治病如狂狀，妄行，獨語不休」、「桂枝芍藥知母湯治諸肢節疼痛，身體尪羸，腳腫如脫，頭眩短氣，溫溫欲吐」、「烏頭湯治病歷節不可屈伸，疼痛」，多是靜脈或動脈閉塞造成，日久，牽引不同臟器，引發不同症狀，暗藏不同危險。中風也是一樣，以上五個湯方，在中風族群中，對症用藥有防治的效果。

## 季節病症

| 風向 | 季節 | 病在 | 部位 | 病氣部位 | 善病 | | 冬不按蹻 |
|---|---|---|---|---|---|---|---|
| 東風 | 春 | 肝俞 | 頸項 | 頭 | 鼽衄 | | 不鼽衄，不病頸項 |
| 南風 | 夏 | 心俞 | 胸脇 | 臟 | 仲夏 | 胸脇 | 不病胸脇 |
| | | | | | 長夏 | 洞泄寒中 | 不病洞泄寒中 |
| 西風 | 秋 | 肺俞 | 肩背 | 肩背 | 風瘧 | | 不病風瘧 |
| 北風 | 冬 | 腎俞 | 腰股 | 四肢 | 痺厥 | | 不病痺厥，飧泄而汗出 |
| 中央 | 土 | 脾俞 | 脊 | | | | |

夫精者，身之本也。故藏於精者，春不病溫。夏暑汗不出者，秋成風瘧。此平人脈法也。

## 常見五種中風（以腦栓塞與腦出血最為常見）

| 中風種類 | 主要出現症狀 | 主要病因 |
|---|---|---|
| ①腦梗塞 | 深沉昏睡，全身或半身痙攣 | 腦動脈硬化 |
| ②腦出血 | 頭暈、頭重、單側上肢或下肢無力、語言障礙 | 腦血管出血 |
| ③蜘蛛膜下出血 | 頭痛、痙攣、視覺障礙 | 腦動脈瘤破裂 |
| ④暫時性腦缺血發作 | 眩暈、半身麻痺、視覺障礙、兩側知覺障礙、構音障礙 | 腦動脈循環不全 |
| ⑤高血壓性腦症 | 噁心嘔吐、臉色蒼白、痙攣 | 高血壓 |

**＋ 知識補充站**

吞嚥障礙，小問題只是人際溝通狀況不易良好，大問題方面最常見的就是中風後遺症，尤其是腦幹方面的梗塞，除了吞嚥障礙多伴見的攝食障礙、構音障礙及半身不遂，由於中風最常見於糖尿病及高血壓症候群，因此，平常頸部可動區域不大，即左顧右盼不靈活，常常垂頭喪氣，眼睛無法較長時間正視對方……等等，都是腦部有些瑕疵，腦部的脈管無法正常運作，中風的機會會比一般人大很多，若加上吞嚥不順暢，講話失聲（嘎聲）等，若是疲倦時才出現，且繼續忙碌勞累，中風機會就大很多。

《金匱要略》急救中風是不可能的事，可是防治中風卻大有可為，《金匱要略》第五篇：頭風摩散（炮附子、粗鹽），礬石湯泡腳，前者頭汗出，助益板障靜脈、導靜脈、上矢狀靜脈及枕骨部靜脈叢；後者腳汗出，助益大隱靜脈、小隱靜脈，頭風摩散用炮附子粉與粗鹽，可用來早晚浸泡熱水洗頭，並配合梳子刮梳，助益頭上五行諸穴與橫膈膜，礬石湯可用泡腳機溫熱水加入礬石與粗鹽，令下肢汗出，助益尻上五行與盆膈膜。近代中風用方，常見大秦艽湯、河間地黃引子飲、補陽還五湯，反而不見侯氏黑散、烏頭湯、桂枝芍藥知母湯。臨床上，中藥防治中風效果很好，孫思邈本身中風過，又壽高一百多歲，《千金方》中的越婢加朮湯對早期血壓高、糖尿病時好時壞，汗很多，又懶得活動，最能夠調理全身脈管，三黃湯則調理汗少，心煩氣躁，肢體疼痛。

# 4-10 疼痛之於神經、血管

靜脈壁（特別是中膜）比起伴行的動脈來得薄，在正常情形下，靜脈是不會跳動的，所以在受傷情形下，靜脈血液不會噴灑出來。然而，伴行深部動脈的隨行靜脈，以不規則的分支卷繞在動脈上面，基本體幹的靜脈多以單一的大血管存在，四肢的靜脈則分成兩條或三條細小的靜脈來伴行動脈，並與動脈一起被共通的血管鞘包裹著，所以在四肢方面，尤其是小腿的部分，當天活動、運動量大的患者，出血的量及速度也會因此加大且加速。手肘的曲池部分，針之或砭（放血）出的血液，是靜脈血伴動脈血，屬於靜脈血瘀滯久而嚴重的部位，流出的血較屬黑褐色，質地較油膩；反之，動脈血較多的部位，則呈紅色且不帶黑色。

體內血液量應該是靜脈和動脈各占一半，但是靜脈比動脈來得粗大，以及靜脈壁的特有擴張能力，平常體內血液在動脈中只有 20%，在靜脈中則有 80%。因此，在臥姿狀態下，靜脈血液量最多，坐姿及立姿靜脈血量隨之減少，相對動脈血液量加大，所以在針砭血絡時，坐姿及立姿的血液量會較大。

隨行靜脈（accompanying vein）的配置，有對向冷熱交換器的功能，靜脈血從較冷的末梢回流心臟時，暖和的動脈血會將較冷的靜脈血活絡起來，包裹隨行靜脈與動脈，共通的血管鞘沒有彈性，心臟收縮期使動脈擴張，在延伸牽引之下，使隨行靜脈變得扁平，就可以幫助靜脈血流向心臟，構成「動靜脈幫浦」，人體的三大幫浦─呼吸幫浦（$O_2$ 與 $CO_2$ ─肺）、心臟幫浦（$O_2$ ─心臟）、骨骼肌幫浦（$CO_2$ ─骨骼肌）之外，四肢的「動靜脈幫浦」看似毫不起眼，卻彌足珍貴；四肢末梢冰冷的患者，在熱敷後，血液循環會較順暢。

靜脈比動脈變化多，尤其是慢性疾病患者，體內的靜脈負擔就日益沉重，靜脈於經脈學說中，以血絡出現為主，不論望診──〈經脈〉的十五絡脈、〈論疾診尺〉的尺膚血絡等，還是治療，總是「必先去其血脈，而後調之，無問其病，以平為期。」（〈三部九候論〉）異常的動脈會因血絡盡去，而調和成正常狀態，就是望診找血絡，砭之或針之，以去其血絡，不論是否用藥或食飲調理，診脈寸口或三部九候，都可以用來復健或改善狀況來評估療效與療程。

## 形傷氣：先腫後痛（組織液不通再神經出現問題）

| 病症 | 症狀 |
|---|---|
| 靜脈栓塞 | 不動不痛，動就不痛，久不動就痛 |
| 動脈栓塞 | 動久就痛 |
| 靜脈與動脈栓塞 | 動不動都痛，或動不痛動久又痛，或不動就痛，動一動又不痛，再動又痛 |

## 氣傷形：先痛後腫（先神經出問題再組織液不通）

| 神經 | 痛不痛 |
|---|---|
| 神經出問題 | 先痛再腫，不動也痛 |
| 神經正在出問題中 | 不動有點痛，動很痛 |
| 神經出問題改善中 | 不動很痛，多動較不痛 |

## 下肢常見疼痛診治要領

| 症狀 | 病因 | 治療 |
|---|---|---|
| 越走或跑越痛 | 下肢動脈循環不良 | 多休息，選擇較僵冷的穴區（太衝、太溪或足三里）針灸之 |
| 越走或跑越不痛 | 下肢靜脈循環不良 | 多運動，選擇靜脈曲張處（委中、委陽或陰谷）放血之 |
| 動不動都會腳痛 | 下肢動脈、靜脈循環不良 | 改變生活習慣，少量多餐多變化，多運動，配合針灸與放血 |

**＋ 知識補充站**

PAD（末梢動脈阻塞）患者在仰臥位、抬舉兩腳時，會出現腳底蒼白，放下來後回復原位時，腳的顏色回復快慢，與末梢動脈閉塞程度成正比，輕度患者只有患側會出現腳底蒼白，中度患者會延伸到腳踝，而且回復會很慢。觀念上，腳的動作，是動脈出現問題的時候，腳越動越痛，若是靜脈出現問題，則是腳痛了休息一下就不痛了，動一動又會痛，那麼，如果是腳動一動才痛，動久不痛，則是腳的動脈與靜脈有輕度閉塞問題，反之，腳休息久了會痛，動起來稍不痛，可是越動越痛，那麼就已經是末梢血管閉塞相當地嚴重了。前者的療程很短就可見效，後者則會出現時好時壞，尤其是若已經是糖尿病或高血壓等慢性痼疾的患者，最好是中西醫一起治療，西藥治急，中藥治本，午餐後厚朴七物湯或半夏瀉心湯，晚餐後大黃附子湯或大柴胡湯，睡前附子粳米湯或真武湯（以上皆以科學中藥為主），腳厥冷嚴重者，可以煮當歸生薑羊肉湯，晚餐一小碗，十五天為一療程。

# 4-11 大搞明堂

〈五色〉望診，一來看明堂（鼻）骨的結構，再看色澤與周圍的風水變化情形，鼻子下面有**迎香、水溝、地倉、承漿等穴**，顧名思義，都是寫實人的食飲能力與狀況，迎香潤澤的人嗅覺好，吃喝也營養佳，**水溝穴**深而有力潤澤的人，必然呼吸順暢。**地倉**穴看吃的情形如何，**承漿**看喝的情形，所以身體風水表有如人的身體地圖，是生命的資產負債寫實；就像從上面的山峰到下面的水流，例如：大禹治水是「菲飲食，惡衣服，卑宮室」來治國濟民，人之於五臟六腑也該如此，「常候闕中」與「五色獨決於明堂」在相比之下，闕中是看「澤」，「五色」是以青赤黃白黑，肝心脾肺腎找主輔從逆的關係，「常候闕中」是以「風者百病之始」與「厥逆者寒病之起」為基礎，所謂「薄澤為風，沖濁為痺，在地為厥」就道盡「五色獨決於明堂」。就是「五臟六腑肢節之部也，各有部分，有部分，用陰和陽，用陽和陰，當明部分，萬舉萬當，能別左右，是謂大道，男女異位，故曰陰陽」。

肝經脈在身體風水上，就是鼻骨與顴骨及上頷竇，於臉部的七竅中，鼻有額竇、上頷竇、蝶竇、篩竇，都是生命的逗點，也是人體頭部最敏感的穴洞，身體風穴的巢穴的「鼻子」，不是外觀的鼻子，而是鼻骨與這些鼻竇，大腦的出入訊息管道，特別是各組織的組織液，也會不知不覺滲透這些鼻竇，許多鼻子過敏患者都是腦及頭顏結構不夠結實健康，即身體風水中所說的「溫熱」或「風水不順暢」。

身體風水如何看五官，重點就在「鼻骨（明堂）骨高以起，平以直」，人類學以鼻骨觀察人的進化，同時代的人也有高鼻骨與低鼻骨之分，只是在整體人類進化史上，是人趨向長骨化（頭前後徑較大）與小下巴化（下頷骨骨變窄）。因為資訊進步太快，人的「大腦」的求知慾與視野進步很大，而頭型也跟著變化，因為飲食精緻化，咀嚼減少而下巴變小。鼻骨除了各種差異外，一家人也有差異，同一個人也有不同的時期，努力過著高生活品質，必然「五臟安於胸中，真色以致，病色不見，明堂潤澤」，明堂就是食飲的表現，用腦多的人需要更優質的蛋白質，體力耗損多的人則需要攝取大量的碳水化合物。

**小博士解說**

頭顱內容物是腦實質與腦脊髓液（CSF）構成，腦脊髓液（CSF）從兩側側腦室及第三、四腦室脈絡叢產生後，從流動於腦與脊髓液之間，再從Luschka（鉤椎）及 Magendi 孔流出及灌流腦皮質沿著上矢狀靜脈竇靜脈系統吸收回心臟。

## 臉部望診與表徵

| 部位 | 望診 | 表徵 |
|---|---|---|
| 耳 | 位置 | 耳之位置間接觀腎之位，依此估量其先天體質及患腰痛之機率；耳陷下或二耳高低偏差過大者，先天上即易患腰痛，或自幼即有腰痛而不自知。 |
| | 質地 | 耳之厚薄堅緊大小觀腎之功能，堅緊結實而小者腰脊多強而有力為佳；脆薄、過大、過小者腰腎易受傷，且伴有消渴躁擾不安之症狀。 |
| | 顏色 | 耳色之澤潤夭枯觀腎現階段之狀況；耳之五色觀腎之寒熱、虛實，從而測知知腰脊狀況。 |
| 面部挾中央 | 陷隆 | 面部挾中央區觀其塌陷與隆起之對比，「部骨陷者」必有病：<br>1.中央陷者多大腸病變。<br>2.挾中央陷者多腎病變。<br>3.頰車、大迎穴區觀腰脊，與中央陷者同呈病兆，多為十六椎病變之腰痛。<br>4.頰車、大迎穴與挾中央者同呈病兆，多為十四椎病變之腰痛。 |
| | 顏色 | 1.其不良色澤牽引至顴骨部，多為肩、背、腰互相牽引疼痛。<br>2.其不良色澤牽引至大迎、挾車部，多為腰、膝互相牽引疼痛。 |
| 面之頤部 | 顏色 | 1.頤部為足陽明經脈所過，若大迎、承漿區呈不良顏色，多十二椎腰痛。<br>2.地倉、承漿穴區呈黯紅色將有十四椎腰痛；呈紅色將有腎病變然尚未見腰痛。 |
| | 質地 | 下唇及下頷骨區僵麻木硬，多脊十二、十三、十四椎區之循環不暢，且此區之腰骨亦僵硬不靈活。 |
| 面部挾繩而上 | 色質 | 1.大迎、頰車至頭維的呈現色質觀同側之脊骨狀況。<br>2.其髮際之外沿耳間之區域的顏色、皮膚之滑澀、肉質之堅脆、色澤之澤夭，皆觀察同側之脊骨狀況。<br>3.頰下以下部位觀膝蓋，以上部位觀脊背；頰車至地倉觀大腿；頰車至承漿觀小腿、足部；其色澤、弧度皆可推知所表徵部位之功能良否。 |
| | 弧度 | 面部挾繩而上之二側皆端正、勻和、圓潤者其腰脊功能多佳，偏差、歪曲、枯澀者，同側之腰脊多不良，若二個皆不佳，則二側之腰脊皆無力。 |
| 眼 | 部位 | 眼之血絡依其血行部位對時辰之感應變化，由此可確定因經脈、臟腑循環上之病變所導致腰痛的病本脊椎部位。 |
| | 顏色 | 眼睛之血絡顏色可測知腰病之輕重、病期之長短及癒後狀況。 |
| 情志 | 生活起居 | 生活、工作之得失，人性之貪慾，情志之順遂與否皆影響臟腑之功能，牽引致相屬絡之脊椎生病變而腰痛；反之起居規律，情志順暢者亦可療癒部份腰痛；喜傷18椎，怒傷9、10椎，思慮傷11、12椎，悲傷16椎，恐傷14～19椎。 |

# 4-12 謹候氣宜無失病機

日本東京御茶水明治大學旁的「山の上旅館」，是很高雅的傳統飯店，早期也是三島由紀夫等日本文化人熱愛的地方之一，十幾年來，筆者也去住過幾次，特別喜歡它的招牌菜天婦羅，經過多年後，仍讓人回味無窮。從加賀美雅弘的《氣象で読む身体》一書 169 頁，才知道此飯店的地理位置與設計，室內空氣流通，有「氫氣與負離子補給，好似爽快的輕井澤的空氣再現」（輕井澤是日本文人井上靖、三島由紀夫、川端康成鍾愛的休假地區之一），在東京神田駿河的旅館，給都會人「好」的空氣，讓身心得以放鬆。

《氣象で読む身体》一書指出，當低氣壓的鋒面通過時，神經痛患者的新陳代謝減弱，尿量及尿酸異常，發病物質萬種，疼痛會增加。北海道空氣離子濃度研究，神經痛患者的發作，常常是在開始吹東南往東方向的風，空氣中正離子會增加超過負離子，這些正離子刺激身體。由血管收縮代謝障礙引起發痛物質萬種，造成失眠、頭重、血壓高、不適感、血管收縮等，正離子刺激交感神經，抑制迷走神經。當鋒面接近時氣壓下降，在地表中的正負離子釋出後，使負離子擴散係數較大，造成地表正離子加多；相對地，下雨及瀑布造成空氣的負離子增加，有緩和血管收縮的狀況。

虛風是不傷人的風，對老弱婦孺無益，甚至有害；正風是養人之風，邪風則是傷人之風。不論是九氣圖（氣流走向圖）、地球的自轉與公轉，而有日晴陰、月圓缺、潮汐漲退的情形。人與植物和動物是息息相繫的，花粉症、禽流感都是透過空氣、水流、雲霧等來傳播。聖母峰是世界第一高峰，每年仍有鶴群，乘風越過聖母峰，並不是靠著雙翅與氣囊而已。天地的「氣流」—風是趁勢以近的，同時鶴群飛越聖母峰時，也有老鷹環伺在側，伺機攻擊小鶴。生態就是如此運作，細菌、病毒透過「風之物語」侵害人體，甚至讓人死亡，如：「疫」、「毒」、「癘」……是也。

**小博士解說**

人的情緒、飲食、作息時間、環境氣候、臟腑病變都會影響臉色，天熱多臉紅，天冷多臉青白或黑，夏天多熱，臉赤為正常，冬天多冷臉多青或黑或白。火爐或鍋爐旁工作的人，臉多紅赤。冰櫃、冷凍庫或冷氣房工作的人，臉多青白或青黑。進而可推衍得知，憤怒、害羞的人，臉多紅赤；沮喪、心灰意冷、驚懼恐慌的人，臉色多青白或青黑。肝病的人臉色多青黃，心臟病多紅赤，脾胃病多枯黃，肺病多慘白，腎病多漆黑，可能是體質遺傳、氣候環境、飲食問題、情緒或病毒感染所造成；因此，氣候或情緒劇變時，也常是人暴斃病亡，或慢性疾病惡化而終的時期。

## 身半與天氣、地氣

| 身半 | 天氣、地氣 |
|---|---|
| 身半以上 | 其氣三矣，天之分也，天氣主之 |
| 身半以下 | 其氣三矣，地之分也，地氣主之 |

## 食材之四氣

| 四氣 | 寒 | 涼 | 平 | 溫 | 熱 |
|---|---|---|---|---|---|
| 食材 | 生魚片<br>苦瓜<br>西瓜 | 鴨肉<br>白菜<br>豆腐 | 豬肉<br>大豆<br>米 | 牛肉<br>薑<br>葡萄 | 羊肉<br>辣椒<br>肉桂 |
| 五味 | 酸 | 苦 | 甘 | 辛 | 鹹 |
| 歸經 | 肝 | 心 | 脾 | 肺 | 腎 |

## 五臟六腑咳嗽與代表藥方（咳論・素問38）

| 五臟六腑 | 病症 | 六腑病症 | 代表藥方 |
|---|---|---|---|
| 肺、大腸 | 咳而喘息有音，甚則唾血 | 咳而遺失 | 小青龍湯 |
| 心、小腸 | 咳則心痛，甚則咽腫喉痺 | 咳而失氣，氣與咳俱失 | 三黃瀉心湯 |
| 肝、膽 | 咳則兩脇下痛，甚則不可以轉 | 咳嘔膽汁 | 大柴胡湯 |
| 脾、胃 | 咳則右脇下痛，痛引肩背，動則咳劇 | 咳而嘔，嘔甚則長蟲出 | 瀉黃湯 |
| 腎、膀胱 | 咳則肩背牽引而痛，甚則咳涎 | 咳而遺尿 | 腎氣丸 |
| 三焦 | 久咳不已則三焦受之，咳而腹滿不欲食飲 | | 補中益氣湯 |

**＋ 知識補充站**

住得好，吃的也要正確，才是「里仁為美」。治諸勝復，寒者熱之，熱者寒之，溫者清之，清者溫之，散者收之，抑者散之，燥者潤之，急者緩之，堅者耎之，脆者堅之，衰者補之，強者瀉之，各安其氣，必清必靜，則病氣衰去，歸其所宗，此治之大體也。

橫膈膜是吸氣主要肌肉，肝臟以左右的肝冠狀間膜在壁側腹膜狹窄折返，而懸吊在橫膈膜壁側膜折返構成肝鐮狀間膜，在肝臟左葉與右葉之間，從橫膈膜下面，伸展到肝臟上面為止，將肝臟懸吊著，吸氣時候橫膈膜下壓肝與胃，呼氣時，肝、胃上推橫膈膜，需要搖肩來呼吸一定是腹腔臟器有問題，呼吸要用力於胸腔或開口處是胸腔有問題。肝鐮狀腱膜的自由活動像是胎兒的臍靜脈的遺殘的纖維狀的肝圓索，從肝臟延伸到肚臍。腹部靜脈的曲張，在肚臍分上下行走的話，是肝門靜脈（來自胃、小腸、大腸、脾、胰臟等）的側行路徑的表現，如果是腹股溝往心臟一個方向的話，則是下腔靜脈側行路徑的表現，前者是胃、小腸、大腸、脾、胰臟，某一器官結構功能有問題，後者是腹腔內除了以上器官外的器官或下肢的結構功能有問題。

# 4-13 伸出手便知有沒有 （參考3-10、4-5、5-6、5-31、6-10）

心臟與肝膽的功能必會在大拇指的指甲形狀、大小、厚薄、色澤、半月瓣透露端倪，沒有半月瓣多是心臟缺乏充沛的動力；指甲色澤不好的人，不是造血功能不好、血液循環有問題，就是攝取營養方面出問題；指甲太薄易脆，紋路多，多長期生活習慣不良。六手經脈看「未來」（體況的變化）。

從《內經》的〈邪客〉：「心肺邪氣客於肘」；〈經脈〉肺所生病、心包所生病、心所生病，都有「掌中熱」；〈本輸〉所出為井，肺少商，大腸商陽、心包中衝、三焦關衝、心少衝、小腸少澤，六穴都在指甲床旁。

杵狀指最常出現於大拇指，從少商穴來看第一指節的 A 與 B 的距離比，及指甲角度來看，A>B，大於 180° 都是正常；A<B 小於 160°，就是杵狀指。在臨床上，最妙的是大部分慢性病患者存在二者之間，嚴重的杵狀指患者才會出現十指都是杵狀指。只要出現初期杵狀指，A 與 B 大小差不多，角度在 180° 到 160° 之間。在肺移植後，杵狀指的改善程度根據 2002 年的資料（Augarten A.et al;Reversal of digital clufling after lung transplantation in cystic fibrosis patients Pediatr Pulmonol.34:378-380,2002），針對有杵狀指囊胞性纖維症的患者，在肺移植後，本來在 1.05 角度左右（大於 180°）的患者，在術後半年左右，恢復到正常的 0.90（小於 160°）左右，嚴重的患者本來在 1.15 左右角度，在術後兩年後，漸漸恢復到 0.90 左右。

不論是腦心血管疾病、自體免疫疾病，甚至癌症、腫瘤等，在早期多多少少都會顯示在手指與腳趾的末端部分，尤其是手指甲床，色澤若枯黯病變機會越大，特別是大拇指（肺臟與免疫方面）與小指（心臟與血液循環方面）。

**小博士解說**

《內經》本輸（B2）井穴「少商」，是肺經脈之所出，井是 well，含蓄著 will 意願，生體解剖學上，它們就是手腳末梢的 A-V shunt（動脈與靜脈交接的通道），繆刺論（A63）治療休克、中風之類，刺隱白穴（足大指）、少商穴（手大指）。繆刺是刺血絡，即靜脈之浮現者為主，不同於刺經脈之巨刺，經脈以動脈為主，絡脈以靜脈為主。**活動量（運動、勞動）越大**，A-V shunt **循環越好**，休克、中風的機會也減少，只要看到少商、隱白等穴指甲末端的位置不乾淨、不紅潤，顯示呼吸（少商穴）狀況不好或消化（隱白穴）狀況不好，少商色澤枯黯，一定要加強運動或改善生活空氣品質，隱白枯黯則要改善食飲方面的營養問題。

《醫宗金鑑》雜病心法「羌活愈風湯治外中風，手足無力語出難，肌肉微攣不仁用」，談到手大拇指、食指痠麻不順遂，可能會中風，大拇指出現一點問題的時候，必是體內有問題，絕對不可能只是肌肉關節的問題。

## 杵狀指的角度

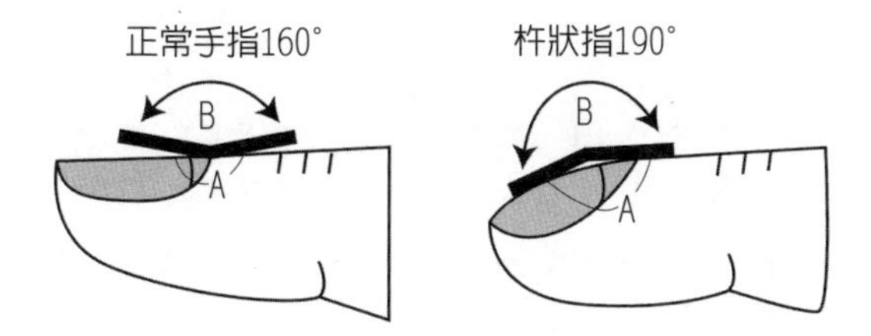


指甲床與指節角度小於、等於160°為正常；大於160°甚至190°就是杵狀指，隨著角度增加肺臟與免疫問題加大。

## 手六井穴

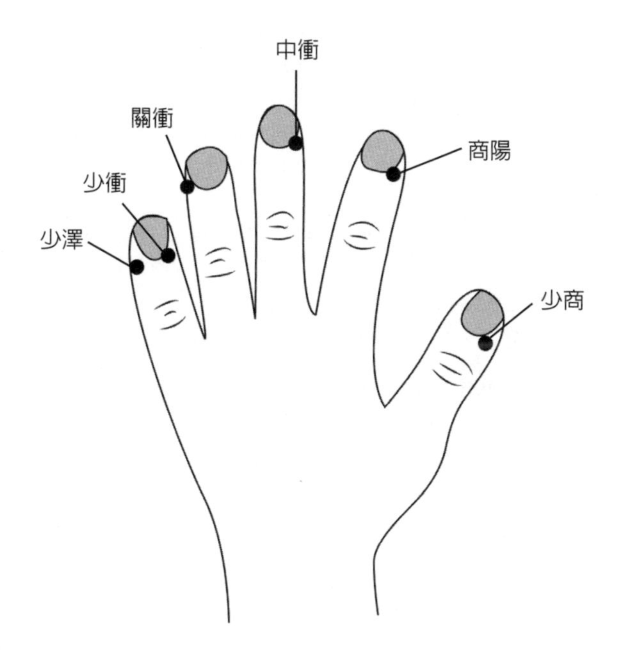


（一）少商穴屬肺，此穴區若色澤不良，呼吸器官問題多，免疫力較低落。
（二）商陽穴屬大腸，此穴區若色澤不良，排泄問題多，腰腳功能多不好。
（三）中衝穴屬心包，此穴區若色澤不良，性功能問題多，情緒多不好。
（四）關衝穴屬三焦，此穴區若色澤不良，精神問題多，容易疲憊不堪。
（五）少衝穴屬心，此穴區若色澤不良，心臟血管問題多，心情多不好。
（六）少澤穴屬小腸，此穴區若色澤不良，營養問題多，精力多不好。

# 4-14 肝腦塗地與肝腸寸斷

半夏在《內經》的文獻記載出現後，《傷寒論》、《金匱要略》也用得很多，除了前面述及方子之外，也可以用小柴胡湯、大柴胡湯、柴胡桂枝湯、小青龍湯、黃連湯、厚朴生薑半夏甘草人參湯、葛根加半夏湯、黃芩加半夏湯治療。《內經》難懂，《傷寒論》、《金匱要略》難用，是眾所皆知的，可是「知之者，不如好之者，好之者，不如樂之者」，醋是苦酒，《傷寒論》的烏梅丸（烏梅、蜀椒、乾薑、細辛、苦酒、桂枝、當歸、人參、附子、黃連、黃柏、蜂蜜）治「厥陰之為病，消渴，氣上撞心，心中疼熱，飢而不欲食，食則吐蚘，下之利不止。」

乍看之下，令人咋舌，與現代民情相去甚遠，仔細想一想，烏梅丸六七成的藥味，都是現代一般常見的食物，有人當茶喝、當成料理或補品，時而可聞，最重要的是「快樂」享用這些資源，才不會是富有的乞丐。厥陰分手和足，手厥陰是心包經，心包經脈的是動病有「**心中憺憺大動，面赤目黃，喜笑不休。**」所生病有「煩心心痛」；足厥陰是肝經脈，肝經脈是動病「是動則病腰痛，不可以俛仰，丈夫㿗疝，婦人少腹腫，甚則嗌乾，面塵脫色。」所生病是「胸滿嘔逆，飧泄狐疝」。

從張仲景《傷寒論》的厥陰病脈證，在食飲方面，「厥陰病，渴欲飲水，少少與之愈。」及食烏梅丸，禁忌「生冷滑物臭食」，烏梅丸主治嘔逆（古代以吐蚘為主症）與久利（飧泄），張仲景繼承《內經》的基礎理論，並且將日常食材用得極妙，厥陰是兩陰交集，當代醫師也是極其謹慎辯證，現代人了解其差異，好好用於日常生活，就是繼承《傷寒論》的〈厥陰〉篇中：「凡厥者，陰陽氣不相順接便為厥。」「諸四逆厥者，不可下之，虛家亦然。」現代的消炎、止痛、鎮靜、肌肉鬆弛劑，對人體的體調而言，就是「下劑」（有下通之意，兼有下品之中）；相對地，「上劑」在〈厥陰〉篇中更是精采，厥陰是兩陰交盡，肝厥陰是經脈上額與督脈會於巔，〈厥陰〉篇的藥方幾乎是對「肝腦」塗地及「肝腸」寸斷設計的。人對壓力的反應，是與生俱來的；壓力對於人體的主要徵候，是不知不覺出現，常出現在三方面：

1. **消化道方面（脾經脈）——飲食：**如胃潰瘍、十二指腸潰瘍、胃酸逆流等警訊（消化系統）。
2. **副腎皮質方面（腎經脈）——情緒：**如精神及情緒不穩、恐慌，可能有副腎皮質肥大或萎縮（內分泌系統）。
3. **免疫系統方面（肝經脈）——整體機能：**如胸腺與脾臟，牽涉到造血功能，偶見胸腺萎縮（自律神經系統）。

## 理血之劑

| 理血之劑 | 組成 | 治療 |
|---|---|---|
| 歸脾湯 | 人參、白朮、茯神、棗仁、龍眼肉、炙黃耆、當歸、遠志、木香、炙甘草、生薑、大棗等分煎 | 思慮過度，勞傷心脾，怔忡健忘，驚悸盜汗，發熱體倦，食少不眠；或脾虛不能攝血，致血妄行，及婦人經帶 |
| 消遙散 | 柴胡、當歸、白芍、白朮、茯苓、甘草、煨薑、薄荷等分煎 | 血虛肝燥，骨蒸勞熱，咳嗽潮熱，往來寒熱，口乾便澀，月經不調 |
| 八味消遙散 | 消遙散再加丹皮、梔子 | 怒氣傷肝，血少目暗 |

## 瀉火之劑

| 瀉火之劑 | 組成 | 治療 |
|---|---|---|
| 半夏瀉心湯 | 半夏、黃連、黃芩、甘草、人參、乾薑、大棗 | 傷寒下之早，胸滿而不痛者為痞，身寒而嘔，飲食不和或不下 |

## 陰陽調理藥方

| 陰陽 | 藥方 | 適合對象 |
|---|---|---|
| 陽 | 小青龍湯 | 怕冷的孩童游泳前後 |
| | 真武湯 | 虛勞乏力、疲憊不堪的過勞者 |
| | 理中湯 | 常怕熱、怕冷的老弱婦孺 |
| 陰 | 白虎湯 | 火燥、燥熱，常常口渴的急性者 |
| | 半夏瀉心湯 | 胃腸不舒服、情緒不暢、悶悶不樂者 |

五方之中，對體溫的影響分陰陽，現代人居家保健可用。

### ＋ 知識補充站

末梢動脈疾病的重要身體所見是，離閉塞部位較遠位的脈拍減弱或欠缺、狹窄動脈上腦血管出現雜音、肌肉萎縮等。嚴重病患方面，體毛消失、指甲肥厚、皮膚溫度低下、蒼白、發紺等，更嚴重的患者會出現潰瘍、壞疽、下肢上舉，腓腸肌的屈曲會造成腳底蒼白，下肢因下垂動作出現反應性充血會持續發紅。從下肢上舉到下垂位置移動位置的發紅為止的時間，及腳的靜脈充滿為止的時間，是虛血嚴重程度與側副血管存在的相互關係，重症下肢虛血患者方面，長時間下肢下垂會引起末梢浮腫、虛血性神經的障礙會引起麻痺及反射性低下。

膽固醇栓塞症（cholesterol embolism）、藍趾症候群（blue toe syndrome）是末梢動脈方面突然飛來栓塞子造成末梢動脈閉塞，成為急性末梢動脈循環障礙的疾病，腳趾出現微小栓塞的狀態，是動脈壁不安定的粥樣腫，與動脈瘤壁的血栓破綻，膽固醇的結晶體飛散入末梢動脈造成。不良的醫療性的導管操作，有可能造成多臟器血栓症，如腎機能障害或虛血性腸炎，兩者的虛虛實實……。栓塞性不止於腦、心及四肢血管，最容易被忽略的就是腎臟隨栓塞而來的腎機能障礙，與腸胃隨栓塞而來的虛血性腸胃炎。

# 4-15 五味之養

從現代養生方面來看，追溯到秦漢時期雞蛋已被充分利用，像是雞蛋、鴨蛋、鵝蛋、皮蛋、鹹鴨蛋等都是。以雞蛋為例，其擁有幾近完整的蛋白質，迅速補充營養，雞蛋除了缺乏維生素 C 以外，綜合多種營養，是其他食物望塵莫及的。《金匱要略》百合雞子湯用雞蛋黃，萃取優質的膽固醇，來治療「百脈合於一家」的百合病；《傷寒論》的苦酒湯用醋及蛋白，治療咽喉中傷、生瘡、不能語言。從張仲景用蛋白治免疫方面的疾病，以黏膜下相關淋巴組織（Mucosa Associated Lymphatic Tissue, MALT）來看，對鼻腔、口腔及咽喉的扁桃小體的初步發炎有療效，配合醋、現代果酸醋、白醋（米為主材料，維生素 B 較多）、烏醋（水果為主材料，維生素 C 較多），都有一定的營養價值和養生治病效果。醋、大蒜和蔥青是許多人最愛的食物，因此以醋拌麵、蔥花麵加個半熟蛋，拌在一起，加上白醋或黑醋，也有養益鼻腔、口腔、舌腔的扁桃小體的功能。人在感到很疲倦的時候，會出現食不下嚥的情形，以上的簡單料理，常令人回味無窮。拌半熟蛋於麵中，就是要品嘗蛋白與蛋黃的滑嫩感，減少熟蛋黃膩口的味道。

日本人牛丼（牛肉飯）拌生雞蛋，佐食生薑片，有強精壯陽的功效。鵪鶉蛋與雞蛋在中國料理是常見的，鵪鶉蛋與鴿蛋一直被騷人墨客視為補養精品，因為鵪鶉蛋的維生素 A 含量是雞蛋的兩倍多（350 μg 與 150 μg/100 g），對肝及睡眠的褪黑激素有養益的效果，鐵質也是雞蛋的兩倍（3.1mg 與 1.8mg），蛋白質與脂質方面鵪鶉蛋較高些，至於維生素 B 含量則雞蛋是鵪鶉蛋的兩倍（0.06 與 0.03mg/100g）。因為工作忙碌而精力透支的男人，宜食鵪鶉蛋；一般性疲憊、體力不足，則要多攝取雞蛋。現代市面上有販售各種強化蛋，養生方面仍是講究「越自然，越輕鬆愉快」。

現代人將蛋白打泡來作點心；取蛋黃的脂質，因為乳化性強，用來作美乃滋。

以名命氣，以氣命處，而言其病。半，所謂天樞也。故上勝而下俱病者，以地名之，下勝而上俱病者，以天名之。

帝曰：治寒以熱，治熱以寒，氣相得者逆之，不相得者從之，余已知之矣。其於正味何如。

## 五行五味

| 五行 | 瀉 | 補 |
|---|---|---|
| 木 | 酸 | 辛 |
| 火 | 甘 | 鹹 |
| 土 | 苦 | 甘 |
| 金 | 辛 | 酸 |
| 水 | 鹹 | 苦 |

## 五氣五臟

| 五氣 | 之勝 | 受邪 | 病 |
|---|---|---|---|
| 清氣 | 燥 | 風木 | 肝 |
| 熱氣 | 火 | 金燥 | 肺 |
| 寒氣 | 水 | 火熱 | 心 |
| 濕氣 | 土 | 寒水 | 腎 |
| 風氣 | 木 | 土濕 | 脾 |

## 五臟六淫病機

| 五臟病機 | 上下病機 | 六淫病機 |
|---|---|---|
| 諸風掉眩，皆屬於肝<br>諸寒收引，皆屬於腎<br>諸氣憤鬱，皆屬於肺<br>諸濕腫滿，皆屬於脾<br>諸痛痒瘡，皆屬於心 | 諸痿喘嘔，皆屬於上<br>諸厥固泄，皆屬於下 | 風：諸暴強直，皆屬於風<br>寒：諸病水液，澄澈清冷，皆屬於寒<br>濕：諸痙項強，皆屬於濕<br>火——<br>諸熱瞀瘛<br>諸逆衝上<br>諸躁狂越，皆屬於火<br>諸禁鼓慄，如喪神守<br>諸病胕腫，疼酸驚駭<br>熱——<br>諸病有聲，鼓之如鼓<br>諸脹腹大，皆屬於熱<br>諸轉反戾，水液混濁<br>諸嘔吐酸，暴注下迫 |

# 4-16 不良於行

在生老病死之際，肛門（直腸）的深部體溫，是人體的生命基礎體溫 36.5 到 37.5℃。1℃的變化是常人在24個小時的幻化，體溫最高的時間是上午5到6時（寅卯時），最低則是在下午 5 到 6 時 （即申酉時）。逢寅卯時辰是肺、大腸經脈運行，而申酉時是膀胱、腎經脈運行；前者是「汗」與「屎」，後者是「尿」。日出而作，日入而息，不是農業社會的作息，而是人體自律神經的週期；人體的生理時鐘有其規律，人體的腦部有松果體與下視交（視交叉為主），關係褪黑激素（melatonin），通常開始**睡覺** 10 **到** 11pm **（分泌上升）到睡醒** 6 **到** 7am **（分泌下降）**。

人一旦患了糖尿病、血壓高、心臟病……等病症，不得不接受西藥的療法。雖然不一定要接受中藥，而中醫療法常被人使用，其保健、療養、療效，有中國數千年文化為基礎，是人類很重要的資產之一。

**中風的前兆**，最重要的是神經症狀，不論是十二對腦神經，還是中樞神經、周圍神經，甚至自主神經等，都會有訊息顯示，尤其是影響日常生活動作時，也常被忽略，例如：伸食指肌（食指拇指肌群）及伸拇長肌與內收拇肌、屈拇短肌、屈拇長肌等，突然或一或二的失控，神經無法全能掌控，就會出現**大拇指或食指麻木**，或活動不良，所屬肱動脈 （**陽中之陽**）、肱靜脈（**陽中之陰**）、肱神經，也必然出現狀況。最能改善的藥方是大秦艽湯、羌活愈風湯、河間地黃飲子，都是以八珍湯（滋養氣血）為主幹來加減。埋針**曲池穴**透**尺澤穴（手肘外側）、太溪穴**透**僕參穴（腳踝內側）、大杼穴**透**肩中俞穴（肩頸）**，更能加強療效。

相對之下，頗見盛名的間歇性跛行，最常出現於小腿後側肌群—比目魚肌、腓腸肌、屈拇長肌、屈趾長肌、脛骨後肌與腓骨長肌等功能失常，突然的局部或全部失控，所屬股動脈（**陰中之陽**）、股靜脈（陰中之陰）、股神經，也必然出現狀況；最有效的是桂附八味丸、滋生腎氣丸、真武湯，前二方以六味地黃丸（滋養肝腎）為本。埋針對側**三陰交穴（健側）**透**絕骨穴、崑崙穴**透**水泉穴、陰谷穴**透**委陽穴**，都能改善氣血循環。

## 生長激素、腎上腺激素分泌與時間的關係

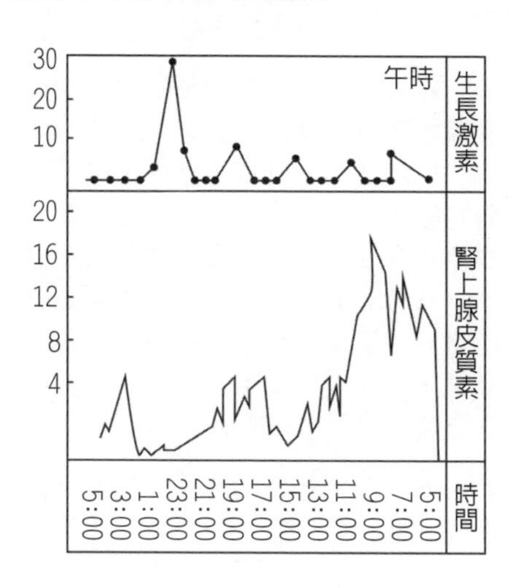


## 肛溫、褪黑激素與時間的關係

（一） 深部體溫（直腸溫與血漿概日韻律）。
（二） 褪黑激素（melatonin）下視丘的是交叉上核時間韻律（最高中樞）時鐘（中心）。

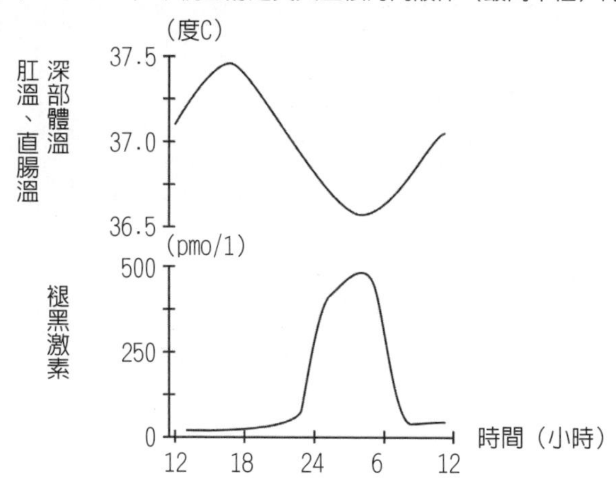


## 陰中有陰，陽中有陽

| 時辰 | 天之陰陽 | 陰陽中之陰陽 |
|---|---|---|
| 平旦至日中 | 天之陽 | 陽中之陽 |
| 日中至黃昏 | 天之陽 | 陽中之陰 |
| 合夜至雞鳴 | 天之陰 | 陰中之陰 |
| 雞鳴至平旦 | 天之陰 | 陰中之陽 |

# 4-17 睡得甜美

《內經》成書於春秋戰國時代，背景屬於黃河流域，北方居民因為藥用植物較少，針灸、導引按蹻就成了主流。《內經》是人「內省」自己最基本的經典，儘管歷代名醫有許多貢獻，以現代人的立場，市面上的西藥充斥且使用方便，中藥的市占率很低。更多資料顯示，連健康食品，甚至不當飲食，都有可能傷肝、壞胃。《圖解內經》就是穿梭在《內經》與現代養生醫學之間，第三篇「經絡學說」與第六篇「養生學說」，引導讀者以平常心（homeostatic mind）來看人身體的理論—經絡學說，落實於生活來璀璨生命—養生學說。從第一篇陰陽學說開始，已逐漸紮根且開花結果，經絡之於養生之外，穴道與解剖的關係在《圖解內經》可以咀嚼再三，意境深遠，讓人回味無窮。

松果體分泌褪黑激素（melatonin）最高的時候，是**子丑寅卯時辰（從 11:00 pm 到 7:00 am）是最佳的睡眠時間**，屬於膽、肝、肺、大腸經脈運行時刻，是魂魄之所居；通常隨著年齡增加，分泌減少，睡眠品質也會隨之遜色。

子丑屬於膽肝運行的時辰，半夜是人睡得最甜的時候，是副交感神經、生長激素、褪黑激素表現最好的時候，是肝魂主宰的時辰。

天地之氣流轉於人體，《內經》九宮八風篇提到最重要的是節氣。人要先知道節氣，再參考氣象變化，而不在於「立予中宮，乃朝八風，以占吉凶」；風水之於人，亦如空氣與水，陽宅注重的是空氣流通，陽光充足，也是少溼熱，少疾病、少蟲害、多健康、多延年益壽。

陰宅注重慎終追遠，三年無改於父之道，父母之年不可不知也，父母在不遠遊，現代的遺傳基因，空氣病毒感染（例如：禽流感、狂牛症……等疾病）不也是知命為（君子），不患人之不己知（父母、祖父母歲數除以四，幾乎是本人的歲數，上下差 20%），患不知人也（損者三友，損者三樂，交友不慎，可以損壽）不患無位，患所以立（益者三友，益者三樂，懂得益友與團隊運作，就能添壽）。

**小博士解說**

睡眠要「頭涼腳暖」，食不語、寢不言，就是讓吃食時候的消化器官能夠充分活動，言語必然動及氣管與聲帶，所以無法好好地吃食，腦也無法放鬆地休息，煩躁越多頭就越大越熱，睡眠品質越不好。

腰椎與頸椎是人體活動量很大的部分，腰椎功能好，膝腳伸直靈活，頭椎功能好，手肘伸直靈活，血液通暢，四肢末梢當然不會厥逆或燥熱，大腦、間腦、腦下垂體、下視丘、褪黑激素等可以正常運作，睡眠品質自然會提高，日間的手腳活動，坐姿、立姿、行走姿態，都與頸椎、腰椎息息相關，夜間的睡姿，床的種類、方向與枕頭、被毯也都與之生息與共。

## 十二時辰與十二經脈

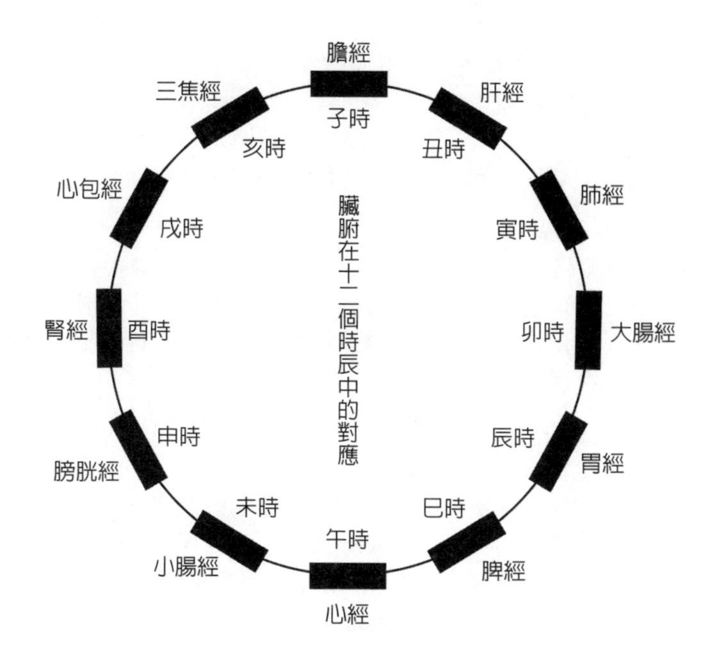


## 四季與生氣

| 四季 | 生化 | 一日 | 生氣 |
|---|---|---|---|
| 春 | 生 | 朝 | 人氣始生，病氣衰，故旦慧 |
| 夏 | 長 | 日中 | 人氣長，長則勝邪，故安 |
| 秋 | 收 | 日入 | 人氣始衰，邪氣始生，故加 |
| 冬 | 藏 | 夜半 | 人氣入藏，邪氣獨居於身，故甚 |

## 五臟與色、時、輸、音、味、日

| 五臟 | 五色 | 五時 | 五輸 | 五音 | 五味 | 五日 |
|---|---|---|---|---|---|---|
| 肝 | 青 | 春 | 滎 | 角 | 酸 | 甲乙 |
| 心 | 赤 | 夏 | 俞 | 徵 | 苦 | 丙丁 |
| 脾 | 黃 | 長夏 | 經 | 宮 | 甘 | 戊己 |
| 肺 | 白 | 秋 | 合 | 商 | 辛 | 庚辛 |
| 腎 | 黑 | 冬 | 井 | 羽 | 鹹 | 壬癸 |

# 4-18 心臟與心痛

心臟是由兩個幫浦相連而成，大幫浦是左心房左心室，血液從左心室打入動脈、小動脈、微血管，微血管的血液與器官組織的組織液交易平衡，再回流到小靜脈、靜脈回到右心房，即大（體）循環。小幫浦是右心房右心室，血液從右心室打入肺部，肺微血管與肺泡交易平衡，肺靜脈再送血液到左心房，即小（肺）循環。

人體循環系統，除了大循環、小循環，還有淋巴循環，讓體內組織液無法進入靜脈，回到心臟，所以進入淋巴管，經由胸管及右淋巴管，將淋巴液導流主靜脈系統回到右心房（大幫浦）。三個循環系統受許多調節系統控制，來維持所有器官的適當血流量，特別是腦及心。

身體的骨骼肌組織在活動時，會產生代謝物，例如：二氧化碳、乳酸、氫離子、鉀離子等，可直接抑制血管平滑肌，使血管舒張，增加血流量，所以人在大量或劇烈運動時，就會產生更多的代謝物，使局部血管的血流量增多；此原理幾乎等於局部血流量大增，而供應心臟及腦部的血流量相對減少，所以發生心臟血液供給不足而缺氧。當大量運動體液流失及代謝產物增加時，身體的自動調節器官，下視丘、心臟和腎臟會發揮體液調節作用。

相對於局部性，另有全身性體液調節，腎上腺素、去甲腎上腺素，分別由腎上腺髓質與交感神經纖維末梢刺激（腎上腺髓質也分泌15到20%的去甲腎上腺素）都可加強心血管活動，使血壓升高，前者對心臟作用較強，使心肌收縮力增加，心率加速；後者對血管作用很強，除冠狀動脈外，也可讓血管收縮，血壓上升。

血管收縮時，會使腎上腺素分泌醛固酮，促進腎小管對鈉和水分的再吸收，增加血流量，血壓上升，所以此系統會先調節血流量，再調節血壓。

心臟疾病常要人命，《內經》的〈厥病〉：「真心痛，手足青至節，心痛甚，旦發夕死，夕發旦死。」二尖瓣與主動脈瓣的結構與功能必然很不好，才會讓末梢靜脈無法回流上下腔靜脈，厥心痛，針砭魚際、太淵……等穴道，養益三尖瓣與肺動脈瓣。

## 五心痛

| 五臟 | 症狀 | 穴道 | 可能情形（二尖瓣與主動脈瓣） |
|---|---|---|---|
| 肺心痛 | 勞動時則心更痛，臉色不變 | 魚際、太淵 | 稍小 |
| 肝心痛 | 整天呼吸困難，臉色蒼白如死狀 | 行間、太衝 | 較小 |
| 脾心痛 | 心痛如錐子刺 | 然谷、太溪 | 較小 |
| 胃心痛 | 腹脹胸悶，心臟部位尤其痛 | 大都、太白 | 很小 |
| 腎心痛 | 心痛與背相牽引，彎腰駝背 | 京骨、崑崙（不已取然谷） | 最小 |

## 五井合之應

| 病變 | 取之 |
|---|---|
| 病在臟 | 井 |
| 病變於色 | 滎 |
| 病時間時甚 | 俞 |
| 病變於音 | 經 |
| 經滿而血者，病在胃，及以飲食不節得病者 | 合 |

故命曰味主合。是謂五變也。
岐伯曰：原獨不應五時，以經合之，以應其數，故六六三十六輸。
黃帝曰：何謂藏主冬，時主夏，音主長夏，味主秋，色主春，願聞其故。

**＋ 知識補充站**

《哈里遜內科學》（2012年日文版47頁）上記載「醫師對女性的胸痛，懷疑是心臟方面的疾病不多，心臟疾病診斷的手技與治療更少。甚至，診斷的手段之中，會出現性差而影響正確度，例如，女性的運動負荷心電圖方面，出現假陽性率與假陰性率比男性來得高，還有，對女性方面，血管形成術、血栓溶解療法、冠狀動脈bypass手術、β阻斷藥、阿斯匹靈等，比男性少很多。」

中國醫學針灸砭與導引按蹻的效果很驚人。西醫心臟、肝臟的疾病，都可分為虛（缺）血性與實（鬱）血性兩種，同樣心肌梗塞或肝硬化，有些是缺血性，有些是鬱血性，真正的病因不同，虛實之於西醫病理是現象之一而已，於中醫病理是真槍實彈，馬上上戰場，用藥或針砭等治療，只要不是非手術不可的疾病，中醫治療是很珍貴的。

西醫治療冠狀動脈疾病，確實有性別差異，接受冠狀動脈bypass手術的女性，比男性進行狀態為多，手術期死亡率高，狹心窄的症狀減輕不多。

經皮膚層的冠狀動脈形成術的女性，最初時間點的血管攝影上及臨床的成功率比男性低，可是再狹窄率也比男性低，長期的恢復良好，血栓溶解療法，女性受惠比男性少，容易引起出血性的嚴重併發症，對於高齡的女性患者，嚴重的冠狀動脈疾病，在治療過程中很容易出現其他併發症，尤其是膽固醇過高、高血壓、肥胖、高密度脂蛋白低、糖尿病、抽菸、酗酒及缺乏活動等，於男女性的冠狀動脈疾病都是一樣的危險因子，但是，三酸甘油脂高是女性冠狀動脈疾病的危險因子，對男性則不是。低膽固醇的低值與糖尿病是女性比男性更危險的因素，抽菸也是女性冠狀動脈的危險因素，它會促使粥狀性動脈硬化，直接傷害心臟機能，提早停經年齡。

# 4-19 體溫、氣溫之臨界溫

在溫熱要素中，對體溫調節影響最大的是溫度，代謝產生的熱量與溫度的相互關係是環境溫度、有下臨界溫與上臨界溫。在這區域之間分成化學調節區（較大區）與物理調節區（較小區），兩區之間是熱中性區域，其兩側是體溫調節機能付諸行動的必要區域。

從低溫環境狀況看來，越靠近下限臨界溫度（lower critical temperature）越需要「飲食」的化學調節區來作主，越冷飲食熱量越多，例如：愛斯基摩人需要大量的肉類，非洲人則以蔬果類為主食。但是，環境溫度高，即往上限臨界溫度（upper critical temperature）攀升，需要活動來排汗，並補充大量水分，上限臨界溫度是人體的恆溫適應區域。人體的機轉如果往冷區域發展，則內臟平滑肌活動量要加大，讓肝臟能加強新陳代謝；往熱區域則是肢體骨骼肌活動量要加大，平滑肌是陰，骨骼肌（橫紋肌）則是陽，心臟橫紋肌的結構具有內臟平滑肌的功能，則是陰陽界，有如太極是心臟，太極化兩儀，是陰平滑肌五臟與陽骨骼肌六腑。

超過下限臨界溫度，人的體溫會因為太低而凍死，但是人種及個人體溫差異影響大不同，愛斯基摩人在零下 30 度的北極圈，仍可生活；同樣，在非洲許多地方的氣溫高達 40 度，也是人口眾多。

超過上限臨界溫度，人如果體溫太高，有可能會熱死，例如：中暑死亡。自然界的保護地帶，例如：極地、高山地區等；職業場所，例如：煉鋼廠、冷凍庫，環境溫差很大。相對而言，人的穿著就會有很大的影響，例如：輻射、傳導、對流、對放熱流的控制、血管調節區域與溫度的對應，例如：環境溫度低，熱散失（heat loss）的增加速度會減緩，熱散失是產熱量與放熱量的平衡，維持人體熱量和諧（homeostatic）。人感到寒冷，就會多穿衣服；人感覺熱了，就會脫衣服，這些就是散熱的直接表現。天氣冷了，人體需要產熱增加，導致散熱減少，所以會多穿衣服，而且天氣越冷穿越多；天氣熱了，人體需要散熱增加，導致產熱減少，所以會脫衣服，而且天氣越熱，就脫得越多。

## 體溫調節範圍的區分

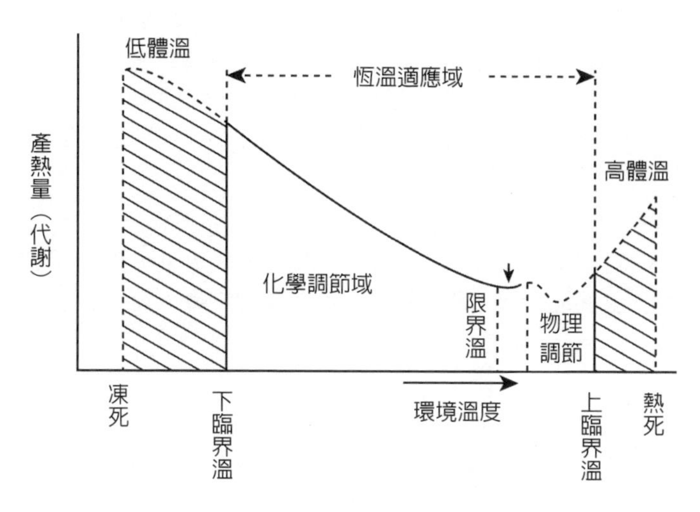


〈九宮八風〉：
冬至以北方為主，葉蟄之宮46日，冬至夜長日短，人要早睡晚起。
夏至以南方為主，上天之宮46日，夏至日長夜短，人要早睡早起。

**＋ 知識補充站**

「風者，百病之始，厥逆者，寒濕之起，**常候闕中，薄澤為風，沖濁為痹，在地為厥」**，淡淡的異於正常臉色的光澤，就是外感風邪，也是免疫力功能不良。色濃而蠢蠢欲動，是氣血凝滯麻而不仁或痹痛，這都在兩眉之間觀察，若顏色出現在下巴或下頷骨下面周圍則是厥逆，氣血不通。

**體溫調節最重要的是下視丘與腦底部的視索前野（preoptic area）的小領域**。視索前野有反應溫度變化的「活動變化溫度感受性神經元」，溫度上升、活動增加的「溫神經元」，溫度低下、活動增加的「冷神經元」，體溫調節反應的回饋信號中，皮膚的情報是很重要的。視索前野的溫度感受性神經元是局部加溫的應答之外，身體的其他溫度感受部位（延腦、脊髓）而反應，皮膚的溫度變化，視索前野收集求心性情報，再從效果器送出遠心性出力，稱為「體溫調節中樞」。

# 4-20 五臟之風水

漢朝風水書《青鳥經》：「陰與陽合體，天與地相互作用，內生於氣，外氣成於形，內外氣相乘，風水乃生。」現代居家、門窗講究空氣流通，正是風（空氣）帶水（溼氣）；廚房、廁所、浴室的，或自來水的汙水廢物的是水（去污穢）帶風（空氣流通順暢），如果造成室內風水不順，小則令人煩悶，大則令人狂而病。

天地自然風水流轉，順其勢多健康，逆其勢多病夭。天冷——西瓜、冰冷食飲少之為宜，老弱婦孺碰之即遭殃；天熱—火辣食飲讓人上火難眠。相對冬天食蘿蔔，夏天食薑，也就是冬天進補，會吃多需要蘿蔔之冷；夏天冰冷，寒涼食多，則需要薑之熱。

眼睛要看綠野（青赤黃白黑）、遠山，這是「木」肝主導眼睛與視覺的功能。養眼不外乎讓眼睛休息，不要過勞；耳朵要寧靜，才能聆聽（宮商角徵羽），是因為「水」腎主導耳朵與聽覺的功能，養耳要靜謐安寧，也要動得洶湧。養生（心）莫善於寡慾，寡慾莫貴於欲而不貪，量力而為。住家如孫思邈的《千金方》最理想的是離山水（養生命）近，離市街（養生活）也不遠，如果不能選擇地理位置，則可以從居家環境與衛生下工夫，可以用盆栽花樹以養肝，保持寧靜空間以養腎，也是異曲同功之妙。

鼻子呼吸是「金」肺，主鼻子與嗅覺（躁焦香腥腐），不僅室內空氣流通，而且房間結構要好；口唇是「土」脾，主雙唇與觸覺（例如：痠麻痺疼痛，舒爽寒涼），如果油鹽糖過重會傷損消化及肝腦作業；食飲不當時，雙唇質地、色澤不良，造成意志不清楚；舌是食飲言語之官（酸苦甘辛鹹），是「火」心，主舌頭與味覺，心神不寧、心血循環不良、舌唇不順遂；廚房是火（心）與土（脾）的主宰區，陽宅之安，五官五臟隨之和樂。人體五覺來自五官，全受控於大腦與十二對腦神經，感覺微妙，因此風生水轉，全在「生」息中運作。

**小博士解說**

中國古來風水，陽宅、陰宅，都與今日的景觀設計、室內設計相去不遠，總是助益身心靈，「無為而治者，舜也與，恭己正南面而已矣。」「為政以德，譬如北辰，居其所，而眾星拱之。」天南地北，海水暖化之後，水蒸氣上天成積雲加多加厚，南上北的空氣濕熱，北來的氣暴寒涼，造成了更多的龍捲風、焚風等，不只是一時的破壞生態，傷害生靈而已，也會影響周遭的人事物變化，《內經》十二時辰十二經脈，好用不見得實用，《傷寒論》六經欲解時辰，好像很不好用，事實上卻可以隨時隨地提醒自己，因為它就是《內經》順氣一日分為四時，好記好用，春生——吃得要最好，夏長——動得要量多，秋收——想得要最開，冬藏——靜得要最悠閒。

## 五臟疾病傳變規律表

| 五臟 | 受氣於（其所生） | 傳之於（其所勝） | 氣舍於（所生） | 死於（其所不勝） |
|---|---|---|---|---|
| 肝 | 心 | 脾 | 腎 | 肺 |
| 心 | 脾 | 肺 | 肝 | 腎 |
| 脾 | 肺 | 腎 | 心 | 肝 |
| 肺 | 腎 | 肝 | 脾 | 心 |
| 腎 | 肝 | 心 | 肺 | 脾 |

## 風寒邪氣客於五臟之傳遞

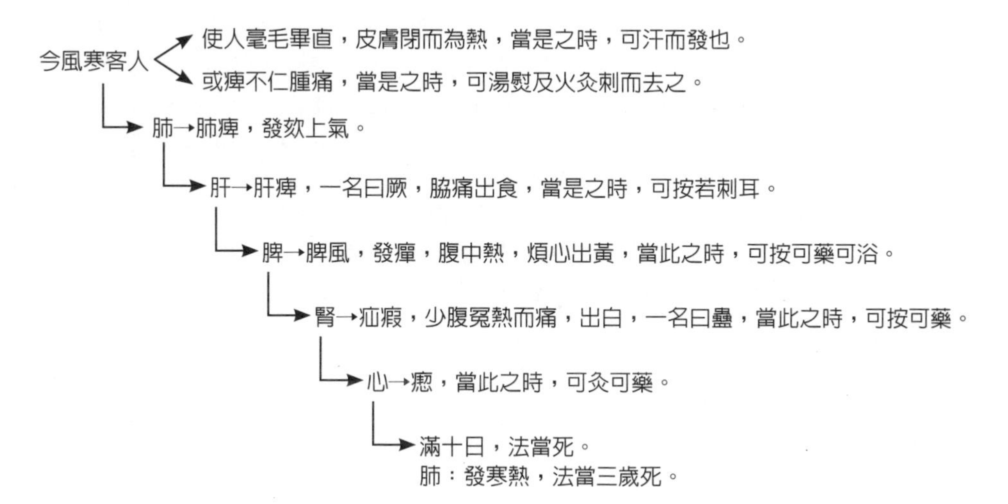


**＋ 知識補充站**

現代的原子、離子……空氣中的負離子……花香、人為求快適的生活環境，建議運用基本風水理論，家中、辦公室的「動線」、「象限」……工作有標準作業程序（SOP），人體與家庭、生與死也都有一定的流向。順其自然，多心想事成；逆自然之流，多病殃。

# 4-21 陽關道之懸殊（樞）

椎間盤是從纖維軟骨到周邊的纖維輪，內部呈柔軟的泡沫狀，非常富有彈性，擁有髓核，椎間盤結合的鞏固，是為了脊椎可以朝各方向移動，吸收垂直的衝擊，隨著壓力增加椎間盤彎扁平、幅度變大，加劇之使髓核變硬，失去彈性，會讓椎間盤變薄變弱。

腰椎在脊椎的下部，因為承受體重壓力的增加，腰椎是脊椎中最大又最強壯的部位，其棘突短而粗大。在觸診督脈時，會觸及**懸樞（L1 到 L2）、命門（L2 到 L3）、陽關（L4 到～L5）**等穴，平腸陵骨是**陽關穴**，在**陽關穴**旁開寸半是**大腸俞穴，陽關穴**有陽關道的意味，人的生命起伏都會在**陽關穴**與**大腸俞穴**顯露，所以針也好，灸也好，導引按蹻也好，復健也好，都是非常重要。

觸診從兩側腸陵骨往內，到脊椎骨就找到**陽關穴**，以此穴為中心，放上四指橫幅角側，就是**大腸俞穴**，再從腰脇部找第 12 肋骨，往脊椎骨集中，一樣可以找到下一個腰椎的**懸樞穴**（L1 到 L2）與**脊中穴**（T11 到 T12）中間的空橋穴，就是告訴診察者，它有多少的生命力。懸樞為下有命門（L2 到 L3）生命之門，脊中之上有中樞（T10 到 T11），旁有膽俞、陽綱，是生命的大樑（大綱），命門之火是腦下垂體、脊髓液及副腎上腺的集體創作，腰椎棘突是四角形，又厚、又寬，稍稍向後延伸，博物館中看恐龍、看鯨魚，尤其是鯨魚的脊椎骨，是令人省思回味不已的脊椎骨，如何解說，生老病死，就是督脈領軍。

**小博士解說**

腰脊髓液的「腰槽」（有如馬槽）之中的脊髓神經根，稱為「馬尾」神經根，**終系是胎兒尾側的尻尾以隆起之處（小兒屁股三把火來由）**，是脊髓尾的痕跡的遺留物，終系的近位部末端還有內終系殘留的神經纖維、結締組織及軟膜覆蓋的神經膠原組織。

脊髓圓椎是脊髓腰膨大的下方，脊髓變細成圓錐狀，成人的脊髓圓錐在第一、二腰椎間的椎間盤就終止，**第一、二腰椎的穴名是懸樞**，屬於督脈，督導著人體的氣血循環，懸樞於人而言，生老病死一線間，有著生死「懸殊」之意。**懸樞穴**上一穴叫**脊中（第十一、十二胸椎之間）**，下一穴叫**命門（第二、三腰椎之間）**，再下一穴**陽關（第四、五腰椎之間）**。過了**陽關穴**之後，就像出關一樣，只有**腰俞**與**長強**三穴，中國字「屍」是死的「尸」，將死改成九，就是「尻」有如九命怪貓，人的二十椎，《內經》〈歲露論〉從**風府**每日一節，走督脈二十一日（脊髓動脈）之後，刺**命門**穴再從任脈九日（脊髓靜脈）回**風府，命門**到**長強**是回風府的動力區，從動力區回到**風府**要九天，這動力區就稱為「尻」，女性生殖器官「尻」就是「龍潭虎穴」，男性生殖器官「屌」則是「懸鐘吊鼎」。

## 五臟疾病傳變規律表

| 五實 | 脈盛，皮熱，腹脹，前後不通，悶瞀 |
|---|---|
| 五虛 | 脈細，皮寒，氣少，泄利前後，飲食不入 |

## 上肢中樞穴、上肢陽關穴

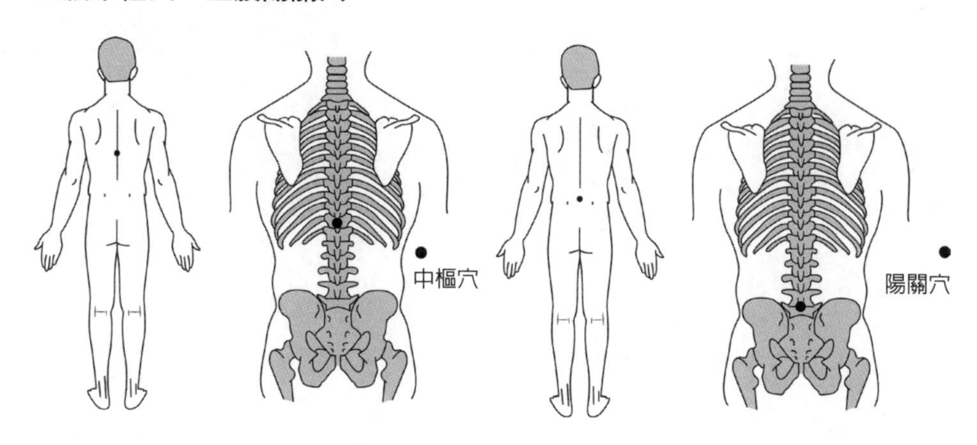


當中樞穴（T9~T10）與陽關穴和諧（homeostatic state），上半身、上肢（中樞穴主控）和下半身、下肢（陽關穴主控）亦會呈和諧狀態，這是個人生命全然的表現。中西醫都一再強調，生命改善與安定，一定要從兩方面著手，日常生活動作（Activity of Daily Living, ADL）要向上陽光積極，生命的充實度（Quality of Life, QOL）要有目標、計畫。

**＋ 知識補充站**

東漢張仲景團隊，研究生理、病理機轉有相當的成就，從周日韻律來看，更是令人拍案叫絕，六經依序為少陽、太陽、陽明、太陰、少陰、厥陰，欲解時辰，就是該經最優勢的時辰，每一經各有6時，六經加起來應該是36小時，但是，一天只有24小時，因此，就有重要的時辰，這就是周日韻律與各種人應對的不同效率時辰，大多數人白天都一樣生龍活虎，活潑亂跳，晚上是休息睡眠的時候，但是，有夜貓族，也有夜間工作者，大腦與間腦相對的也會做部分調整，因此，一病一智慧，經一事長一智，先得將六經一分為二，即三陽與三陰，三陽是完全各自獨立，從3:00am到9:00pm 18個小時，亦即三陽開泰之外，其他的6小時是真陰，可是，晚上休息、睡覺的時間因人而異，真陰6小時是太陰的欲解時辰，少陰與厥陰則沒有自己獨有的欲解時辰，而是兼併太陰與少陰部分。

# 第5章
# 病證、診斷、治療

# 5-1 腎臟與肺臟的協調

腎臟有豐富的淋巴管，最後經胸管進入上腔靜脈回心臟，促進與抑制從血液過濾的水再吸收，腎臟得以調節間質液與淋巴的量，尿液才能將微生物，從尿道排出（腎臟與調節血液量及血壓息息相關）。

腎臟與肺臟互動於調節體液酸鹼度的協調，活性維生素 D 與鈣在腎臟與皮膚合作下合成，與消化器官的食飲攝取關係密切，活性維生素 D 與鈣的合成，需要內分泌與腎臟合作，鈣之於骨骼肌與心臟的活動，需要腎臟來共同作業。

人每天獲得的水分，主要來自水的液體攝取供給約 1600 ml，及水氣的食物約 700 ml，消化道吸收約 2300 ml，另外，很重要的水資源是代謝水（氣化水），占了約 200 ml，主要是因為細胞的有氧呼吸的化學反應而產生的水。因此，一天人體正常的攝取水分量約 2500 ml。

水分的喪失有四個管道，**每天腎臟排尿量約** 1500 ml，經由皮膚蒸發約 600 ml（有感蒸發約 200 ml，無感蒸發約 400 ml）。**肺排出的水蒸氣約** 300 L，消化道排便約 100 ml，一天也是約 2500 ml。女性逢月經期間，也會多喪失水分。

**小博士解說**

「肝腎不足，真陰虧損，下部瘡瘍，六味地黃丸主之」，成人紅血球生成素 85% 來自腎臟，在腎臟皮質中，由小管旁微血管的上皮細胞製造，15% 來自肝臟，在肝臟的庫佛氏細胞及肝細胞中製造。

胎兒及新生兒，肝臟負責紅血球的生成，與紅血球生成素的製造，後來，骨髓取代負責紅血球的生成，腎臟負責紅血球生成素的製造，因此，腎病或腎摘除，使腎實質減少，肝臟無法代償就會貧血。

1. **清晨為春是肝**，肝臟由肝門靜脈與胸管輸送營養到心臟，副交感神經活動加強，心臟得以休息，睡眠品質好，把心肝當寶貝，人生才美好。
2. **中午為夏是心**，心臟因應人體生活需求，白天活動量大，交感神經方面與心臟活動加強，心臟強而有力，活動力強，生命才會燦爛。
3. **傍晚為秋是肺**，心臟與肺臟透過肺動脈與肺靜脈做氣體交易，副交感神經與交感神經做交接工作，腎臟是最疲憊的時候，也是肺臟需要開始放鬆休息的時候。
4. **半夜為冬是腎**，肺臟與腎臟的體液運作，就是以腎臟過濾全身體液為基礎，肺臟負責氣體交易，腎臟負責體液運作，兩者在當下功成身退，試著把擔子交給肝臟，交接順暢，工程圓滿，熬夜加班過勞不已，未來危危可及。

一日之計在於晨（春）——養肝；中午烈日炎炎——養心；傍晚夕陽最美——養肺；半夜最好眠——養腎。

## 十二日之變

| 傷寒一日 | 巨陽受之 | 巨陽者，諸陽之屬也，其脈連於風府，故為諸陽主氣也 | 故頭項痛，腰脊強 |
|---|---|---|---|
| 二日 | 陽明受之 | 陽明主肉，其脈挾鼻絡於目 | 故身熱目疼而鼻乾，不得臥也 |
| 三日 | 少陽受之 | 少陽主膽，其脈循脇絡於耳 | 故胸脇痛而耳聾 |
| 三陽經絡皆受其病，而未入於臟者，故可汗而已 | | | |
| 四日 | 太陰受之 | 太陰脈布胃中，絡於嗌 | 故腹滿而嗌乾 |
| 五日 | 少陰受之 | 少陰脈貫腎絡於肺，繫舌本 | 故口燥舌乾而渴 |
| 六日 | 厥陰受之 | 厥陰脈循陰器而絡於肝 | 故煩滿而囊縮 |
| 三陰三陽，五臟六腑皆受病，榮衛不行，五臟不通，則死矣 | | | |
| 其不兩感於寒者 | | | |
| 七日 | 巨陽病衰 | 頭痛少愈 | |
| 八日 | 陽明病衰 | 身熱少愈 | |
| 九日 | 少陽病衰 | 耳聾微聞 | |
| 十日 | 太陰病衰 | 腹減如故，則思飲食 | |
| 十一日 | 少陰病衰 | 渴止不滿，舌乾已而嚏 | |
| 十二日 | 厥陰病衰 | 囊縱，少腹微下，大氣（指邪氣）皆去，病日已矣 | |

## 陰陽之應

| 病一日 | 巨陽與少陰俱病 | 則頭痛口乾而煩滿 |
|---|---|---|
| 二日 | 陽明與太陰俱病 | 則腹滿身熱，不欲食，譫言 |
| 三日 | 少陽與厥陰俱病 | 則耳聾囊縮而厥，水漿不入，不知人，六日死 |

**＋ 知識補充站**

《傷寒論》的六經欲解時辰，與《內經》十二經脈十二時辰，各有立論，六經欲解時辰以腦下垂體、間腦、內分泌、自律神經系統為論，相當於腦脊髓液的新陳代謝速度；十二經脈十二時辰以營氣、衛氣即呼吸、血液循環系統為論，相當於胃腸新陳代謝速度；十二經脈十二時辰在前（經脈生理時辰），六經欲解時辰在後（經脈病理時辰），前者領軍，後者尾隨跟上。

兩者的交集處，最明顯的是少陰欲解時辰——子丑寅（11:00pm~5:00am）、厥陰欲解時辰——丑寅卯（1:00am~7:00am）、少陽欲解時辰——（3:00am~9:00am），是正常人常見的睡眠時間。

1. 子丑11:00pm~3:00am是膽肝經脈時辰➔睡眠主要時辰（美容時間）
2. 寅卯3:00am~7:00am是肺大腸經脈時辰➔生活開始活動的當值時辰（生活啓動時間）
3. 辰巳7:00am~11:00am是胃脾經脈時辰➔開始補充營養的當值時辰（生活營養時間）

# 5-2 風府、風池與生理調節

（參考2-9、2-17、6-9）

《內經》**風府、風池兩穴**之於《傷寒論》一脈相傳，不只是針灸相傳而已，風府在枕骨與第 1 頸椎之間，**風池穴**在**風府穴**旁開 3 寸，是枕骨下靜脈及淋巴的功能狀況反應區，加上風門穴在第 2 胸椎旁開寸半，仔細看這五穴，風府穴屬於督脈、風池穴屬於膽經脈、風門屬於膀胱經脈。

基本上，五個風穴在古代就像是「防風林」，現代是熱散失平衡的物理調節區域；相對之下，腰部的帶脈十二穴，例如：陽關、大腸俞、帶脈、大横、天樞、肓俞、神闕等穴，也是老弱婦孺睡眠必要覆蓋的區域，除了保暖，更是維護熱散失平衡的「化學調節區域」。至於手腳末端的井穴區，戴手套與厚襪子是「化學性調節」；打球、跑步、活動，則是「物理性調節」，總要讓化學與物理處於平衡（homeostatic）狀態，人的生命充實度才能心安理得；也就是說，人試著以《內經》導引的養生法則，就可以做到日常生活實踐度及格，甚至達到高分。

**小博士解說**

風府、風池，位於枕骨下，針於此，有益枕下靜脈與該穴區及微血管循環，枕下靜脈來自眼靜脈，再從頸內靜脈回心臟。

血液循環路徑，是維護生命的通道，風府、風池在枕骨與第一頸骨之間，風府是督脈在正中線上，風池是膽經脈在風府兩旁 3 寸處，3 寸約是當事者的四個横指幅，抓拿、針灸、熨敷，都會激活枕骨與第一頸骨間的神經與血管。

風府、風池在帽狀腱膜，頭後大直肌、頭後小直肌、頸後上斜肌的覆蓋區域內，剛好在枕骨下，兩個枕骨髁之間，按摩使力以枕髁為基點，向中央處琢磨，可以改善這些肌肉及包裹在肌肉內的神經與血管更加順暢。

易筋經第二式（口訣：足趾抓地，兩手平開，心平氣靜，目瞪口呆）、第八式（口訣：上腭堅撐舌，張眸意注牙，腳開蹲似踞，手按猛如拏，兩掌齊翻起，千斤重有加，瞪睛兼閉口，起立腳無斜），最有效益的是激活食道入口部的開大不全，最常見的延髓外側症候群，則要配合易筋經第十式（口訣：兩腳分蹲身似傾，屈伸左右腿相更，昂頭胸作探前勢，偃背腰還似砥平，鼻息調元勻出入，指尖著地賴支撐，降龍伏虎神仙事，學得真形也衛生。）與第十二式（口訣：膝直膀伸，推手至地，昂頭瞪目，凝神壹志，起而頓足，二十一次，左右伸肱，以七為誌。）兩式的昂首，透過頭部上舉的訓練，有助吞嚥肌群的機能恢復，對頸部及所屬頸部副交感神經與腰尻部及所屬腰骶副交感神經，甚至枕骨下與骶骨部的靜脈叢都有相當大的助益，漸漸持恆地操作，可以強化腹式呼吸，對口腔的稠痰或黏稠的唾液都有助排泄與改善。

## 風府、風池（左右各一穴）三風啟動

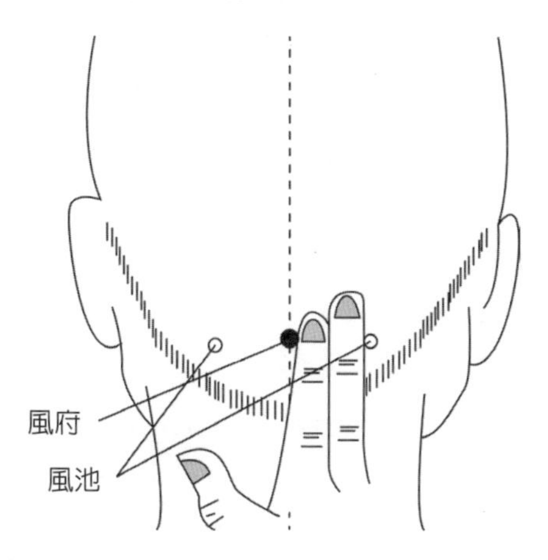


（一）風府穴：枕骨與第一頸骨之間的正中間點，結實與否，幾乎與大腦、腦脊髓呈正比感應，腫脹或軟塌者，腦脊髓液循環不良，全身的血液循環也都有障礙，嚴重者，多長期缺乏充分適度的活動或運動。

（二）風池穴：風府穴兩旁開2～3寸，結實與否，幾乎與小腦、腦幹呈正比感應，腫脹或軟塌者，腦幹功能不良，呼吸循環都有障礙，嚴重者，多長期生活作息、飲食習慣不良。

**＋ 知識補充站**

《內經》「必先度其形之肥瘦，以調其氣之虛實，實則瀉之，虛則補之，必先去其血脈，而後調之，無問其病，以平為期。」（素問20 三部九候論）。從風府、風池、大椎、陶道、肺俞、肝俞，全部覆蓋在斜方肌。風池是最妙的穴道，它介於胸鎖乳突肌與斜方肌，此二肌肉，都屬於第十一對腦神經副神經所控制；第十對腦神經迷走神經、第十二對腦神經舌下神經，全在延腦部分，此三條腦神經負責不同的生體機能，卻是緊緊相鄰，針刺風池的頭後上斜肌也在斜方肌裡面，矢狀靜脈、枕下靜脈回流頸內靜脈再回到心臟，風池必然會有所影響，風池屬膽經脈，在督脈風府穴旁開3寸處，後髮際上1寸。風池上面的穴是腦空，在後髮際上2寸半，督脈腦戶穴則旁開3寸；《傷寒論》「反煩不解」不用藥方，而「先刺風池、風府」，而不是腦空也不是風池下的肩井，在後腦針刺風池之際，都令人擔心針刺到腦部。頭顱骨將整個腦部（大腦、間腦、中腦、橋腦、延腦、小腦）包裹一起，針刺枕骨與第一頸骨間的風府與風池，可以立即改善回流心臟的血脈，最重要的是要針刺時一定要端正入穴，椎靜脈與頸內靜脈負責輸送腦部靜脈血液與淋巴回心臟，枕骨的上項線是斜方肌與胸鎖乳突肌附著之處，多抓拿按摩風池穴，可以改善以上相關結構與功能，治病與養生皆有益。

吞嚥作用（deglutition）是一種由三叉神經（五）、舌咽神經（九）及迷走神經（十），傳入神經元行動的一種反射性反應。相對地，傳出神經纖維進入咽喉肌內，則由三叉神經（五）、顏面神經（七）及舌下神經（十二）進入舌、口腔內容物在舌頭上的隨意動作及推進食物向後進入咽，引發吞嚥，一開始是咽部肌肉非自主性收波，推進食物進入全體，並出現呼吸抑制及聲門關閉的部分反射反應，因此嘴巴張開時候，吞嚥困難，大大張開嘴巴，甚至不可能吞嚥，導引按蹻、易筋經第二式「目瞪口呆」就是鍛鍊吞嚥的動作機制，並要求四肢動作「腳趾抓地，兩手平開」到個人極限，用心用力在周圍神經的四肢肌肉，自然可以協調到「心平氣靜」的中樞神經機制，對老化或病化加速的人，效果更好，早晚操作3~5分鐘，飯後操作2~3分鐘，對海綿靜脈竇的靜脈回流心臟，對中腦、橋腦、延腦的生命中樞機制大有助益。

# 5-3 壓力營養與陰陽交

現代人因為壓力影響腦下垂體—副腎皮質系統及自律神經系統，從腦部來影響免疫系統的回饋機轉，所有的壓力必然來自感覺（feeling），甚至超過思考（thinking），即聽覺、嗅覺、味覺、視覺或觸覺受到影響，或是某程度的過勞，通常人只要鼓舞意志力，就可以輕易過關，就如《內經》的〈五閱五使〉：「肺病者喘息鼻張（鼻者，肺之官——嗅覺）。肝病者眥青（目者，肝之官——視覺）。脾病者脣黃（口脣者，脾之官——觸覺）。心病者舌卷短顴赤（舌者，心之官——味覺）。腎病者顴與顏黑（耳者，腎之官——聽覺）。」

人的生命延續，除了呼吸，就是飲食，其中碳水化合物、脂肪和蛋白質三大營養素提供「能量」。老弱婦孺族群面臨最大的問題，就是「熱量」攝取不足，因熱量轉化為能量，取決於吸收的狀況。人體吸收不良最常見的是脂肪，因為脂肪不溶於水，而且消化過程又非常複雜，它是人體最大的營養供應商，除了肝門靜脈回下腔靜脈回心臟之外，就要靠胸管回上腔靜脈，再回心臟，胸管負責將乳糜池的東西送回心臟。其中，有從十二指腸來的脂性維生素群，以及從腎臟等淋巴管來的淋巴；大部分腎臟的淋巴直接到胸管，部分腎臟的淋巴管還要下行到鼠蹊淋巴節，再回胸管，然後一起回到上腔靜脈，再送回心臟；這條路好似都市的資源回收車，一方面收垃圾，另一方面也作資源回收。

在脂肪的消化過程中，比起碳水化合物與蛋白質複雜多了。從脂肪的消化過程來看，最重要的是靠小腸的胰液來加水分解。但是，脂肪溶解困難，要到達小腸吸收上皮細胞，就不太容易，所以膽汁中膽汁酸的界面活性劑成分，有的是溶解脂肪的消化物，幫助小腸上皮的吸收，即脂肪在小腸上皮細胞內，形成乳糜小溝，周圍被特別的蛋白質包圍，從小腸吸收上皮細胞後，就進入淋巴管，最後進入胸管，然後回到上腔靜脈，再送回心臟。

由於脂溶性維他命 A、D、E、K 與脂肪和乳糜小溝流經「油水」路徑，人的油水太多，體內的內臟脂肪和皮下脂肪就會成為五臟六腑的負擔，讓人感到不輕鬆、不愉快，甚至情緒不好。但是，沒有油水，就沒有體力、活力和精力，人就是在如此矛盾的生態中，求得和諧（homeostatic）、健康和快樂。

## 陰陽交、風厥、勞風

| 病名 | 症狀 | 病機 | 治療 | 預後 |
|---|---|---|---|---|
| 陰陽交 | 病溫，汗輒復熱，而脈躁疾不為汗衰，狂言不能食 | 汗出，皆生於穀，穀生於精。邪氣交爭於骨肉而得汗者，是邪　而精勝。精勝則當能食而不復熱。復熱者，邪氣也。汗者，精氣也。汗出而輒復熱者，邪勝也，不能食者，精無俾也 | | ①脈不與汗相應，此不勝其病<br>②汗出而脈尚躁盛者死<br>③狂言者，是失志，失志者死。今見三死，不見一生，雖愈必死也 |
| 風厥 | 身熱，汗出煩滿，煩滿不為汗解（汗出而身熱者，風也；汗出而煩滿不解者，厥也） | 巨陽主氣，故先受邪，少陰與其為表裏也，得熱則上從之，從之則厥也 | 表裏刺之（瀉太陽，補少陰），飲之服湯 | |
| 勞風 | 使人強上冥視（好仰矚眼目不明），唾出若涕，惡風而振寒，此為勞風之病 | 勞風法在肺下，其為病也 | 不再過度勞累，停止肢節勞動，導引膀胱足太陽經脈 | 好 → 巨陽引精者（強壯者）三日，中年者五日，不精者（虛弱者）七日<br>不好 → 咳出青黃涕，其狀如膿，大如彈丸，從口中、若鼻中出，不出則傷肺，傷肺則死也 |

1. 陰陽交：陽熱之邪入於陰分交結不解，是邪盛正衰的一種危重病候。三死：脈不與汗相應、汗出脈尚躁、狂言失志。
2. 巨陽引：指在太陽經上取穴，進行針刺治療以引經氣。精者與不精者，前者指青壯年，後者指老年。

**＋ 知識補充站**

現代人的慢性痼疾，最後常演變成併發症，人體的生體機制，糖尿病的AGE老化因子，常從橫膈膜下面開始病化，台灣這幾年的洗腎人口六、七萬之中，幾乎40%是糖尿病患者，甚至，日久也併發視功能障礙，與《傷寒論》差後勞後食後陰陽易病：

- 357大病差後，勞復者，枳實梔子豉湯主之。若有宿食者，加大黃。
- 358傷寒差以後，更發熱，小柴胡湯主之。脈浮者汗解之；脈沉實者下解之。
- 359大病差後，從腰以下有水氣者，牡蠣澤瀉散主之。
- 360大病差後，喜唾，久不了了，胸上有寒，當以丸藥溫之，宜理中丸。
- 361傷寒解後，虛羸少氣，氣逆欲吐，竹葉石膏湯主之。
- 363陰陽易之為病，其人身體重，少氣，少腹裏急，或引陰中拘攣，熱上衝胸，頭重不欲舉，眼中生花，膝脛拘急者，燒褌散主之（八味腎氣丸代之）。

# 5-4 眼腫與臉腫

如果人在清晨臉腫，大多是因為腎經脈不良；如果到了夜晚腳腫，則多是因為心經脈不良。生老病死、喜怒哀樂人之常也，病因病機學說、陰宅風水與身體之山根、明堂，正是道者一也，一以貫之。身體風水正是體內的臟腑器官，風生水轉的表現，「身體風水」正是內經「守經隧」的詮釋。

「水始起也，目窠上微腫，如新臥起之狀，其頸脈動，時欬」眼睛是靈魂之窗，心臟的主動脈上頸部以頸總動脈的頸內動脈上到眼睛部分，以眼動脈養益眼窩，最重要的是視網膜，眼動脈是機能終動脈，不同於大部分的動脈有靜脈伴行，眼動脈是單行道，通過微血管系統後，血液進入眼靜脈，就大方進入海綿靜脈竇。當出現問題時，就會有組織液溢滯於眼窩的眼輪匝肌及所屬皮膚黏膜等，因此發生腫脹。

一般人在睡醒後，都會感到眼瞼有點腫脹，尤其是上眼瞼，因為海綿靜脈竇連結著眼窩與顏面，身體的損益必然一五一十透露訊息，在海綿靜脈竇內除了眼靜脈之外，還有頸內動脈、動眼神經、滑車神經與三叉神經通過。如果健康的人，醒來後的眼腫消得很快。通常目內眥上緣的眼瞼部分的腫脹，大多伴隨人體血液，會因為血脂肪高低而腫脹或結實不腫；倘若人醒來時，上眼瞼腫脹遲遲不消失，腎臟功能出現問題的機率很大。若越晚越嚴重，比醒來更腫脹，可能人體的腦心血管循環也已經大有問題。

「目窠上微腫」是海綿靜脈竇的血液循環有問題，一定是五臟六腑出問題，所以顯現在眼睛。在經絡學說中，「肝足厥陰之脈…上入頏顙，連目系，上出額與督脈會於巔；其支者，從目系下頰裡…」、「膀胱足太陽之脈起於目內眥，上額，交巔。其支者，從巔至耳上角。其直者，從巔入絡腦，還出別下項」、「膽足少陽之脈起於目銳眥，上抵頭角，下耳後」、「胃足陽明之脈，起於鼻之交頞中，旁約太陽之脈，下循鼻外，入上齒中，還出挾口，環唇下交承漿，卻循頤後下廉，出大迎，循頰車，上耳前，過客主人，循髮際至額顱」，從以上四條經脈，都可以了解海綿靜脈竇與肝臟、膀胱的生理構造。

## 陰陽交、風厥、勞風

| 病名 | 症狀 | 治療 |
|---|---|---|
| 腎風 | 臉水腫 | 真武湯 |
| 風水 | 1. 呼吸不順時而發熱，從胸背上至頭汗出，手熱、口乾苦渴（脊背靜脈、神經循環不順暢）<br>2. 小便黃（體液循環不順暢）<br>3. 目下腫（血液循環不順暢）腹中鳴，身重難行走（消化吸收排泄不順暢），月事不來（腦下垂體、卵巢、內分泌功能不佳），煩而不能食，不能正偃，正偃則咳（肺泡或支氣管等功能不佳） | 1. 邪湊氣以虛，陰虛陽湊之（五苓散、白虎加人參湯）<br>2. 少腹中有熱（豬苓湯、茵陳蒿湯）<br>3. 水氣注上（木防己湯、真武湯），胃不和迫肺（腎氣丸、小青龍湯） |

**+ 知識補充站**

臉部的皮膚色素沉澱是疾病第一訊息，從耳朵前面往鼻骨走➔四肢；肌膚的角質層化是第二訊息，從鼻骨前面往耳朵走➔肝臟；肌肉的活動力退化是第三訊息。

1. 鼻骨往外走➔肝臟負擔最重➔內臟疾病

2. 耳朵前往鼻骨走➔肢體勞累➔非內臟疾病

《傷寒論》生理學並不細膩，可是生理與病理的互動影響與現代是殊途同歸的。《金匱要略》的虛勞血痹與《傷寒論》的差後勞後食後陰陽易，幾乎指出「勞，春夏劇，秋冬緩」，一方面是四季的氣候，二十四節氣影響身心變化，春夏是人活動量較多，秋冬活動量較少；另一方面一天的四季之分，也是少陽與太陽欲解時分，是勞病患者較不舒服的時候，陽明與太陰（或三陰）則是較舒服的時候。

慢性阻塞性肺病（Chronic Obstructive Pulmonary Disease, COPD）是空氣汙染、上呼吸道感染、營養障害的骨牌效應產生的結果，成年人的COPD，以抽菸及生活環境空氣品質不良為最多見，可明顯聽到呼吸喘促，即呼吸頻率高，呼吸次數甚至超過每分鐘二十次，輔助呼吸肌肉群、胸鎖乳突肌、胸大肌、斜角肌、舌骨肌群等也會努力來配合呼吸；胸鎖乳突肌與斜方肌都受控於第十一對腦神經副神經，也一樣息息相關於腦幹的呼吸中樞，必然聳肩、駝背、噘嘴呼吸、表情僵硬，這種成年人的「肺過勞」，需要血痹虛勞方面的藥方，從腹腔的臟器來強化改善。

# 5-5 營養不良與五奪、五逆

人體的生命機制是靠著生理、心理各器官及組織的分工，如果酸性過度，小腸內的膽汁酸濃度就會低下，造成脂肪吸收障礙，造成肝臟的疾病，無法從小腸的迴腸回收膽汁；壓力過大，傷心欲絕，也會破壞「腸肝循環」，所以要養成良好日常生活活動度，建設積極的生活充實度。

在壓力很大時，有些人會出現脂肪量、糞便量增加，外觀會出現白色脂肪環，紅色有形便的酸性臭，這些都是胰臟出現問題的症狀，因此皮膚也會乾燥或外觀如魚鱗狀。古人稱「水溢飲」，就是油與水的營養路徑大亂，長期下來，人體必然會缺乏脂肪性維生素 A、D、E、K，造成營養不足；重要的鈣、鐵、鉛、鉀、鎂……等不是攝取不足，就是分布在不該出現的部位。1933 年，美國參議會國會諮詢報告，以及 1988 年美國軍事協會國會報告，同樣指出美國人有 97% 的死亡率來自營養不良，大部分人自覺可能有營養不均衡的問題，卻不大願意面對日常飲食習慣有瑕疵，所以造成「營養不良」；因此，營養不均衡的人，屬於失敗找理由藉口，懂得長期處於營養不良的人，就是成功養生者找方法。飲食方面要「少量多餐多變化」。

老弱婦孺與慢性病患者，大都有吸收不良的狀況，程度輕重不同，其中以消化不良居多，也最早見，一般常見症狀是脹氣、其次是胸悶。病理上，以胃摘除、胰臟摘除、胰臟酵素分泌不良診斷為「消化不良」，身體上則是只要有脹氣，就是消化不良。如果脹氣或胸悶，多數是生活習慣不良，尤其是飲食習慣無法配合身體需求。身體吸收不良範圍很廣，許多人有荷爾蒙或代謝性疾病而不自覺，初期會出現吸收不良的警訊，最常見的是糖尿病、甲狀腺機能亢進症；其次是黏膜異常，最常見的是乳糖不耐症，此族群性格較敏感，體質虛弱，建議要落實日常生活活動度。至於鬱血性心臟衰竭等心血管性疾病，都有可能造成淋巴管閉塞、肝膽疾病（例如：肝硬化、膽汁鬱滯）、小腸狹窄。患者一旦落實日常生活活動度與積極的生活充實度，病情都會得到改善。

## 五奪之病症皆不可瀉

| | 奪 | 病症 |
|---|---|---|
| 五奪 | 一奪 | 形肉已奪 |
| | 二奪 | 大奪血之後 |
| | 三奪 | 大汗出之後 |
| | 四奪 | 大泄之後 |
| | 五奪 | 新產及大血 |

## 五逆之病症與脈相逆

| | 逆 | 病症 |
|---|---|---|
| 五逆 | 一逆 | 熱病脈靜，汗已出，脈盛躁 |
| | 二逆 | 病泄脈洪大 |
| | 三逆 | 著痺不移，䐃肉破，身熱，脈偏絕 |
| | 四逆 | 淫而奪形，身熱，色夭然白，及後下血衃，血衃篤重 |
| | 五逆 | 寒熱奪形，脈堅搏 |

**+ 知識補充站**

食道三狹窄部出現問題的時候，調理藥方與針灸

**1.食道入口部**

(1) 甘草湯
(2) 甘草桔梗湯
(3) 針灸足三里、內庭、胃俞、胃倉穴

**2.主動脈交叉部到氣管分歧部**

(1) 甘草乾薑湯
(2) 小半夏湯
(3) 小半夏加茯苓湯
(4) 針灸三陰交、地機、脾俞、意舍穴

**3.食道裂孔部**

(1) 大黃甘草湯
(2) 大半夏湯
(3) 半夏乾薑散
(4) 橘皮湯
(5) 吳茱萸湯
(6) 半夏瀉心湯
(7) 針灸內關、大陵、厥陰俞、膏肓穴

# 5-6 慢性阻塞性肺病（COPD）

（參考3-10、4-5、5-31、6-2、6-10）

「吸菸及二手菸是造成慢性阻塞性肺病（Chronic Obstructive Pulmonary Disease, COPD）的主因，世界衛生組織（WHO）統計，全球有 2.1 億人罹患慢性阻塞性肺病，是全球排名第四名的死因，主要症狀有『慢性咳嗽』、『多痰』、『呼吸困難』。」——這是在國內行政院衛生署國民健康局……等單位發布，在 2012 年常常可以看得到的公益廣告。

慢性阻塞性肺病是由慢性支氣管炎與肺氣腫合起來的病名，這是典型的慢性病，比糖尿病、高血壓還讓人缺乏警覺性。簡單說來，只要病人有幾個月以上，長期感到「呼氣」困難（閉塞），就屬於慢性阻塞性肺病。在生活上，講電話或走得快，就會帶有氣喘聲，吃多就會感到腹脹又胸悶；平常嘴巴緊閉，有癟嘴習慣的人，多屬於慢性阻塞性肺病患者；輕微的慢性阻塞性肺病患者，以中藥及針灸與導引按蹻的療效為佳。

肺氣腫有明顯的纖維化，伴隨肺泡壁破裂，從末端細支氣管發現氣腔異常，導致永久性擴張。大部分的肺氣腫是小葉全體廣泛被破壞，即泛小葉型肺氣腫，而小葉中心部位的呼吸細支氣管、肺泡管、肺泡遭到破壞，周邊的肺泡沒有被破壞的就屬於小葉中心型肺氣腫。小葉的末梢部分即肺泡導管與肺泡囊，遭到強烈破壞的就屬於傍中膈型肺氣腫。

病因是性別、年齡增長、抽菸、空氣汙染、上呼吸道感染、小兒期呼吸道疾病或營養不良等，目前有更多資料顯示，呼吸訓練及營養均衡的治療有效。儘管慢性阻塞性肺病是不可逆轉的疾病，病發時會出現漸進式的呼吸困難與氣喘，初期只有在病人活動時出現症狀，漸漸也會在靜止時感到呼吸不順。孩童有過敏及有慢性阻塞性肺病傾向，例如：駝背、口呆（嘴開）與癟嘴的孩童，容易變成氣喘兒，可用藥如小青龍湯、小青龍加石膏湯、麻杏甘石湯和小柴胡湯，都是孩童慢性阻塞性肺病的上選良方，配合長期游泳，必然痊癒。

中、老年的菸癮男性亦是慢性阻塞性肺病占最多數的患者，通常他們的呼吸次數較多（即頻率高），也可明顯看到輔助呼吸肌肉群（即胸鎖乳突肌、胸大肌、斜角肌等——可參考〈寒熱病〉天牖五部）會用力呼吸，以及癟著嘴呼吸。由於病人的肺部過度膨脹，造成胸廓前後徑增大，變成啤酒桶胸廓（可參考〈本藏〉：巨肩反膺陷喉者，肺高上氣喘息咳嗽）。重症病人會出現右心臟衰竭，在胸部 X 光可見胸廓前後徑增大，橫膈膜平低化，胸骨後腔、心後腔、肋間腔的擴大，肺紋理減少（也有一部分增強），肺血管透過性的亢進，心影變小，呈滴狀心等現象。以胸部電腦斷層攝影（CT），可見肺血管影的減少、細小化，損及肺影的低濃度領域，且可見廣泛分布。

## 臟腑咳嗽

| 臟腑欬 | 症狀 | 治療穴道 |
|---|---|---|
| 肺欬 | 欬而喘息有音，甚則唾血 | 肺俞、魄戶 |
| 心欬 | 欬則心痛，喉中介介如梗狀，甚則咽腫，喉痺 | 心俞、神堂 |
| 肝欬 | 欬則兩脇下痛（非右脇），甚則不可以轉，轉則兩胠下滿 | 肝俞 |
| 脾欬 | 欬則右脇下痛，陰陰引肩背，甚則不可以動，動則欬劇 | 脾俞 |
| 腎欬 | 欬則肩背相引而痛，甚則欬涎 | 腎俞 |
| 五臟之久欬，乃移於六腑 | | |
| 胃欬 | 欬而嘔，嘔甚則長蟲　（脾咳不已 → 胃受之） | 胃俞 |
| 膽欬 | 欬嘔膽汁　（肝咳不已 → 膽受之） | 膽俞 |
| 大腸欬 | 欬而遺失　（肺咳不已 → 大腸受之） | 大腸俞 |
| 小腸欬 | 欬而失氣，氣與欬俱失　（心咳不已 → 小腸受之） | 小腸俞 |
| 膀胱欬 | 欬而遺溺　（腎咳不已 → 膀胱受之） | 膀胱俞 |
| 三焦欬 | 欬而腹滿，不欲食飲　（久咳不已 → 三焦受之） | 三焦俞 |

## 臟腑咳嗽背部治療要穴

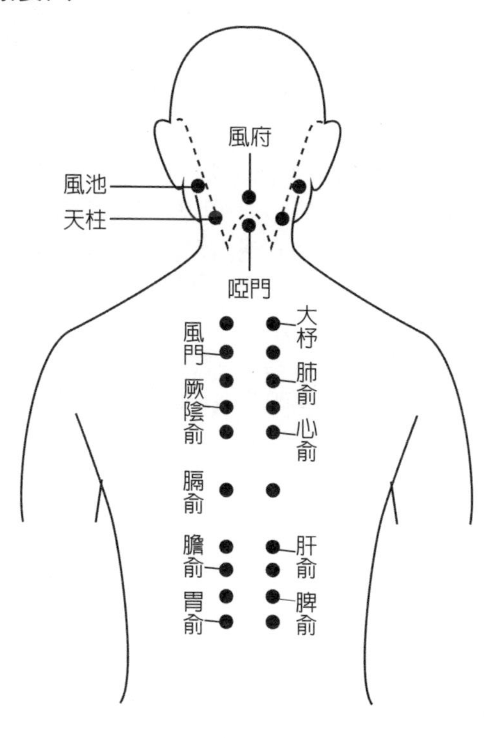

# 5-7 脊髓要穴與寒氣之客

脊椎於《內經》上有**風府穴**，下有**長強穴**，刺灸**風府**、**風池**兩穴，順暢椎靜脈與頸內靜脈回流心臟；針灸**長強**、**腰俞**、**會陽**、**八髎等穴**，順暢盆腔脈管循環，動脈和神經及靜脈和淋巴也隨之順暢。

我們可以觀察按摩師傅在按摩時，都會在脊椎的「脊髓頸膨大」與「脊髓的腰膨大」作加強。這是由於脊髓有兩個膨大處，上面相當於第4頸椎到第1胸椎（膈神經起源於此區域，控制橫膈膜），此區域幾乎沒有穴道，只有第 1 胸椎旁有**大椎**、**大杼**、**肩中俞**、**肩外俞**、**風門**等穴，加上斜方肌、提肩胛肌、斜角肌和岡上肌等，按摩師傅按摩此處的效果就會加大，提綱挈領就在此處，因為支配上肢的脊髓神經在此區域出入。下面脊髓的膨大處是脊髓腰膨大，於第 9 胸椎到第 12 胸椎骨**（橫膈膜分布於此區域），筋縮，肝俞**、**魂門等穴**（即第 9 胸椎），**中樞**、**膽俞**、**陽綱等穴**（即第 10 胸椎）、**脊中**、**脾俞**、**意舍等穴**（即第 11 胸椎）、**胃俞**、**胃倉**、**懸樞**、**三焦俞**、**肓門等穴**（第 1 腰椎）、**命門**、**腎俞**、**志室等穴**（第 2 腰椎），這些穴群幾乎是診斷肝、脾、腎三經脈最敏銳的區域。當人感到疲累時，**魂門**、**意舍**、**志室等穴**都會發出身體的警訊；當人睡眠品質不佳時，第 9、10 胸椎的椎間盤在觸壓時，會比其他部位疼痛，甚至會有稍大的空隙出現；當飲食方面出狀況，營養攝取有問題，症狀則出現在第 11、12 胸椎的椎間盤；如果是在日常活動方面出狀況或過勞，則會在第 2、3 腰椎的椎間盤發出警訊。

由於初學者摸索以上穴位並不容易，建議從第 12 肋骨往脊椎摸索，並把第 1、2 腰椎的「**懸俞**」穴歸給「**命門**」穴（腎臟），往上則是第 12 胸椎與第 11 胸椎的胃與脾臟，以及第 9 胸椎的肝臟與第 10 胸椎的膽歸類在一起。也就是說，第 9、10、11 胸椎屬於肝膽，魂之門戶（**魂門穴**在第 9、10 胸椎之間的椎間盤左右兩旁各 3 寸處），第 11、12 胸椎、第 1 腰椎配屬於脾胃，意之房舍（**意舍穴**在第 10、11 胸椎之間的椎間盤之間的椎間盤左右兩旁各 3 寸處），第 1、2、3 腰椎歸屬於三焦、腎、膀胱，志之屋室（志室穴在第 2、3 腰椎之間的椎間盤之間的椎間盤左右兩旁各 3 寸處），其最重要的意義是支配下肢的脊髓神經。

## 寒氣之客

| 寒氣客於 | 敘述 |
| --- | --- |
| 脈外 | 脈寒，脈寒則縮踡，縮踡則脈絀急，絀急則外引小絡，故卒然而痛，得炅則痛立止，因重中於寒，則痛久矣 |
| 經脈之中 | 與炅氣相薄，則脈滿，滿則痛而不可按也 |
| 稽留，炅氣從上 | 則脈充大而氣血亂，故痛甚不可按也 |
| 腸胃之間、膜原之下 | 血不得散，小絡急引故痛，按之則血氣散，故按之痛止 |
| 俠脊之脈 | 深按之不能及，故按之無益也 |
| 衝脈 | 衝脈起於關元，隨腹直上，寒氣客則脈不通，脈不通則氣因之，故喘動應手矣 |
| 背俞之脈 | 則脈澀，脈澀則血虛，血虛則痛，其俞注於心，故相引而痛，按之則熱氣至，熱氣至則痛止矣 |
| 厥陰之脈 | 厥陰之脈者，絡陰器繫於肝，寒氣客於脈中，則血澀脈急，故脇肋與少腹相引痛矣。厥氣客於陰股，寒氣上及少腹，血澀在下相引，故腹痛至陰股 |
| 小腸膜原之間，絡血之中 | 血澀不得注於大經，血氣稽留不得行，故宿昔而成積矣 |
| 五臟 | 厥逆上泄，陰氣竭，陽氣未入，故卒然痛死不知人，氣復反則生矣 |
| 腸胃 | 厥逆上出，故痛而嘔也 |
| 小腸 | 小腸不得成聚，故後泄腹痛矣。熱氣留於小腸，腸中痛，癉熱焦渴，則堅乾不得出，故痛而閉不通矣 |

**＋ 知識補充站**

人誕生有三千億個腦細胞，隨著成長逐年削減，腦細胞的神經鏈則因應生活狀態而大不同，腦脊髓液雖只有80~150ml，可是每小時脈絡叢分泌20~30ml，上矢狀靜脈竇要回收一樣的量，一如人的呼吸數，一分鐘約15下，心跳數約70下，人生而平等，可是品質卻沒有兩個人是一樣的，遺傳基因是重要因素，生活構成更重要，腦脊髓液不只是保護腦與脊髓，也負責營養的輸送與廢物的排除，更重要的是也負責免疫力的功能。

腦的糖分是無法貯藏，需要肝臟貯藏的醣來供應腦能量，人閒閒沒事，活動量少，可以半天不進食，可是忙碌的時候，四小時左右就要進食一次，因為腦需要醣類等能量供應，可是醣類進食太多，肥胖、糖尿病、肝硬化的機會隨之加大，因此，十二經脈十二時辰、六經欲解時辰的生態意義就很重要。

人睡一覺或打個噴嚏，神經就活動起來了，與腦脊髓液、下視丘、腦下垂體等不無關係，透過祛除大腦疲勞物質，人才得以神采奕奕，腦脊髓液透過硬腦膜、矢狀靜脈竇，以靜脈血回流心臟，腦脊髓液的循環就如同任脈與督脈的循環一樣，更貼切的是脊椎骨的血液循環。

# 5-8 屍體與身體之九穴

（參考3-29、6-8）

《內經》的〈邪客〉，邪客於肝居兩腋，影響及肩關節，心肺則居肘關節，腋下淋巴節的發炎腫痛現象，常反應肝、心和肺的問題，腹股溝淋巴節則反應脾、腎的問題。

脊髓圓椎是脊髓腰膨大的下方，脊髓變細成圓錐狀，成人的脊髓圓錐在第 1、2 腰椎間的椎間盤就終止。第 1、2 腰椎的穴名是**懸樞**，屬於督脈，督導人體的氣血循環，**懸樞穴**對於人而言，就像是生老病死一線間，有生死「懸殊」之意。**懸樞穴**上一穴叫**脊中**（第11、12胸椎之間），下一穴叫**命門**（第2、3腰椎之間），再下一穴陽關（第 4、5 腰椎之間）。過了**陽關穴**之後，就像出關一樣，只有**腰俞**與**長強**兩穴，中國字「屍」是死的「尸」，將「死」改成「九」，就是「尻」，有如九命怪貓。人的二十椎，在《內經》的〈歲露〉篇從風府穴的每日一節，走督脈 21 日之後，刺命門穴，再從任脈 9 日回風府穴；從命門穴到長強穴是回風府穴的動力區，從動力區回到風府穴要 9 天，這動力區就稱為「尻」。女性生殖器官「屄」就是加上「龍潭虎穴」的意思，男性生殖器官「屌」則是加上「懸鐘吊鼎」的意思。

在臨床上，位於第 1、2 腰椎的**懸樞穴**與第 4、5 腰椎的**陽關穴**相比，生命的生死懸殊就掌握在**懸樞穴**上；人體老化或生大病，常會在這區塊顯示身體狀況。生活品質有如陽關道，舉凡人體活動量大小與氣質，也都在此處顯示。在臨床上，醫師針灸**八髎與會陽兩穴**之際，會發現在適當的療程下，較年輕患者的腰部及臀部的皮膚會由灰暗無光澤變得亮麗。刺激**八髎穴**對女性的子宮闊韌帶、圓韌帶和基底韌帶有保護作用，對女人經帶及不孕等問題，只要再配合適當的湯藥方，效果良好。

佝是胸部彎拱，僂是腰部彎拱，都屬於脊椎後彎症。胸部彎曲為主要常見症狀，例如：脊椎被結核菌感染，椎體部分會破裂，脊椎呈僵角彎曲；老人則會出現椎間盤變性，而引起脊椎後彎。人會罹患佝僂病，有的是骨骼鈣化不良，或是長期不良姿勢所致；女性則會因為骨質疏鬆症，造成脊椎後彎。貓背是輕度的脊椎後彎，水牛背就是較嚴重的脊椎後彎。現代女性服裝設計很注重職業婦女穿著減少貓背的凸顯，只要日常生活功能量表不良，即使是女強人，雖然生活品質指標良好，多少也會出現貓背的症狀。

在臨床上，常見父母要小孩子抬頭挺胸，不要彎腰駝背，99% 都是日常生活動作缺乏陽光與積極，睡眠習慣不好，又缺乏運動，營養攝取差，大部分的罪魁禍首就是父母，因為無法以身作則，與其說「子女力不足」，還不如說父母「畫地自限」。

## 九氣之氣化狀況

| 九氣 | 氣化 | 狀況 | 結果 |
|---|---|---|---|
| 喜 | 氣緩、氣和 | 志達，榮衛通利 | 氣緩 |
| 怒 | 氣上、氣逆 | 甚則嘔血及飧泄 | 氣上 |
| 思 | 氣結 | 心有所存，神有所歸，正氣留而不行 | 氣結 |
| 悲 | 氣消 | 心系急，肺布葉舉，而上焦不通，榮衛不散，熱氣在中 | 氣消 |
| 勞 | 氣耗 | 喘息汗出，外內皆越 | 氣耗 |
| 恐 | 氣下、精卻 | 卻則上焦閉，閉則氣還，還則下焦脹 | 氣不行 |
| 驚 | 氣亂 | 心無所倚，神無所歸，慮無所定 | 氣亂 |
| 寒 | 氣收、腠理閉 | 氣不行 | 氣收 |
| 熱 | 氣泄、腠理開 | 榮衛通汗大泄 | 氣泄 |

五臟六腑，固盡有部，視其五色，黃赤為熱，白為寒，青黑為痛，此所謂視而可見者也。視其主病之脈堅，而血及陷下者，皆可捫而得也。
帝曰：善。余知百病生於氣也。

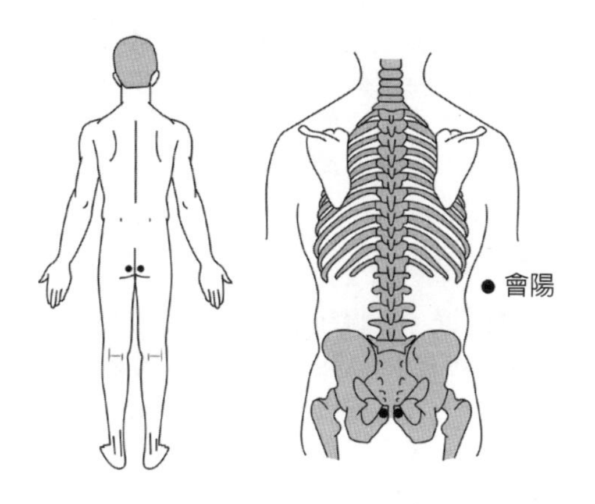


### 會陽展現生命光彩度

會陽穴屬於膀胱經脈，在督脈的長強穴旁，上面有重要的八髎穴，男女的盆膈膜，多寫實在這些穴區，女人的子宮骶韌帶的活力與老化狀態，更加反應在這些穴區，光澤亮麗的人活得輕鬆愉快，非常枯黯乾澀的人，活得一定很辛苦。

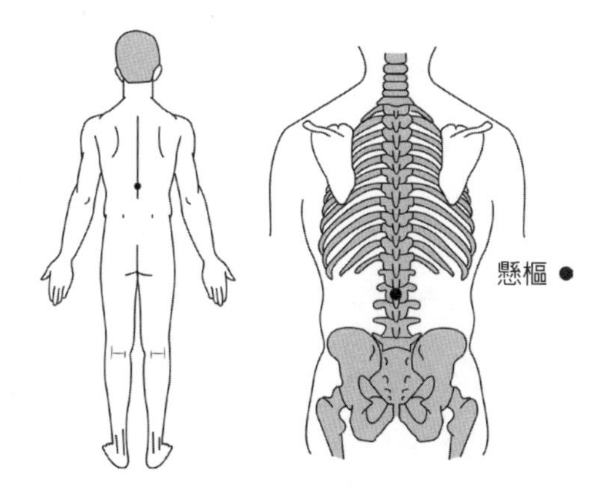


### 懸樞展現生命懸殊度

懸樞穴在第四、五腰椎之間，腰溝光澤而陷者，腰腳有力，生活光彩亮麗；反之扁塌、枯澀、僵硬者，腰腳無力，生活單調無趣。

# 5-9 腹部疼痛

腹部疼痛有三種：

### （一）內臟疼痛

內臟在那個部位出問題，就會在該部位引起疼痛；可能合併其他部位的牽涉性痛，也可能沒有。**真正內臟疼痛是鈍痛，是瀰漫性的疼痛，見於深部，如急性盲腸炎**。若是先在腹部中段處引起疼痛，發生膽囊炎或小腸阻塞等都是很典型的症狀。

### （二）深部軀體疼痛

壁層腹膜和腸繫腹膜受刺激引起的腹部疼痛，由脳脊髓經路傳遞，疼痛又強烈又清楚，**腹部疼痛的部位和受刺激的組織非常接近，例如：當病人患了急性腹膜炎時，產生劇烈的腹部疼痛。**

### （三）牽涉性疼痛

在病變器官之外的部位出現疼痛，與病變器官同屬一個脊髓節段，或附近的節段，或是沒有病變卻發生疼痛，即為牽涉性疼痛。通常牽涉性疼痛會隨著內臟疼痛和深部軀體疼痛一起出現，或單獨出現。通常只有在痛覺很強烈，或內臟器官的感覺閥因疾病而降低時，才會引起牽涉性疼痛。此種疼痛感是刺激的，部位多呈曲折，如急性膽囊炎、膽石絞痛引起的右肩胛下疼痛，右肩井、右淵液、右日月等穴常是疼痛感應區，也是醫師可以考量的急救診治區。

急性盲腸炎**大部分疼痛開始於上腹部或肚臍附近**，在腹痛不久後，感到噁心，常有嘔吐現象。**之後，在幾小時內腹痛轉移到前右下象限，位於肚臍和髂骨前上棘連接的中間**。這階段性的溫度上升到 38.9～39.4℃，白血球量會增加。年紀大、身體虛弱的盲腸炎患者，腹部疼痛較不強烈，深部壓痛和腹肌僵硬也少見。現代療法有「腸鏡」或「內視鏡」探入直腸作檢查，病人在盲腸附近會感到疼痛，醫師也可能在此時觸摸到一個壓痛的發炎壁裂。急性腸胃炎病人較常嘔吐，在嘔吐之後就會腹瀉，也沒有腹肌僵硬及反彈性壓痛和疼痛，這些症狀全然不同於急性盲腸炎。

在第二次世界大戰結束前後，孩童死亡率大增，死因不外乎是腦膜炎、急性腹膜炎或急性盲腸炎等，追根究柢，營養不良也是發炎的主因之一。

## 寒氣之於疼痛

| 痛症 | 病機 |
|---|---|
| 卒然而痛者 | 寒氣客於脈外，則脈寒，脈寒則縮踡，縮踡則脈絀急，絀急則外引小絡，故卒然而痛，得炅（熱）則痛立止 |
| 痛久者 | 因重中（重復感受）於寒，則痛久矣 |
| 痛而不可按者 | 寒氣客於經脈之中，與炅氣相薄則脈滿，滿則痛而不可按也 |
| 痛甚不可按者 | 寒氣稽留，炅氣從上，則脈充大而血氣亂，故痛甚不可按也 |
| 按之痛止者 | 寒氣客於腸胃之間，膜原之下，血不得散，小絡急引，故痛，按之則血氣散，故按之痛止 |
| 按之無益者 | 寒氣客於俠脊之脈，則深按之不能及，故按之無益也 |
| 喘動應手者 | 寒氣客於衝脈，衝脈起於關元，隨腹直上，寒氣客則脈不通，脈不通則氣因之，故喘動應手矣 |
| 心與背相引而痛者 | 寒氣客於背俞之脈，則脈澀，脈澀則血虛，血虛則痛，其俞注於心，故相引而痛，按之則熱氣至，熱氣至則痛止矣 |
| 脇肋與少腹相引而痛者 | 寒氣客於厥陰之脈，厥陰之脈者，絡陰器，繫於肝，寒氣客於脈中，則血澀脈急，故脇肋與少腹相引痛矣 |
| 腹痛引陰股者 | 厥氣客於陰股，寒氣上及少腹，血澀在下相引，故腹痛引陰股 |
| 痛宿昔而成積者 | 寒氣客於小腸膜原之間，絡血之中，血澀不得注於大經，血氣稽留不得行，故宿昔而成積矣 |
| 卒然痛死不知人 | 寒氣客於五臟，厥逆上泄，陰氣竭，陽氣未入，故卒然痛死不知人，氣復反則生矣 |
| 痛而嘔者 | 寒氣客於腸胃，厥逆上出，故痛而嘔也 |
| 腹痛而後泄者 | 寒氣客於小腸，小腸不得成聚，故後泄腹痛矣 |
| 或痛而閉不通者 | 熱氣留於小腸，腸中痛，癉熱焦渴，則堅乾不得出，故痛而閉不通矣 |

**＋ 知識補充站**

消化器官典型腹痛，一定要了解發症的狀況、誘因、疼痛的情形，疼痛的部位及疼痛的擴散，以及發症的時間，所謂的OPQRST：

- Onset（病痛發生狀況）：觀察緩症、急症，緩者治本，急者治標。
- Palliating/Provoking Features（緩解、惡化因素）：緩解求痊癒，避免惡化危及生命。
- Quality（性質）：虛者補養之，實者驅逐之。
- Radiation（擴散情形）：組織結構的相互影響，臟腑的相互牽扯。
- State（部位）：表裡上下、軀體四肢、深淺。
- Timing（時間點）：早晚的時辰，病痛的長短時間，反覆病發的時間。

# 5-10 風邪與腸胃黏膜

「野草除不盡，春風吹又生」最能代表人體治病原則，表示病毒感染、發炎症狀如果不徹底治療，一定會再患病；像帶狀疱疹，不論是用類固醇或中藥治療，病毒還是會回到神經節，伺機再發病，因此老弱婦孺得過帶狀疱疹後，經常會有再患病的疑慮。大部分疾病都會斬草除根，至少無法再患，《內經》的〈風論〉：「風為百病之長」〈骨空論〉：「風為百病之始也」，古人常說：「風邪為萬病之本」是一脈相通的。《內經》的〈九宮八風〉，四季之風是正風，東方春風、南方夏風、西方秋風、北方冬風，五運六氣，五運五行—木火土金水，六氣—風火燥暑濕寒，五行是構成萬物的基本要素，人體五臟—肝心脾肺腎，木火土金水，五臟精神層次—魂、神、意智、魄、精志，只有肝、肺是「鬼」對神，肝魂是晚上鬼有話要說，所謂三魂安然就是睡得好，半夜的時候，副交感神經、褪黑激素開始加強工作。肺魄是白天見鬼，七魄自在是活得有力。十二時辰，寅卯屬肺大腸時辰，天亮的時候，交感神經、副腎上腺開始作業，「白天見鬼」就是陰魂不安寧、胡言亂語、行為失控。

桂枝湯（桂枝、芍藥、生薑、甘草、大棗）是促進皮膚腠理循環，防範風寒百病的首選藥方。皮膚腠理的黏膜，尤其是黏膜下相關淋巴組織 ，適證的加減藥方很多，張仲景將桂枝湯加重芍藥與麥芽糖，成為小建中湯，用來治療腹部的虛痛，也就是腸胃黏膜的新陳代謝不良。

現代疾病中，有史帝芬強森症候群（Steven Johnson Syndrome），屬於全身黏膜的病症，病因是由於發高燒、喉痛，診斷常為「感冒」；不少病人會出現眼紅，眼科醫師診斷為「急性結膜炎」，經婦產科診斷為原因不明。內科專業醫師會因為病人身上黏膜部分出現的症狀較多，所以診斷為史帝芬強森症候群。如果將此症誤認為一般感冒，民眾就買現成的感冒藥服用，往往可能因此而失明。

**小博士解說**

治療急性動脈閉塞的目標是，血流再開通與預防二次血栓的虛血進展，目前醫學除了緊急服用抗血栓藥外，必要時為了救命只好選擇大切斷，急性動脈閉塞的重症患者，在醫院急救上要搶救在 6~8 小時內，然而，四肢動脈的閉塞比虛血性心肌梗塞較有預警可能，患肢的冰冷、麻痺、疼痛越嚴重的人機率越大，尤其是下肢，下肢的動脈閉塞，常常與同側腹部的血管循環障礙互為因果，早期都會出現「痙濕暍病」，之後，經絡方面可能走向「痰飲咳嗽病」或「水氣病」，臟腑方面可能走向「腹滿寒疝宿食病」或「瘡癰腸癰浸淫病」，觀察這些病癥發展，可說是中醫治未病的一項契機。

### 風府與寒府兩穴相關之病症

| 病症 | 治療 |
|---|---|
| 大風頸項痛（頸項） | 刺風府，風府在枕骨與第1頸骨之間 |
| 大風汗出（皮膚） | 灸譩譆，譩譆在第6胸椎旁3寸，壓之令病者呼譩譆，譩譆應手 |
| 從風憎風（冷熱） | 刺眉頭（刺攢竹） |
| 失枕在肩上橫骨間，折使榆臂齊肘正（肩臂） | 灸脊中（T11～12） |
| 脈絡季脇引小腹而痛脹（脇） | 刺譩譆（T6） |
| 腰痛不可以轉搖，急引睪卵（腰） | 刺八髎穴與痛處，八髎穴位在骶骨八孔（S1～S4） |
| 鼠瘻寒熱 | 還刺寒府，寒府為在附膝外解榮—就是陽陵泉 |

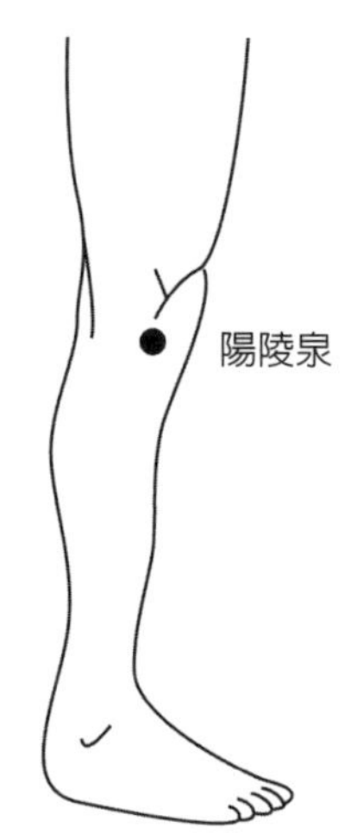


寒府穴（即為陽陵泉穴）：在脛骨遠端突出下緣窪陷處，此穴區，脛骨前肌、腓骨第三肌等肌膚枯澀灰暗，肢體關係功能越不良。

**＋ 知識補充站**

現代自體免疫疾病中，常見四肢末梢循環不良的雷諾氏症候群（Renold's syndrome），是末梢動靜脈幫浦功能不良，《傷寒論》的「四逆」湯方中，有四逆湯（少陰病）、四逆散（少陽病）、通脈四逆湯（少陰病）、當歸四逆湯（厥陰病），其中，當歸四逆湯是桂枝湯去掉生薑加入當歸、細辛、通草。日本臨床西醫，有數以千計的醫師用漢方來加強治病療效，甚至很多藥廠也用張仲景的藥方來做市販藥，諸如大黃甘草湯，張仲景用來治食已即吐的急性食道炎，經過藥廠科學中藥製成慢性胃炎的良方。還有葛根湯與柴胡桂枝湯，它倆一起上市時，在電車車輛廣告上，是紅色藥包（葛根湯），感冒開始時服用，綠色藥包（柴胡桂枝湯）感冒快好時服用，腸胃黏膜的代謝時間是5~7天（《傷寒論》9.病六七日，手足三部脈皆至，大煩，而口噤不能言者，其人躁擾者，必能解也），腦脊髓液（CSF）是4小時代謝一次，細胞外液（CEF）是無時無刻不在新陳代謝中，體液是生命體液，千變萬化盡在化學元素中。張仲景不懂黏膜，將桂枝湯加重芍藥與麥芽糖，成為小建中湯，治療腹部的虛痛，就是改善腸胃黏膜的新陳代謝不良。

# 5-11 中風與食鹽

（參考4-8、6-2）

腦血管疾病與胃癌的死亡率，與天候變化和飲食習慣關係密切。胃黏膜腺體細胞的腺癌占了胃癌的 90% 以上，所以一般所指的胃癌常代表胃腺癌。胃癌在國人十大癌症中排名第五，年齡好發於 50～70 歲。這兩種疾病的死亡率，男女是一樣的，即使沒有性別之分，也有年歲之別，及天候地理之異。從腦血管疾病來看，是因為人體心臟血液循環不良，才會間接造成腦血管疾病致死。經濟起飛神速，現代醫療系統也隨之進步，死亡率降低，以腦血管疾病來看，台灣北部冬天較溼冷，比南部的中風機率就高很多。

心臟屬夏，脾胃屬長夏，腎屬冬，五味之鹹屬腎，腎屬水剋心屬火，脾胃屬土剋腎屬水，〈六節藏象論〉：「所謂得五行時之勝，各以氣命其藏。求其志也，皆歸始春，未至而至，此謂太過，則薄所不勝，而乘所勝也，命曰氣淫。不分邪僻內生，工不能禁。至而不至，謂不及，則所勝妄行，而所生受病，所不勝薄之也，命曰氣迫。所謂求其至者，氣至之時也。謹候其時，氣可與期，失時反候，五治不分，邪僻內生，工不能禁也。」

1965 年，一位比利時醫師指出，腦血管病變與胃癌的致死原因，患者同樣是過量攝取食鹽後才發病，此假說得到世界各國死亡統計資料的論文證實；在 1981 年的論文更加肯定指出，腦血管病變與胃癌死亡率有關係。世界有 12 個國家，在 20 年間，因為提倡減少食鹽的攝取，兩者的死亡率平行減少，並呈現降低的趨勢。儘管有不少現代人懷疑此假說，但不可否認，當人們攝取高鹽量時，有人血壓會升高，就是心臟或腎臟出問題。所以五味與五臟的關係，鹽屬於鹹，與腎為主屬關係，五行木火土金水，五臟肝心脾肺腎，五味酸苦甘辛鹹，過鹹對辛及苦的反應較敏感；相對於臟腑中，腎剋心，即過鹹傷腎或傷心，脾胃剋腎，過鹹也可能傷脾胃，不論是對腦血管疾病、高血壓、心臟病或胃癌的病因在參考上文後，皆昭然若揭。

**小博士解說**

人一天經口攝取水分約 1.5~2 公升，此外，唾液、胃液、膽汁、胰液等內因性水分，一天 7~9 公升進入消化道，糞便中只排泄 0.1~0.2 公升，其他 8~11 公升的水由腸道吸收，這之中 75~80% 由小腸吸收，通常是 1.5~2 公升由大腸吸收，最多可吸收 5 公升的水分，超過就會引起下痢，流入量的 90% 以上由大腸吸收，即使流入量很正常，但是大腸的吸收能力低下或吸收量減少也會引起下痢。由於大腸吸收水分之際也會吸收鈉，因此，大腸也幾乎是鈉的貯藏庫。五苓散、豬苓湯、八味腎氣丸等調節小腸的水分吸收，抵當湯、小承氣湯、大柴胡湯、麻子仁丸、大黃蟅蟲丸等調節大腸水分。

## 風中臟腑

<table>
<tr><td colspan="4">風中五臟六腑之俞，亦為臟腑之風，各入其門戶，所中為偏風。</td></tr>
<tr><td rowspan="5">風中五臟六腑，亦為臟腑之風</td><td>肝風</td><td>春甲乙傷於風者</td><td>多汗惡風，善悲，色微蒼，嗌乾，善怒，時憎女子。診在目下，其色青</td></tr>
<tr><td>心風</td><td>夏丙丁傷於風者</td><td>多汗惡風，焦絕，善怒嚇，赤色，病甚則言不可快。診在口，其色赤</td></tr>
<tr><td>脾風</td><td>季夏戊己傷於邪者</td><td>多汗惡風，身體怠惰，四肢不欲動，色薄微黃，不嗜食。診在鼻上，其色黃</td></tr>
<tr><td>肺風</td><td>秋庚辛中於邪者</td><td>多汗惡風，色皏然白，時欬短氣，晝日則差，暮則甚。診在眉上，其色白</td></tr>
<tr><td>腎風</td><td>冬壬癸中於邪者</td><td>多汗惡風，面痝然浮腫，脊痛不能正立，其色炲（黑），隱曲不利。診在肌上，其色黑</td></tr>
<tr><td rowspan="8">各入其門戶，所中則為偏風</td><td>胃風</td><td></td><td>頸多汗惡風，食飲不下，鬲塞不通，腹善滿，失衣則䐜脹，食寒則泄。診形瘦而腹大</td></tr>
<tr><td>腸風</td><td>久風入中，則為腸風，飧泄</td><td></td></tr>
<tr><td>腦風</td><td>風氣循風府而上</td><td></td></tr>
<tr><td>目風</td><td>風入係頭，則為目風眼寒</td><td></td></tr>
<tr><td>漏風</td><td>飲酒中風</td><td>或多汗，常不可單衣，食則汗出，甚則身汗，喘息惡風，衣常濡，口乾善渴，不能勞事</td></tr>
<tr><td>內風</td><td>入房汗出中風</td><td></td></tr>
<tr><td>首風</td><td>新沐中風</td><td>頭面多汗，惡風，當先風一日則病甚，頭痛不可以出內，至其風日，則病少愈</td></tr>
<tr><td>泄風</td><td>外在腠理</td><td>多汗，汗出泄衣上，口中乾，上漬其風不能勞事，身體盡痛則寒</td></tr>
</table>

**＋ 知識補充站**

長期免疫力不良而過敏的孩童，桂枝湯與麻黃湯、葛根湯與小青龍湯，對症下藥，是居家保健的妙方。初期感冒或過敏，皮膚毛孔緊繃乾燥而熱著（脈浮數）喝麻黃湯，皮膚毛孔放鬆，要汗不汗，不汗又皮膚微濕者（脈浮弱）喝桂枝湯，先嘗試辨別兩者的差別，如果效果不彰，就要找醫生治療，服用桂枝湯，多次嘗試後，效果都會顯現出來。

月子媽媽十之八九會大腸經脈循環不良，右陽溪穴區痠痛，尤以剖腹產媽媽為多，因為剖腹造成腹部的靜脈、淋巴循環不良，如果又喜吃水果，更是雪上加霜，晚上痛的不能睡，處方以小建中湯、補中益氣湯、理中湯、葛根湯、五苓散、加味消遙散，對症下藥一二天就改善大半，半個月即可以痊癒。因為現代媽媽，擔心中藥含重金屬，筆者則改叮嚀煮熱稀粥加點海鹽，盡量頻頻漱口服飲，令汗與尿量增加，效果雖不如服用中藥，可是，很多媽媽嘖嘖稱奇外，為了痊癒還是服用前面藥方，再配合熱稀粥，不但媽媽手痊癒，身體更有力，餵乳及情緒也轉好。

# 5-12 行痺、痛痺、著痺試試三痺湯

《醫方集解》三痺湯以十全大補湯（人參、白朮、茯苓、甘草、當歸、川芎、熟地、白芍、黃耆、桂心、生薑、紅棗）為主，去掉白朮，再加牛七、秦艽、續斷、杜仲、細辛、獨活、防風等共十八味藥，專治「氣血凝滯，手足拘攣，風、寒、濕三痺，凡治三氣雜至合成痺者，宜準諸此。」此方以參耆四物一派補藥，內加三氣之藥以從之。

從十全大補湯補養氣血來看，三痺湯主要改善肝膽腸胃功能，進而促進心經脈與腎經脈循環，手腳末梢的動脈與靜脈及淋巴也隨之更加順暢，不論是末梢動脈閉塞，或末梢靜脈栓塞，都可以漸次改善。

三痺湯是肝脾腎三經脈的藥方，獨活寄生湯是肝腎經脈的藥，是三痺湯除去黃耆、續斷，加桑寄生，以強肝補腎而治癒痺痛，專治「肝腎虛熱，風濕內攻，腰膝作痛，冷痺無力，屈伸不便。」

從古代藥方來看，手腳感到麻痺疼痛，不論是「痠」、「麻」、「癢」、「疼」、「痛」，不動就痛，或動了才痛，越動越痛，或不動痛，動了反而就不痛，是動脈或靜脈的反應。通常末梢動脈不通暢，越動越痛；反之，末梢靜脈不通暢，會有不動也痛，動一動反而不痛的情形。大部分的患者是動一動、動多或動久又痛，那麼就是末梢的血管管路，動脈、靜脈、淋巴都已衰老、退化或病化。《醫方集解》祛風之劑中，有三痺湯、獨活寄生湯外，還有蠲痺湯治：「身體煩痛，項背拘急，手足冷痺，腰膝沉重，舉動艱難。」是肝膽脾經脈藥方，以黃耆為君（主），人參、當歸、芍藥為臣（輔）。

**小博士解說**

人過四十、五十，都會身體走樣，百病叢生，只是或小或大，或少或多不同而已，《金匱要略》第六篇血痺虛勞病，就是過勞症。

血痺以身體肌膚的病痛為主，黃耆桂枝五物湯是《傷寒論》桂枝湯的化身，簡單地說，桂枝湯：桂枝、芍藥、生薑、甘草、大棗五味，是《傷寒論》與《金匱要略》在西元 205 年張仲景著《傷寒論雜病論 16 卷》，宋代才分為二，其著作精神仍是承續《內經》「分而論之，參而合之」。

黃耆桂枝五物湯是桂枝湯去掉甘草，加入黃耆。中藥處方，君臣佐使是很重要的，桂枝湯是以桂枝為君，可是重用生薑，用量是黃耆的兩倍，一如小建中湯是桂枝湯加麥芽湯以麥芽糖為君，重用麥芽糖之外，其次重用芍藥，用量是桂枝的兩倍。現代多用科學中藥，並不必太在乎劑量之異，全部交給專家醫師與藥廠市場導向處理，不過，醫師用方時，要知道，君臣佐使與劑量輕重，大體上用方不同，療效也大異。

## 五體痺（筋脈肉皮骨）形成的原因及機理

| 病因 | 季節 | 五臟 | 五體 | 主氣 | 痺症類別 |
|---|---|---|---|---|---|
| 風寒濕 | 春 | 肝 | 筋 | 風木 | 筋痺 |
| | 夏 | 心 | 脈 | 寒水 | 脈痺 |
| | 長夏（至陰） | 脾 | 肉 | 暑火 | 肌痺 |
| | 秋 | 肺 | 皮 | 濕土 | 皮痺 |
| | 冬 | 腎 | 骨 | 燥金 | 骨痺 |

## 風寒濕三氣

| 風寒濕三氣雜至合而為痺也 | | |
|---|---|---|
| 風氣勝者為行痺 | 寒氣勝者為痛痺 | 濕氣勝者為著痺 |
| 冬遇此者為骨痺，春遇此者為筋痺，夏遇此者為脈痺，至陰遇此者為肌痺，秋遇此者為皮痺。<br>五臟皆有合病，久而不去者，內舍於其合也。故骨痺不已，復感於邪，內舍於腎（餘皆以此仿）。<br>所謂痺者，各以其時重感於風寒溼之氣也。 | | |
| 肝痺者 | 夜臥則驚，多飲數小便，上為引如懷（形容腹脹大，如懷妊之狀）➔太衝穴 | |
| 心痺者 | 脈不通，煩則心下鼓暴，上氣而喘，嗌乾善噫，厥氣上則恐➔大陵穴 | |
| 脾痺者 | 四支解墮，發欬嘔汁，上為大塞➔太白穴 | |
| 肺痺者 | 煩滿喘而嘔➔太淵穴 | |
| 腎痺者 | 善脹，尻（尾骶部）以代踵，脊以代頭（指背駝甚）➔太溪穴 | |
| 腸痺者 | 數飲而出不得，中氣喘爭，時發飧泄➔照海穴 | |
| 胞痺者（膀胱痺） | 少腹膀胱按之內痛，若沃以湯，澀於小便，上為清涕➔申脈穴 | |

**＋ 知識補充站**

氣為血之師，血為氣之母，氣言之鑿鑿卻無形，血卻可用來「診斷」確確。血分虛與實，即血虛與血瘀：（調理藥方，針灸穴道）

1. 血虛是血不足，心虛血不足（養心湯，針灸內關穴、養老穴）。
2. 遺精淋濁（清心蓮子飲，針灸神門穴、太溪穴）。
3. 血虛肝躁，咳嗽潮熱，骨虛勞熱（消遙散，針灸太衝穴、天容穴）。
4. 肝腎不足、真陰虧損、足跟疼痛、下部搔癢（腎氣丸，針灸大鐘穴、太衝穴）。
5. 煩勞內傷或咳（補中益氣湯，針灸地機穴、尺澤穴）。

# 5-13 虛勞成痺

病而不得臥，可能是許多不同問題造成。以「氣」而言，就是「衛氣不得入於陰，常留於陽，留於陽則陽氣滿，陽氣滿則陽蹻盛，不得入於陰則陰氣虛，故目不瞑」，蹻脈起始於腳距骨兩側，距骨之上為脛骨，人的一生經過，行不由徑或康莊大道，都會在脛骨與距骨之間留下痕跡。膽經脈功過全記錄於腳踝。距骨之下為踵骨，遺傳基因、膽識與腎上腺激素，幾乎與踵骨、距骨、脛骨的結構功能相互輝映，膀胱經脈成就於踵骨。舟狀骨在距骨之前，胃經脈展露在舟狀骨之前，導引按蹻就在強化脛骨、距骨、踵骨與舟狀骨的契合度。踝的皮肉堅軟厚薄，反應膽經脈的氣血循環，肝臟與膽汁及腸肝循環如日月輝映，踵的疼痛、皮屑則與腎及膀胱息息相關，腳背腳趾的癢及麻痺、冷厥則與腸胃互通有無。

腦腎過虛的人出現水牛背，長期服用類固醇的人常出現水牛背，選擇手太陽或足太陽的手或腳的靜脈怒張與血絡，可以從中尋覓穴道，以了解病況與設定療程。在第 7 頸椎與第 1 胸椎旁有小小的靜脈叢，對於活動（勞動、運動）量大的人，這小小的靜脈叢會不厭其煩加強吻合靜脈的工作（network），相對配合靜脈，回流心臟的血液量增加。如果原先此區域的動脈循環不良，會因活動量增加，而出現側副循環（sidework），從心臟來加強供給此區域血液的需求量。

**小博士解說**

身體除了腦部以外，大部分都接受兩條以上的動脈供給血液，亦即連心臟的任何部位也一樣，有兩條以上動脈幾乎接繞著，供給同區域血液，這些吻合的接續，提供「代替路徑」供給含氧血液予特定器官及組織，心肌就有很多吻合，一條冠狀動脈的分枝與分枝間互相接續之外，不同的冠狀動脈的分枝與分枝間也有如此過度情形。

所以，主路徑閉塞時，吻合的分枝就成了提供含氧血液的迂迴路，人的心是一心一意，抑是三心二意，確實有其不同的生命之旅。

冠狀動脈進入微血管之後，將氧氣與營養送達心肌後，再將二氧化碳與老廢物送入冠狀靜脈。從心肌收集的這些血液，幾乎從心臟後面冠狀溝的冠狀靜脈竇流入右心房，送血液入冠狀靜脈竇的主要靜脈①前室間溝的大心臟靜脈，導出左冠狀動脈灌流的左右心室與左心房的血液；②後室間溝的中心臟靜脈，導出左冠狀動脈的後室間枝灌流的左右心室導出的血液；③冠狀溝的小心臟靜脈，導出右心房與右心室的血液；④前心臟靜脈導出右心室血液，直接流入右心室。

## 眾痺、周痺

| | | |
|---|---|---|
| 眾痺 | 症狀 | 各在其處，更發更止，更居更起，以右應左，以左應右。非能周也，更發更休也。（痛上下左右相對應，疼痛呈發作性，此起彼伏，變化快，但不是周身遊走） |
| | 痺痛病機 | 風寒濕氣，客於外，分肉之間，迫切而為沫，沫得寒則聚，聚則排分肉而分裂也，分裂則痛，痛則神歸之（神為血氣），神歸之則熱，熱則痛解，痛解則厥，厥則他痺發，發則如是。此內不在臟，而外未發於皮，獨居分肉之間，真氣不能周，故命曰周（衆）痺 |
| | 治法 | 痛雖已止，必刺其處，勿令復起 |
| 周痺 | 症狀 | 在於血脈之中，隨脈以上，隨脈以下，不能左右，各當其所（全身筋肉疼痛游走） |
| | 治法 | 痛從上下者，先刺其下以過之，後刺其上以脫之；痛從下上者，先刺其上以過之，後刺其下以脫之 |
| 刺痺方法 | | 必先切循其下之六經，視其虛實，及大絡之血結而不通，及虛而脈陷空者而調之，熨而通其瘛堅，轉引而行之 |

**+ 知識補充站**

靜脈曲張多、色素沉澱嚴重或角質層較厚，針砭、按揉、多活動可改善。

1. 解溪：腦血管循環不良，驚悸、健忘、記憶不良。
2. 角孫：腦神經衰弱、言語不順遂、表達困難。
3. 申脈、僕參、崑崙：婦女經痛、男人小腹疼痛。
4. 太溪、大鐘、水泉、照海：胸悶腹脹、肢體懈怠。
5. 圻墟：眼睛不舒服、魂不守舍。
6. 中封：性功能失調、長呼短嘆。

下肢疼痛有可能是深部靜脈血栓症，如果出現胸悶、胸痺則有可能是肺栓塞症，只要下肢疼痛的時候，突然出現小腿腫脹，發燒、惡寒就有可能罹患了，通常深部靜脈血栓症，多會先出現下肢蜂窩性組織炎。《金匱要略》針承山穴區，就是緩解小腿（腓腸肌）腫脹，改善下肢靜脈循環。觸壓小腿後方的腫脹（小腿腫脹），可能只會有輕度的不舒服感，可是嚴重的深部靜脈血栓症，大腿都有明顯的腫脹及壓痛，觸壓箕門、五里、血海穴區的內收肌群，都可以立即感覺到疼痛，疼痛越嚴重，區域越大的越危險，事實上，只要小腿後方及大腿內方的肌肉，不堪壓按的疼痛，該區域的靜脈多數有栓塞的情形；因此，只要看到下肢的青色點、線，即使還未形成靜脈曲張，壓按該區都一定疼痛，因為循環不良，也是針砭治病的最佳選擇。

# 5-14 腦脊髓液與胸痛

腦脊髓液（CSF）來自動脈系統供給脈絡叢腦室壁的微血管網，從各側腦室的脈絡叢原生兩個狹小卵圓形空隙的空間孔，再通往第三腦室，其上部脈絡叢也會產生腦脊髓液，從此通過中腦的中腦水道，流入第四腦室，加上第四腦室的脈絡叢產生的腦脊髓液增加。第四腦室的上部有一正中口，以及兩側各一的外側口，腦脊髓液由此三口流入蜘蛛膜下腔，從此腦脊髓液循環於脊髓的中心管及腦和脊髓前面與周圍的蜘蛛膜下腔，之後再由硬膜靜脈竇（特別是上矢狀靜脈竇之中變出的蜘蛛膜絨毛）吸收，回到靜脈系統。每個人約有 80 到 150 ml 的腦脊髓液，新陳代謝率每小時 20 ml（480 ml/ 日），每天代謝 3 至 6 次；經絡學說提到，腦脊髓液就是肝經脈與督脈會於巔，生命運作由脈絡叢開始。

脊髓的血液來自椎骨，上行頸、深頸、肋間、腰及外側骶動脈的分條，三條游走的動脈供應血液於脊椎，一條前脊髓動脈，兩條後脊髓動脈，從這些動脈與腦幹的延髓開始，游走到脊髓圓錐（約第 1、2 腰椎椎間盤膜）。

前面提到的脊髓動脈是脊椎動脈分枝的合體，向前正中裂下方行走。溝通脈起於脊髓動脈，通過這個分裂溝，進入脊髓，溝動脈負責供給脊髓橫斷面積約三分之二的血液量，兩個後脊髓動脈是脊椎動脈或是後下小腦動脈的分枝。後脊髓動脈通常在軟膜之中形成吻合通路，動脈是寸口診十二經脈與臟腑，靜脈是望診十五絡脈之血絡為主。

動脈於脊髓而言是腹側血液多（任脈），靜脈於脊髓而言是背側血液多（督脈），理論上是反映脊髓動脈的分布與灌流，正常是三條脊髓靜脈可在前面與後面看到，在脊髓前面的靜脈孔比動脈孔來得粗大可見，因為脊髓靜脈成縱列行走，且互相交通吻合，甚至流入前後髓膜靜脈，與流入脊髓的靜脈是合流，進入硬膜外腔的內椎骨靜脈叢，內頸靜脈叢通過枕後大孔，與頭蓋中的硬膜靜脈竇及脊椎靜脈交通，內椎骨靜脈叢還與脊椎外表面的外椎骨靜脈叢交通，所以背部的靜脈與血絡可用來進行診治。

**小博士解說**

從長骨的骨頭的運出血液，有明確的三條路徑，一為一條或兩條的營養靜脈，其路徑是在骨骼上伴隨著營養動脈，一出二入。二為很多的骨端靜脈與骨幹端靜脈，也是伴隨所屬動脈來出入。三為不少的骨膜靜脈，也是伴隨所屬動脈來出入。由於神經伴隨著營養頸內脈管走動，骨膜的感覺神經很豐富，其中一部分是傳導痛覺，這些神經會因為拉扯張力而敏感，這就是骨折及骨腫瘍的劇痛原因，脛脹不只是脛腓的動脈靜脈出問題，脛骨的營養動脈與營養靜脈的問題機會更大。

## 上半身疾病種類

| 疾病部位 | 疾病種類 |
|---|---|
| 心臟 | 急性心肌梗塞、狹心症、主動脈瓣狹窄症、二尖瓣脫垂症、心肌炎、肥大型閉塞心肌症、心膜炎、發作性心房顫動、心室性期外收縮 |
| 主動脈 | 主動脈剝離、胸部主動脈瘤、主動脈炎 |
| 肺動脈 | 肺動脈血栓塞症、肺高血壓症 |
| 呼吸器 | 肺炎、支氣管炎、支氣管氣喘、支氣管異物、肺腫瘍 |
| 胸膜 | 胸膜炎、氣胸 |
| 縱膈 | 縱膈氣腫、縱膈炎、縱膈腫瘍 |
| 胸壁 | 肋間神經痛、肌肉痛、肋軟骨炎、胸骨肋骨骨折、肋骨腫瘍、帶狀皰疹、胸壁腫瘍 |
| 消化器官 | 逆流性食道炎、食道裂孔疝氣、食道痙攣、Mallory-Weiss症候群、食道憩室、食道癌、食道潰瘍、胃潰瘍、十二指腸潰瘍、胃炎、胃腸穿孔、膽石、膽囊炎、胰炎、胰腫瘍 |
| 脊柱系統 | 脊椎側彎症、椎間盤脫垂、脊髓疾病 |
| 其他 | 乳腺炎、乳癌、心臟神經症 |

## 胸痛的主要常見病因

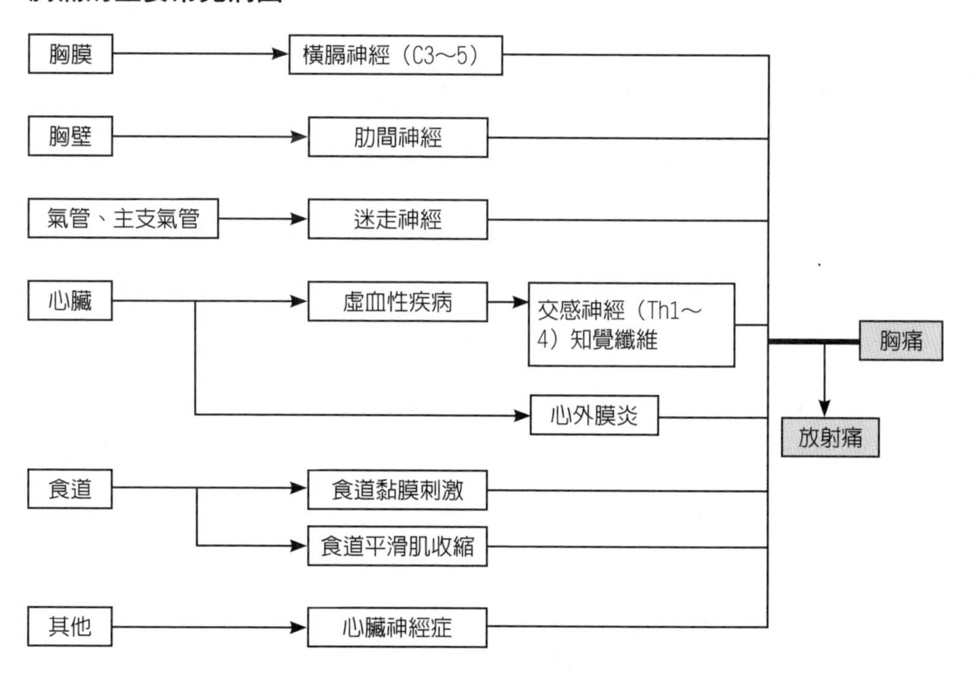

# 5-15 五樞、維道——窩藏禍心

腸稜骨的水平線穴群即肚臍旁任脈的**神闕穴**，有**肓俞、天樞、大橫等穴**，分別屬於腎、胃、脾經脈；至於肝經脈、膽經脈在肚臍這條水平線上的穴道從缺，而第 4 腰椎督脈、膀胱經脈的**陽關與大腸俞** 3 穴，腸稜骨處有**大橫、天樞、肓俞、神闕** 7 穴，此 10 穴圍繞著肚臍、腸稜骨、第 4 腰骨。《內經》記載腰以上為天，以下為地，是指此 10 穴為分水嶺（在身體運作上，則要兼思及橫膈膜為吸氣之主要肌肉，橫膈膜以上為天，以下為地），〈陰陽二十五人〉、〈通天〉、〈本藏〉、〈師傳〉、〈骨度〉、〈脈度〉……等篇章，皆表示人必有高矮胖瘦的區別，其脊椎骨與其他骨骼也會有不同的形狀，所以肥胖與羸瘦的人，其痿痺厥痛也會有所分別。

腸稜骨指的是我們通常繫腰帶處，向腹前方有著上前腸骨棘，直接往下就是下前腸稜骨，**五樞、維道兩穴**就在上前腸稜骨與後前腸骨棘之間的腸骨翼之中，這兩穴一碰就痛的人，以「窩藏禍心」來形容並不為過。骨盆內的臟器應該有循環上的障礙，多半見同側腹股溝的深鼠蹊淋巴節腫或痛，尤其是女性同側的卵巢病變，必見同側的膝蓋上緣的肌肉群較異側腫脹，起坐之際可以看出其中的些微差異。在臨床上，初期可在同側的**外丘、陽交、光明、懸鐘等穴**（小腿下面 7 寸區域）找到血絡，針砭須配合一定的療程與藥物，建議療程加長，才能根治。

**小博士解說**

心臟的臟壁由細胞層構成，它們需要含營養素的血液靠擴散來供給，營養素無法充分快速地擴散，只好由心肌獨自構成的血管網路，稱為冠狀動脈（心循環），冠狀動脈來自主動脈的分枝，如頸項的桂冠將心臟卷曲著，心臟收縮時，冠狀動脈關閉，此區域的血液幾乎沒有流動，但是心臟弛緩時，主動脈內的血液的高壓力，將血液擠壓通過冠狀動脈進入微血管，然後，進入冠狀靜脈。

冠狀動脈從主動脈分左右冠狀動脈，將含氧的血液供給心肌，左冠狀動脈是通過左心耳下方，分成前室間枝與回旋枝，前室間枝或前室間溝的左前下行枝，供含氧血液給左右心室的臟壁，回旋枝收藏，在冠狀溝，供含氧血液給左心室與左心房的臟壁，冠狀溝有右冠狀動脈邊緣枝，負責搬運含氧血液給右心室的心肌。

所有動脈都來自心臟，從主動脈供給全身，四大主動脈之首，就是上升主動脈，它是最短的主動脈，卻是最重要的關口，上升主動脈只有 5cm 的長度，主動脈的直徑 2~3cm，差不多等於一個雞蛋大，上升主動脈只有稍稍向前行，接著就向右轉彎，從此之後就成為主動脈弓，上升主動脈起始於肺動脈幹與右心耳內後方。

## 痿躄、脈痿、筋痿、肉痿、骨痿

| | 痿躄 | 脈痿 | 筋痿 | 肉痿 | 骨痿 |
|---|---|---|---|---|---|
| 病機 | 肺熱葉焦，則皮毛虛弱急薄，著則生痿躄 | 心氣熱，則下脈厥而上，上則下脈虛，虛則生脈痿，樞折挈，脛縱而不任地也 | 肝氣熱，則膽泄口苦，筋膜乾，筋膜乾則筋急而攣，發為筋痿 | 脾氣熱，則胃乾而渴，肌肉不仁，發為肉痿 | 腎氣熱，則腰脊不舉，骨枯而髓減，發為骨痿 |
| 病因 | 肺者臟之長也，為心之蓋也，有所失亡，所求不得，則發肺鳴，鳴則肺熱葉焦，五臟因肺熱葉焦發為痿躄，此之謂也 | 悲哀太甚，則胞絡絕，胞絡絕，則陽氣內動，發則心下崩，數溲血也。故本病曰：大經空虛，發為肌痺（有一說為脈痺），傳為脈痿 | 思想無窮，所願不得意，淫於外，入房太甚，宗筋弛縱，發為筋痿，及為白淫（指男子滑精，女子白帶）。故下經曰：筋痿者，生於肝使內也 | 有漸於濕，以水為事，若有所留，居處相濕，肌肉濡漬，痺而不仁，發為肉痿。故下經曰：肉痿者，得之濕地也 | 有所遠行勞倦，逢大熱而渴，渴則陽氣內伐，內伐則熱舍於腎，腎者，水臟也，今水不勝火，則骨枯而髓虛，故足不任身，發為骨痿。故下經曰：骨痿者，生於大熱也 |
| 區別 | 色白而毛敗 | 色赤而絡脈溢 | 色蒼而爪枯 | 色黃而肉蠕動 | 色黑而齒槁 |
| 治則 | 治痿者，獨取陽明<br>陽明者，五臟六腑之海，主潤宗筋，宗筋主束骨而利機關也。衝脈者經脈之海也，主滲灌溪谷，與陽明合於宗筋。陰陽總宗筋之會，會於氣街，而陽明為之長。皆屬於帶脈，而絡於督脈。故陽明虛則宗筋縱，帶脈不引，故足痿不用也 | | | | |
| 治法 | 各補其榮而通其俞，調其虛實，和其逆順，筋脈骨肉，各以其時受月，則病已矣 | | | | |

## 神妙五樞、維道

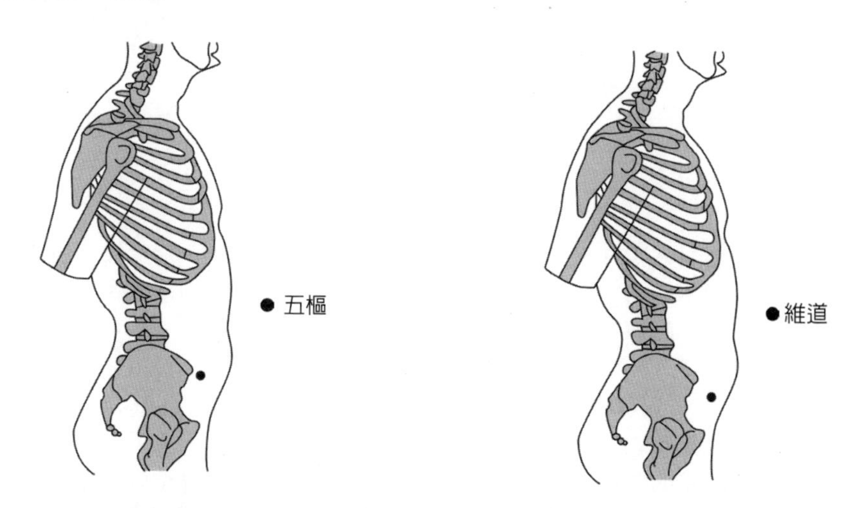


（一）五樞穴：與腹部肌肉群息息相關，特別是腹外斜肌與腹內斜肌。
（二）維道穴：與腹腔韌帶群，特別是盆膈膜息息相關，尤其是女人的子宮周圍韌帶。

# 5-16 動脈上的妙穴

上部天、人、地部位，以顳動脈、耳前動脈與頰唇動脈，看頭面、耳目和口齒的功能狀況，它們反應頸動脈通暢與否，同時反應腸胃吸收的狀態。

《內經》的〈本輸〉篇頸前動脈的**人迎穴、扶突穴**、頸後動脈的**天窗穴、天容穴**的狀態，分別感應在胃、大腸、小腸、膽等經脈，顯示消化系統的吸收與蠕動狀態。

中部天、人、地部位，分別以橈動脈的**太淵穴**、肱動脈的**天府穴**與食指動脈的**二間穴、三間穴**，來看肺、心與胸中之氣，此三條動脈全部來自肱動脈、鎖骨下動脈，與椎動脈及腦底動脈相互呼應。

上半身活動量少的人，會出現椎動脈與基底動脈方面的硬化。經常用腦與動動雙手，同時可以活絡到腦部的椎動脈及基底動脈，可以減少腦中風，也可以預防老人癡呆症，並減少上半身的動脈硬化。

下部天、人、地部位，分別以股動脈的**五里穴、箕門穴**，足背動脈的**衝陽穴**與脛骨後動脈的**太溪穴**，來看肝、脾、胃與腎。髂動脈與膕動脈也與之呼應。

下半身活動量少的人，除了小腹突出，容易堆積脂肪外，也容易在股動脈與膝膕動脈出現動脈粥腫樣硬化。當出現間歇性跛行、下肢水腫或腳麻，很可能就是股動脈與膝膕動脈所發出的警訊了。

人的雙腳活動、運動量大，就可以減少下半身動脈粥狀硬化，同時強化肝、脾、腎的功能，對於慢性的內分泌失調、情神虛勞都有療效。

〈三部九候論〉中，最精美的不老概念是，「必先去其血脈，而後調之，無問其病，以平為期」。所以，若要預防老化，打通血路，促進血液循環為抗老防病第一要務，《內經》的精神不外乎「守經隧」而已矣。

**小博士解說**

動脈栓塞症的栓塞子來源是，由於心房顫動產生左心房內血栓等，幾乎是心原性因素。「緩步於庭」是《內經》導引按蹻最具代表的養生活動，以現代生活而言，除了在工作與運動之外，平常走路要越緩慢越大步越好，一步一腳印，踏踏實實，這是人在非睡眠狀態最養益心臟的活動，儒家「養心莫善於寡欲」，就是不要讓心臟過度或長期處於興奮緊張狀態，如果一天到晚忙忙碌碌的話，心臟就會處於興奮緊張狀態，那麼日久心房顫動的機會就會加大。另外，黏液腫的心臟腫瘤及主動脈壁的血栓、感染性內膜炎及類風濕性瓣膜症等；腦動脈方面，大範圍腦梗塞及出血性梗塞的併發症多預後不良。腹部動脈、腸間膜動脈的栓塞症方面，腹痛、下血、麻痺性腸閉塞等必須緊急腸切除手術。

## 五臟之邪

| 五臟 | 症狀 | 取穴 |
|---|---|---|
| 肺 | 皮膚痛，寒熱，上氣喘，汗出欬動肩背 | 肺俞➔缺盆 |
| 肝 | 兩脇痛，寒中，惡血在內，行善掣節，時腳腫 | 行間➔補三里以溫胃中<br>瘈脈➔取血脈 |
| 脾胃 | 肌肉痛，陽氣有餘，陰氣不足，則熱中善饑，陽氣不足，陰氣有餘，則寒中腸鳴腹痛，陰陽俱有餘，若俱不足，則有寒有熱 | 調足三里 |
| 腎 | 骨痛，陰痺。陰痺者，按之而不得，腹脹腰痛，大便難，肩背頸項痛 | 湧泉崑崙，視有血者，盡取之 |
| 心 | 心痛，喜悲，時眩仆，視有餘不足 | 調之其輸 |

## 人迎、扶突對應胃、大腸，天窗、天容對應膽、小腸

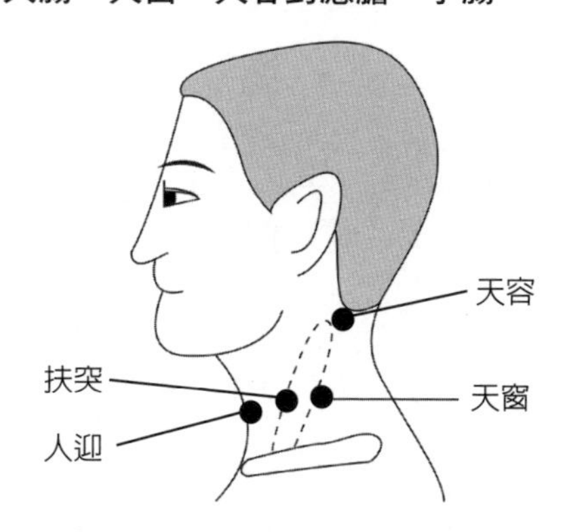


（一）人迎、扶突——胃與大腸：頸前動脈與消化排泄的互動消長。
（二）天窗、天容——小腸與膽：頸後動脈與吸收的互動消長。

### ＋ 知識補充站

四肢動脈的急性動脈閉塞的主要徵候，有6P反應虛血的重症度：

1. 拍（跳）動消失（Pulseless）
2. 知覺異常（Paresthsia）
3. 運動麻痺（Paralysis）
4. 疼痛（Pain）
5. 蒼白（Pale）
6. 冷感（Psychro-esthesia）

6P症狀愈多，動脈栓塞症狀就越嚴重，如果錯過改善（運動療法是最基本的）的時期，就很可能要接受大切斷的治療手段，基本上，動脈栓塞症狀的肌肉硬直引起腳關節等的可動性消失的話，幾乎是「救肢困難」，一般黃金時間是6~8小時內，肌肉組織等的末梢組織不可逆變化，正確初診是很重要的。

# 5-17 手肘曲伸之穴群

人暴露在暑熱環境下，血管會呈現開放狀態。由於核心（core）與被殼（shell）無法被區別，所以組織液的含血量會隨之增加。在血液中，稀釋的紅血球及清蛋白的濃度降低，除了血液中的含水量比例增加外，汗水的含水量也會增加。這種身體馴化的機制，是一連串的身體反應，體內的馴化是從母體的子宮開始到死亡為止，順應一年四時與一日分為四時的韻律，是必要從腦及下視丘上核等作微調（fine-tuning），順應就如同用收音機找電台頻率。找到之後，想要聽得更清楚，就要微調生活品質指標，必然建立在日常生活活動功能量表，養成良好的生活習慣（例如：晨起活動，夜晚好好休息），人生而平等，都有三億個肺泡，五臟六腑，成長大不同，佛教因果、儒家苗秀實……目的都是一樣的。臨床上，台北市與新北市成長中的孩童，因生活環境、教育水準的差異，成就的水平及疾病的療效也不同。

農村生活是春耕、夏耘、秋收、冬藏，冬季的活動量比夏季少，男有分，女有歸，男主外，女主內，男女有別，女人負擔的家事比男人多，所以上臂部、腹部和膝部的活動量最多，即肱三頭肌的**天井、清冷淵、消濼**三穴是用力最多的地方；事實上，肱二頭肌的**曲池、手三里、手五里**三穴是最頻繁使用的穴位。測量上臂部皮下脂肪，通常是以肱三頭肌為主。男人使力部分多為胸部與背部，女人使力部分則多為腹部與腰部，傳統農村地區男人冬季養精蓄銳，春夏秋則較忙碌，女人則冬天的繁瑣家事量更多。現在除非傳統務農家庭仍如此，其他也有所改變了。

**小博士解說**

前臂內側的皮膚，主要是皮膚下的尺靜脈、正中靜脈、橈靜脈，與屈腕肌群、旋前後肌群的整體表現，寸口脈主要是橈動脈的具體表現，屈腕肌群、旋前後肌群的活動能量來自肱動脈與橈動脈，所以寸口脈的急、緩、滑、澀，與尺之皮膚的急、緩、滑、澀，是如影隨形。寸口脈之大小與尺膚的鬆垮結實，兩者結合的診斷，是很有臨床價值的。寸口脈除了浮沉之外，大小也很重要，浮沉看病情的變化與環境的差異，大小看體況的強弱虛實。

尺膚之診在《內經 ‧ 論疾診尺》言之鑿鑿，用之渺渺，最實用的就在肱二頭肌區——手三里穴、曲池穴、手五里穴，比較左右手的結實（堅強）鬆垮（脆弱），就是減而少氣與賁而起，臨床上，小腿外側的腓骨肌群區——足三里穴，左右側肌膚的寒熱堅脆，是消化、吸收、排泄的初步問題，這是簡易方便的診法；大腿內側的股動脈區——足五里穴，是診斷心臟功能與脾臟淋巴造血的要區。

## 寒厥、熱厥

| 病症 | 病因 | 病機 | 症狀 | 治則 | 選方 |
|---|---|---|---|---|---|
| 寒厥 | 秋冬房勞太過，或勞力太過，陽氣失於收藏 | 腎陽虛衰，陽不制陰，陰盛內寒 | 手寒冷，足五趾至膝上先寒，甚則精氣溢下，腹滿 | 溫陽散寒 | 四逆湯或當歸四逆湯 |
| 熱厥 | 入房太甚，損傷腎陰；酒醉飯飽，損傷脾胃 | 腎陰虧虛，陰虛陽亢，虛熱內擾。加之脾胃虛弱，水穀精氣匱乏，陰精更虛 | 手足發熱，足心先熱，尿赤，甚則身熱，暴不知人 | 滋陰降火 | 大補陰丸或知柏地黃丸 |

## 曲池反應排泄、天井反應精力

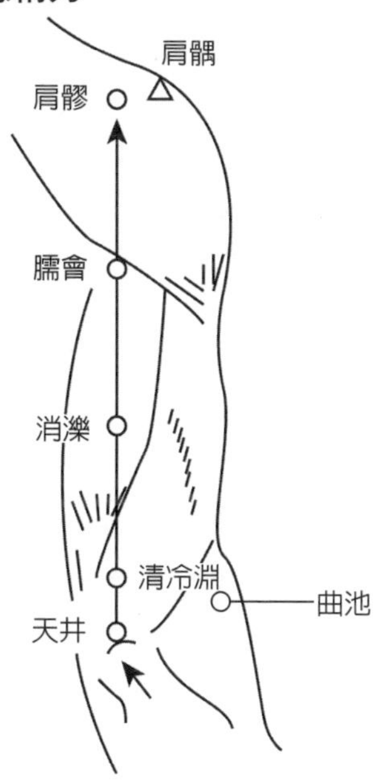


（一）曲池——肩髃穴屬大腸經脈，反應排泄順暢與否。
（二）天井——肩髎穴屬三焦經脈，反應精力充沛與否。

**＋ 知識補充站**

肱動脈上的天府穴、天泉穴是上臂前方的雙子星，是肱二頭肌眷戀不已的要穴，此二穴區的肱靜脈來自於橈動脈與尺動脈的伴行靜脈，人之所以「掣肘」、「伸出手便知有沒有」，都在展現這些靜脈與動脈的「伴行」情形，「相聚少，離別多，自然是深情無從守」，脾主四肢，就是這些動脈與靜脈「相聚多，離別少，當然是情義愛有從守」，一生心安理得、心想事成，所以尺側皮靜脈終止於腋窩靜脈，深靜脈在此路徑上行走途中，一本初衷地一起合流形成一條肱靜脈。

# 5-18 六陽經的朝聖路徑

體內的溫度分布，分成屬陰的核心部位（core）與屬陽的被殼部位（shell）。人暴露在寒冷的環境下，人體會反應保持內臟與腦部的體內高溫，即core。相對之下，人體會出現四肢末端的體外低溫，即shell。

核心溫，是有肛溫（肛門）、頸動脈溫（耳膜）、腦溫（額頭）、心臟（腋窩）、腸胃（口腔），一般人的核心溫度相差不大。但是，攝取辣椒、冰冷食物後，口腔與肛門溫度會出現不一樣。體溫的測量與血壓一樣重要，在日常生活活動規劃與實踐上，兩者都是強身、維生或養生的參考數值。

肛門（直腸）的深部體溫是最直接反應的，最高的時間是上午5到6時（寅卯時），最低是下午5到6時。腦下垂體前葉釋出的褪黑激素（melatonin），它釋出量最高的時間，是常人睡覺時間的晚上10時到上午6~7時。

肛溫最高的時間，正是褪黑激素開始降低的時間，也是大部分人起床上廁所的時間，孩童都是在這時候起床。上廁所、吃早餐、上課，退休的老人也大多如此。知足常樂，就是懂得運用充足的良好睡眠時間，早睡早起、睡飽八小時左右（或是七～九小時）就能常樂，這段時間是寅卯時辰，肺經脈與大腸經脈正是主導經脈，人的氣魄足不足，排泄順不順暢，在這段時間可看出最微妙的變化。

**小博士解說**

足太陽根於**至陰**，溜於**京骨**，注於**崑崙**，入於**天柱飛揚**也。足少陽根於**竅陰**，溜於**丘墟**，注於**陽輔**，入於**天容光明**也。足陽明根於**厲兌**，溜於**衝陽**，注於**下陵**，入於**人迎豐隆**也。手太陽根於**少澤**，溜於**陽谷**，注於**少海**，入於**天窗支正**也。手少陽根於**關衝**，溜於**陽池**，注於**支溝**，入於**天牖外關**也，手陽明根於**商陽**，溜於合谷，注於**陽溪**，入於**扶突偏歷**也。此所謂十二經者，盛絡皆當取之。

人與魚一樣，從鼻尖到肛門（尾巴），生命活動呈輪狀脊髓性支配，下肢的第1~5腰椎的脊髓性神經，負責腰部到腳大拇趾與第三趾，第1~5骶椎的脊髓性神經則負責尻骶部（包括二陰）到腳第3~5趾。通常脊髓節性症候是腦幹方面出現運動核支配肌肉的麻痺，四肢方面出現四肢肌肉的髓節性麻痺與肌肉萎縮。

腦的病變影響四肢的活動是非常複雜的，以間腦（視丘與下視丘）為例，如右視丘出血，會出現深部感覺的高度障礙，左手指無法正常伸展，稱為視丘手。又如下視丘是負責自律神經與神經內分泌機能的中樞，視丘障礙會出現體溫調節障礙，下視丘障礙會出現尿崩症、食慾障礙等。

## 寒厥、熱厥

| 寒熱厥 | 症狀 | 病機 | 病因 |
|---|---|---|---|
| 寒厥 | 足下寒 | 陽氣衰於下，則為寒厥。陰氣起於五指之裡，集於膝下而聚於膝上，故陰氣盛，則從五指至膝上寒；其寒也，不從外，皆從內也 | 前陰者，宗筋之所聚，太陰陽明之所合也。春夏，則陽氣多而陰氣少，秋冬，則陰氣勝而陽氣衰。此人者質壯，以秋冬奪於所用，下氣上爭不能復，精氣溢下，邪氣因從之而上也；氣因於中，陽氣衰，不能滲營其經絡，陽氣日損，陰氣獨在，故手足為之寒也 |
| 熱厥 | 足下熱 | 陰氣衰於下，則為熱厥。陽氣起於足五指之表，陰脈者，集於足而聚於足心，故陽氣盛則足下熱也 | 酒入於胃，則絡脈滿而經脈虛；脾主為胃行其津液者也，陰氣虛（酒熱傷陰），則陽氣入，陽氣入則胃不和，胃不和，則精氣竭，精氣竭，則不營其四肢也。此人必數醉，若飽以入房，氣聚於脾中不得散，酒氣與穀氣相薄，熱盛於中，故熱偏於身，內熱而溺赤也。夫酒氣盛而慓悍，腎氣日衰，陽氣獨勝，故手足為之熱也 |

**＋ 知識補充站**

《金匱要略》適合現代使用的外用藥：

1. **鼻藥**：第二篇、17.濕家病身疼發熱，面黃而喘，頭痛鼻塞而煩，其脈大，自能飲食，腹中和無病，病在頭中寒濕，故鼻塞，內藥鼻中則愈。
2. **洗澡**：第三篇、6.百合洗方：百合一升，水一斗，漬之一宿，以洗身。洗已，食煮餅，勿以鹽豉也。
3. **洗頭**：第五篇、3.頭風摩散方：炮附子一枚，鹽等分，上二味為散，泡熱水中，以毛巾沾之，熱熨頭部，令藥力行，以頭汗出為宜。
4. **洗腳**：第五篇、10.礬石湯治腳氣衝心，礬石二兩右一味，以漿水一斗五升，煎三五沸，趁溫熱浸腳良（現代泡腳機加粗鹽，睡前泡30分鐘，改善心臟機能，對慢性心臟機能衰竭的患者效果很好，即使沒有心臟病，也可以幫助睡眠，改善白天的生活精神）。

# 5-19 氣魄穴群

「肝上注肺，上循喉嚨，入頏顙之竅，究於畜門。」表示人要起床的丑寅之際，但是醒來並不一定要馬上下床。古修道人，尤其是在山中寺廟，打板、晨鐘，都是在這時候，也是人要起來「活」、「動」之際。清朝曾國藩領軍大敗太平天國，最重要的就是「晨操」，不論是曾國藩本人或伙夫、部隊，都在天未亮時，就已起床。頏顙之竅指的是思路要清楚，究於畜門即賁門，乃「內穀為室」，讓食道與胃之賁門善盡其責。

取「子丑」的美容時間，膽經脈起始於目銳眥（大腦顳葉與頸外靜脈為陰陽軸心），肝經脈起始於大拇趾叢毛之際。臥薪是無法安枕無憂，與其安枕無憂，還不如薪柴刺肌膚筋骨，睡不安穩，膽汁無法正常運作，腸肝循環也隨之忐忑不好，讓口苦、口臭、便秘、體臭隨之而來；古人在臥席上懸吊豬膽，只要抬頭以舌舐膽汁來降肝膽火，安魂得以好眠；雖然睡眠時間短，但是睡眠品質好。

春秋戰國，勾踐臥薪的部位是下半身與下肢為主，橫膈膜以下為地，可以強化肝膽腸胃功能，讓消化系統吸收與排泄功能效率提高。口唇帶頭的消化器官（口唇、牙齒、舌、唾液腺、胃、小腸、大腸、肝、膽、胰臟、肛門），上肢有**曲池穴**，下肢有**足三里穴**，兩穴相互輝映。

肺與肝，較心脾腎複雜，典型的肺邪是呼吸問題。取背俞之**肺俞穴**後，再取胃經脈之**缺盆穴**。在臨床上，背部**肺俞、魄戶、身柱、厥陰俞、膏肓**等穴都要醫師用手去檢查，取其塌陷或腫脹之穴，針之、砭之、導引按蹻之；缺盆則含括**氣戶、俞戶、肩井、肩中俞、肩外俞、曲垣、秉風**等穴，用一樣的方法治之。

**小博士解說**

瀉胸中熱四大要穴：

**大杼、膺俞：**主穴——中府，副穴——所有胸膺部的穴。
**缺盆、背俞：**主穴——風門，副穴——所有背部的穴。

## 十二經之厥

| | | |
|---|---|---|
| 足 | 太陰厥逆 | 䯒急攣，心痛引腹，治主病者 |
| | 少陰厥逆 | 虛滿嘔變，下泄清，治主病者 |
| | 厥陰厥逆 | 攣腰痛，虛滿前閉，譫言，治主病者 |
| | 三陰俱逆，不得前後，使人手足寒，三日死 | |
| | 太陽厥逆 | 僵仆，嘔血，善衄，治主病者 |
| | 少陽厥逆 | 機關不利者，腰不可以行，項不可以顧，發腸癰不可治，驚者死 |
| | 陽明厥逆 | 喘欬身熱，善驚，衄，嘔血 |

| | | |
|---|---|---|
| 手 | 太陰厥逆 | 虛滿而欬，善嘔沫，治主病者 |
| | 心主少陰厥逆 | 心痛引喉，身熱，死不可治 |
| | 太陽厥逆 | 耳聾，泣出，項不可以顧，腰不可以俛仰，治主病者 |
| | 陽明少陽厥逆 | 發喉痺，嗌腫，痓（作「痙」），治主病者 |

註：治主病者：指取受病之經的俞穴而治。

## 三肩穴與肺臟

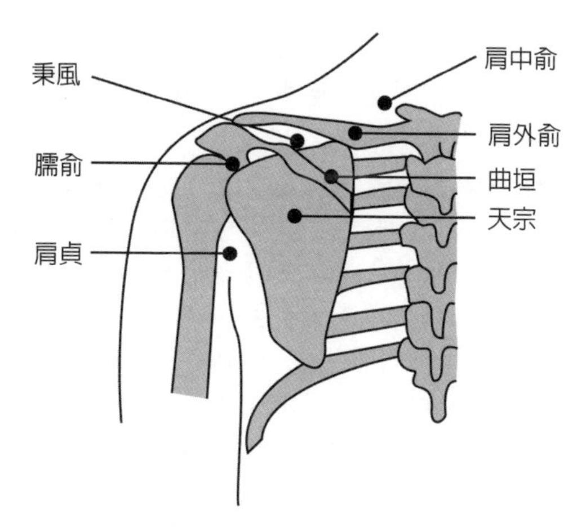


先了解肺的解剖位置，更能了解肩中俞、肩外俞、肩貞三大要穴是反應肺尖與上肺葉的功能狀況。

# 5-20 太衝、行間一路好走

（參考2-11、4-1、5-4、5-29）

「台灣是洗腎王國」。蛋白質代謝的分解物質異常滯留在血液中，就產生尿毒症，症狀包括嗜眠、厭食（《內經》腎經脈是動病飢不欲食。《傷寒論》少陰之為病，脈微細但欲眠）、噁心及嘔吐、神智不清、痙攣、肌肉抽動及昏迷。很多症狀不能等到血中尿素（尿素氮）（BUN）上升，才來擔心是否會造成尿毒症，只要有以上一兩種症狀，都應該馬上調整日常生活活動，而《內經》經脈是敘述是動病與所生病的病症，是提供人們調整生活習慣的重要指標。

「胃」經脈是動病，是從「飲食」作調整，首先是「食」方面，例如：「善恐，心惕惕如人將捕之」；「腎」經脈是動病，則先從「飲」方面著手，發生尿毒症之前，常見紅血球生成被抑制，如肝臟的造血前趨因子、腎臟的造血前趨因子缺乏等貧血狀況，多見於慢性尿毒症病人身上，少數是先天體質基因有問題，大部分是生活習慣不良所造成。

腫脹，是生體組織的微血管無法正常運作所造成，因為組織液流出組織後，淋巴管無法吸收運回淋巴系統。靜脈系統與淋巴系統運作越好，腫脹機會就越少，一般門診少見小兒科患者手腫腳腫或臉腫，除非是兒童重症患者。可是，在一般內科門診，成年患者多少會有腫脹情形，甚至是青少年也時而可見，特別是生活習慣不良、熬夜、酗酒、抽菸或暴飲暴食的人。肝病患者，在腹部水腫前，多數會出現若有若無的手腳腫脹；可以在太衝、行間兩穴針砭、按揉或透過運動活絡這兩穴位，可讓不治之症的患者減少痛苦，一路好走；如果配合灸石門、關元兩穴，更有療效。

鼓脹是「腹脹身皆大，大與膚脹等也，色蒼黃，腹筋起」，重點在「色蒼黃」，腹部的皮下靜脈與較深層靜脈回流心臟不良，腹部靜脈血瘀滯越多，腹部皮膚越是「蒼黃」，問題越嚴重，例如：肝硬化末期，腹部皮膚色黃，且會出現青色的靜脈曲張，在此鼓脹只見「蒼黃」與「腹筋初起」，表示肝臟或脾臟的病變還不是很嚴重，所以能比照膚脹治療。漢朝名醫張仲景，研發中藥方十棗湯（大戟、芫花、甘遂），日後也有控涎湯（大戟、芫花、白芥子），都有「導而下之」去胸水、腹水的療效；至於有多功能衰竭傾向的患者，不論是肺積水初期或腹水初期，可以考慮以高蛋白調理會較迅速。

## 水脹、膚脹、鼓脹的症狀與鑑別簡表

| 脹症 | 症狀 | | | | 鑑別要點 |
|---|---|---|---|---|---|
| | 望 | 聞 | 問 | 切 | |
| 水脹 | 水始起也，目窠上微腫，如新臥起之狀 | 時咳 | 陰股間寒 | 以手按其腹，隨手而起，如裹水之狀 | 1. 腫的部位以軟組織及下部明顯<br>2. 腫處發亮<br>3. 腹部叩濁<br>4. 手按其腹，隨手而起，如裹水之狀 |
| 膚脹 | 身盡腫，皮厚，腹大，腹色不變 | 寒氣客於皮膚之間，叩之空響不堅 | | 按其腹，窅而不起 | 1. 全身盡腫<br>2. 腫外腹色不變<br>3. 腹部叩鼓<br>4. 按其腹，窅而不起 |
| 鼓脹 | 全身皆腫，腹大如鼓，腹色蒼黃，腹青筋明顯 | | | | 1. 以腹部水腫明顯<br>2. 色蒼黃，腹筋起 |

註：此表是從《內經選讀圖表解》中選出。（作者：孫桐，人民衛生出版社）

## 腸覃和石瘕的區別

| 病名 | 病因 | 病位 | 病機 | 病狀 | 辨別要點 |
|---|---|---|---|---|---|
| 腸覃 | 寒邪入侵 | 腸外 | 氣血壅積，氣滯血瘀 | 腫塊如懷子，移動性較大，偏於大腹 | 月經正常 |
| 石瘕 | 胞宮虛寒，寒氣入侵 | 子宮（胞中） | 氣不得通，瘀血內積 | 腫塊如懷子，偏於少腹，移動性較小 | 月經不正常 |

註：此表是從《內經選讀圖表解》中選出。（作者：孫桐，人民衛生出版社）

# 5-21 二天肝動脈，二門肝門靜脈

流經肝動脈的微量血液，可防止缺氧所致的心衰竭。在缺氧時，脾會產生一種脾缺氧素物質，其通過肝酸，賦予心臟對抗缺氧的能力。中醫強調肝藏（貯藏）血，脾統（統領）血，心主（主導）血，是依據長期的臨床經驗，判斷肝的**期門穴**、脾的**章門穴**，與心的**巨闕穴**呈現人體三角要塞；在此穴區浮刺埋針，有益肝靜脈回流心臟的功能。**中脘**是胃的募穴，位於臍上 4 寸，中脘與劍突之間的一半位置是心的募穴——**巨闕**，按壓此兩穴可知道心臟、腸胃是否出問題。藥方可用大柴胡湯主治**中脘穴**問題，木防己湯主治**巨闕穴**問題，半夏瀉心湯則兼治兩者問題。

肝內微血管構造，在於儘量使肝細胞擴大面積接觸門靜脈血流，使物質易於運行。運行路徑：血中成分 ➔（狹隘血道快速血流）貯進肝內 ➔（寬闊血道緩慢血流）分解運出肝臟。

人在進食後，當食物消化分解，肝進入同化期（膽汁分泌相當能量），從門靜脈血中，攝取腸管所吸收的養分，肝同時增大體積及重量，養分貯藏始於小葉中心部位，漸漸擴及周圍。

肝動脈的肝內分支及肝門靜脈會流入靜脈竇，並流入肝的中央葉靜脈，肝靜脈流入下腔靜脈回右心房。乳下的第 6、7 肋間是**期門穴**（肝經脈），第 7、8 肋間是**日月穴**（膽經脈），人體第 1 到第 7 肋連接胸骨，與胸椎構成胸腔，第 8、9、10 肋是假肋，連在第 7 肋近胸骨處，第 11、12 肋是浮肋。肋尖是**章門**（肝經脈）、**京門**（膽經脈）**兩穴**，此四穴是肝、膽、脾、腎的募穴，它們與肝循環和腸肝循環息息相關。平時保健身體，不一定要就醫針灸，只要多抬高雙手，多甩動雙臂，或跑步、游泳、抱頭鼠竄，都可以活動此四穴；民眾可以在洗澡時用乳液多搓揉，藉此養益肝膽，有助益脾腎的功效。

肝門靜脈與肝動脈兩者的最小分枝，一同開口於血竇—變形的微血管，所含血液性質，視肝機能情況而定，或為動脈血，或為靜脈血二者的混合，來自門靜脈的血流不至於混合。肝血流總量占心臟 30%，每分鐘 1.5 公升，四分之三來自肝門靜脈（**期門、章門兩穴**是關鍵），四分之一來自肝動脈（**天府、天池**兩穴是關卡）。

## 《醫方集解》利溼之劑——茵陳蒿湯

| 利溼之劑 | 組成 | 治療 |
|---|---|---|
| 茵陳蒿湯 | 茵陳（6錢）、大黃（2錢）、梔子（1錢） | 傷寒陽明病，但頭汗出，腹滿口渴，二便不利，溼熱發黃，脈沉實者 |

## 乳頭下三要穴

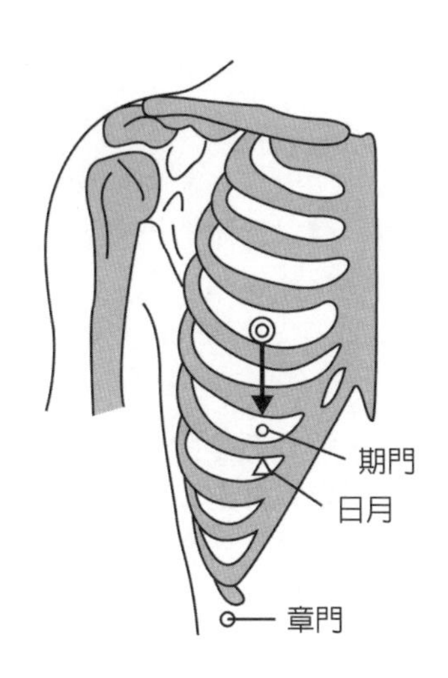


（一）期門：肝之募穴，第5、6肋骨之間。
（二）日月：膽之募穴，第6、7肋骨之間。
（三）章門：脾之募穴，第11肋骨之尖。

**＋ 知識補充站**

茵陳蒿湯可煮當茶飲，治夏日食飲不當，大小二便不暢而口苦口臭，服用可以改善消化及排泄功能，並有防中暑之功；大便通暢者，以黃連取代大黃。現代人多外食，若加上偏食、暴飲暴食，夏秋之季可以煮此茶少量酌飲，只要服嚥之際覺得藥味回甘，就是對症下藥；若苦不下嚥，多不對症，可以調整在早上服飲生脈散，或玉屏風散。

人多食橘子或紅蘿蔔，手腳心易泛黃，若一側手或腳不泛黃，是該側氣血循環不暢。通常調理腸胃，可間接改善該側之循環不順，諸如四君子湯或六君子湯，理中湯、小建中湯、大建中湯、半夏瀉心湯等對症下藥；至於陰冷溼黃，則宜用茵陳蒿湯去大黃、甘草加附子、乾薑。

# 5-22 安胎神地倉迎香，養胎氣太衝行間

（參考2-11、4-1、5-4、5-29）

位於肝鐮狀間膜的自由緣，是胎兒的臍靜脈遺留的纖維肝圓索，範圍從肝臟延伸到臍。左右的肝冠狀間膜是從橫膈膜懸吊肝臟左壁，到腹膜狹窄處折返。胎兒循環（fetal circulation）只存在於胎兒期，在胎兒成長時，與母體物質交換的特別構造，與出生後大不相同。胎兒在出生之前，腎臟、腸胃道是沒有機能的，胎兒從母體血液取得氧氣與營養素，並透過母體血液排出二氧化碳與廢物，所以胎兒的體循環是透過胎盤進行，而胎盤在母體的子宮內形成，以臍帶與胎兒的肚臍連接；胎盤是透過來自子宮壁的許多小血管，與母體的心臟血管系相通。

臍帶有血管，成為胎盤的分枝微血管。胎兒血管的廢物，擴散於微血管外胎盤中含母體血液的絨毛間腔，最後進入母體的子宮靜脈。營養素則是走相反路徑，從母體血管進入絨毛間腔，搬運到胎兒的微血管；正常情形下，是全部物質交換由微血管壁來擴散（過濾與吸收），母體血液不會與胎兒血液直接混合（臍動脈、臍靜脈）。

兩條臍動脈從胎兒進入胎盤，臍動脈是腸骨內動脈分枝，行走於臍帶中，胎盤方面是胎兒血，取行氧氣與營養素，排出二氧化碳與廢物，含氧血液經一條臍靜脈還回胎盤。

胎兒的臍靜脈分成兩條上行到肝臟，血流量少的經肝門靜脈分枝流入肝臟，血液量大者由第二條分枝靜脈管進入下腔靜脈，導出胎兒下半身的不含氧血液，在下腔靜脈與來自靜脈管的含氧血液混合。這混合的血液進入右心房。胎兒上半身的不含氧血液經上腔靜脈亦進入右心房。

大部分胎兒的血液循環，在出生後一樣不從右心室流入，因為右心房與左心房之間有卵圓孔的開口存在。大部分的血液進入右心房，經過卵圓孔流入左心房。進入右心室的血液，送出肺動脈幹，只有少量流入沒有機能的肺，真正的血液是在肺動脈與主動脈連接的動脈管流還，結果真正的血液是從肺的側路循環（bypass）而來。主動脈血液透過體循環，送往胎兒身體的各個組織；腸骨總動脈在腸骨內動脈與腸骨外動脈分枝之際，一部分血流會進入腸骨內動脈，透過臍動脈，回到胎盤，進行物質交換。

## 懷孕九月而瘖

| 病狀 | 病因 | 病機 | 治療 |
|---|---|---|---|
| 人有重身，九月而瘖 | 胞之絡脈絕也 | 胞絡者繫於腎，少陰之脈，貫腎繫舌本，故不能言。 | 無治也，當十月復。 |

註：刺法曰：無損不足，益有餘，以成其疹，然後調之。所謂無損不足者，身羸瘦，無用鑱石也；無益其有餘者，腹中有形而泄之，泄之則精出而病獨擅中，故曰：疹成也。

## 目瞪口呆與腳尖著地的使力穴群

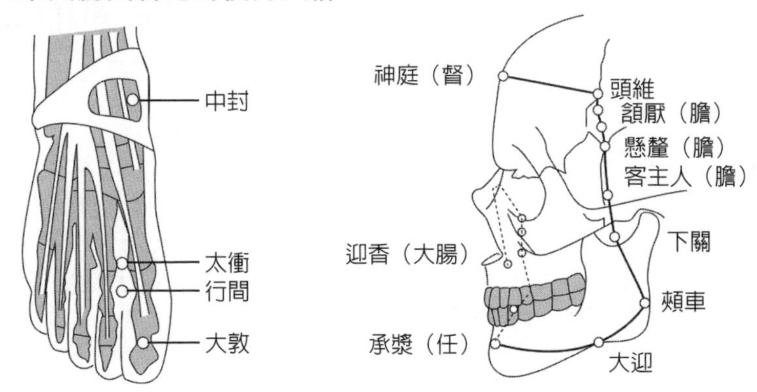


(一) 有空多多目瞪口呆，孕婦可坐在馬桶上，通暢汗尿屎，安胎神，一般人可以促進消化排泄功能，強化地倉、迎香。

(二) 平常多多腳尖著地，坐臥或行立，孕婦可以養胎氣，一般人可以養益腹腔循環，強化太衝、行間。

**＋ 知識補充站**

《胎產心法》論及(1)盛胎：妊娠有按月行經，而胎月長者，乃其婦血氣充盛，養胎之外，血有餘故也。(2)枯胎：孕婦所稟怯弱不能自固，導致胎兒失去營養，不能長育，若不隕墜者，此與果實之乾萎在枝一樣。枯胎多見於妊娠期間，血下不止，或稟賦虛弱，氣血不足。

1. 營衛循環虛弱，宜十全大補湯（又名養胎湯）：人參、茯苓、白朮、炙甘草、當歸、川芎、熟地、芍藥、肉桂、黃耆、生薑、大棗等量，一碗半水煮成七分服。
2. 過月不產，需要催生，宜補血行滯湯（又名催生湯）：當歸、川芎、白芍、熟地、香附各一錢，桃仁、枳殼、砂仁、紫蘇各七分，生薑一片，紅棗兩個，一碗半水煮成七分服。

# 5-23 上門靜脈太溪崑崙，下門靜脈曲池曲澤

（參考1-7、2-15、3-36、4-1、5-29）

人體的微血管，比起其他器官組織微不足道，但微血管是生命營養的中繼站。相對之下，腦下垂體門靜脈與肝門靜脈營養著腦下垂體（負責全身的內分泌運作）與肝臟（負責全身的營養運作）。人的情緒出現不穩或失控，可以研判是腦下垂體門靜脈（上門靜脈）循環出了問題（關鍵穴：**太溪 ➔ 崑崙**）；所以人的精神不好、萎靡不振，肇因於肝門靜脈（下門靜脈）循環出了狀況（關鍵穴：**曲池 ➔ 曲澤**）。許多腦部細微結構的損傷，對身體功能有極大的影響，甚至會危及生命，可以埋針**太溪、崑崙兩穴**，會有療效。肝腸寸斷是指小腸肝門靜脈回流肝臟不順暢，與肝腦塗地的身心俱疲是息息相關的。埋針**曲池、曲澤兩穴**也有養護的功效。

**看腳便知「能不能」——從六足經脈看「過去」（體態的演化）**

古代人（約一千年前）與現代人的腳骨，大拇趾的第一蹠骨，就是脾經脈大都、太白及肝經脈行間、太衝，所夾持的第一腳蹠骨，脾經脈在外側，肝經脈在內側（即大拇趾與第二趾之間），第一蹠骨的近位端稱為底，遠位端稱為頭，兩者之間為骨幹，第二蹠骨骨幹比其他蹠骨粗大，第一蹠骨與第一楔狀骨的關節面是凸面向內側拇趾側，用腳大拇趾與第二趾夾東西，肝膽經脈的活動量也會隨之加大。

現代人的蹠骨，活動量遠比古人減少，腳背的部分較弱，有堤防狀隆起，這小頭關節面光滑如鏡面；相對地，古代人的蹠骨，堤防狀隆起，較不規則，而且隆起的小指側到骨幹中央，有三角形的異常隆起，它的表面彎曲，只有局部磨得光滑，古代人第一蹠骨的堤防狀異常隆起，就是骨緣堤出現變形性關節症；還有腳背側的關節面，磨耗出現的光澤，是衰老現象造成退化變性，腳的活動（勞動、運動）磨耗情形會直接露出在表面。古代人的生活是靠狩獵與農耕，需要下肢強壯，必然大量使用膝關節，導致大腿骨形成柱狀，脛骨形成扁平狀來支持所屬強壯肌肉群。

考古學研究，透過 X 光線檢查，第一蹠骨的中央到後方骨端為止，相對於骨幹長軸的橫走，如果有明顯的陰影處，這第一線是骨幹中央；到後面關節面之間，可看見每條間隔 2~5 mm 的陰影，這些線狀陰影，特別是第 1 到第 5 條較粗大，蹠側到背側有部分骨的緻密質破壞，可以直接看出，在橫斷切骨幹橫走陰影線（成長障礙線），完全顯露成長期的疾病變化；換言之，成長障礙線在青春期之間的骨骼上，可以看出成長的狀況；骨化成長的變化是全身性的，〈脈要精微〉論言及：**「骨者髓之府，不能久立，行則振掉，骨將憊矣。得強則生，失強者死。」**即在做此演繹。

## 息積、伏梁

| 病名 | 病狀 | 治療 |
|---|---|---|
| 息積 | 病脇下滿氣逆，二三歲不已 | 不妨於食，不可灸刺，積為導引服藥，藥不能獨治也 |
| 伏梁 | 人有身體髀股䯒皆腫，環臍而痛。此風根也，其氣溢於大腸，而著於肓，肓之源，在臍下，故環臍而痛也 | 不可動之，動之，為水溺濇之病也 |
| 疹筋 | 人有尺脈數甚，筋急而見。人腹必急，白色黑色見，則病甚 | |
| 厥逆 | 人有病頭痛以數歲不已，此安得之。當有所犯大寒，內至骨髓，髓者以腦為主，腦逆故令頭痛，齒亦痛 | |
| 脾癉 | 有病口甘者。此五氣之溢也，夫五味入口，藏於胃，脾為之行其精氣，津液在脾，故令人口甘也；此肥美之所發也，此人必數食甘美而多肥也，肥者令人內熱，甘者令人中滿，故其氣上溢，轉為消渴 | 治之以蘭，除陳氣也 |
| 膽癉 | 有病口苦，取陽陵泉，口苦者。夫肝者中之將也，取決於膽，咽為之使。此人者，數謀慮不決，故膽虛氣上溢，而口為之苦 | 治之以膽募俞，治在陰陽十二官相使中 |
| 厥，死不治 | 有癃者，一日數十溲，此不足也；身熱如炭，頸膺如格，人迎躁盛，喘息氣逆，此有餘也，太陰脈微細如髮者，此不足也。病在太陰，其盛在胃頗在肺。此所謂得五有餘，二不足也。所謂五有餘者，五病氣之有餘也；二不足者，亦病氣之不足也。今外得五有餘，內得二不足，此其身不表不裏，亦正死期矣 | |
| 胎病 | 人生而有病癲疾者。此得之在母腹中時，其母有所大驚，氣上而不下，精氣并居，故令子發為癲疾也 | |
| 腎風 | 病生在腎。有病痝然如有水狀，切其脈大緊，身無痛者，形不瘦不能食，食少 | 腎風而不能食，善驚，驚已，心氣痿者死 |

**＋ 知識補充站**

氣色不全然用眼睛看，不用「嗅」、「氣」，準確度會落差大，「相氣不微，不知是非」，微毫之差，必是第一對腦神經嗅神經——呼吸與嗅覺（氣80%）做決定，第二對腦神經視神經——「視」、「看」、「觀」、「望」與視覺（色5%）是先鋒，是輔佐而已。最後才定位於總和第八對腦神經聽神經——平衡與聽覺、第十一對腦神經舌下神經——吞嚥與味覺（味15%）。

# 5-24 狂癲之疾，腦部出問題

脊髓神經與腦神經，都有結締性組織的被膜構造保護著神經纖維；神經纖維是有髓膜的有髓纖維與無髓膜的無髓纖維，一樣都被神經內膜包裹著。當神經纖維集中起來，被神經周膜包裹，形成神經束，從神經束的集團形成神經表面，全體覆蓋神經上肢；椎間孔的地方覆蓋的硬膜脊髓往上膜移行。最重要的是，神經上膜與神經周膜之間，存在滋養神經纖維的多數血管；在神經內的血管也是來自心臟，所以說心臟為五臟六腑之大主。平時可以多按摩中庭、膻中、玉堂、紫宮、華蓋等穴，並多多伸展雙手。

自律神經系統分成交感與副交感雙重支配，交感神經會讓人體心跳頻率增加，副交感神經則讓心跳頻率減少。自律神經節分成兩個交感神經系統的神經節，與一個副交感神經系統的神經節。交感神經節前神經細胞體存於脊髓的胸部 12 分節與腰部最初 2 分節的灰白質側面，副交感神經節細胞存在於腦幹的神經核與脊髓薦部，2 到 4 分節的灰白質側面。

暫時性健忘症（Transient Global Amnesia, TGA）會在 24 小時內發作，病人在約 4 到 5 小時，出現最近遇到的事情全部失憶，但對過去的記憶仍清楚；當意識清楚時，日常動作不會出現異常。症狀多見於中老年人，患病部位常是一側顳葉的下內側面，尤其是海馬迴為中心的大腦邊緣系，常見於後大腦動脈系顳枝的短暫性腦缺血發作（TIA） 病症中。暫時性健忘症不限於短暫性腦缺血發作，但是會導致腦栓塞的機會也不大。

廣泛的短暫性腦缺血發作，包括腦性癡呆症、認知症、中風後遺症、小腦萎縮、健忘或失神……等。在現代人開車意外中，不乏恍神、短暫的大腦空白、似夢似醒，嚴重者會導致失神、腦中突然會出現一切空白，時間超過一秒，雖然會發生意外的比例不是很高，卻很危險。

煮保元湯當茶喝，稍累就喝兩口；另外，可以用黃耆一兩、紅棗三粒、枸杞子十粒煮茶很有效。例如：一天開車 12 小時的人，每隔 4 小時就可以酌飲此茶；過了 10 小時後，可以再加兩片當歸，再以熱開水反覆沖泡即可，可以提神補腦。

## 癲疾診治

| 病狀 | 診候 | 治療 |
|---|---|---|
| 癲疾始生，先不樂，頭重痛，視舉目赤甚，作極，已而煩心 | 候之於顏 | 取手太陽陽明太陰，血變而止 |
| 癲疾始作而引口啼呼喘悸者 | 候之手陽明太陽 | 左強者攻其右，右強者攻其左，血變而止 |
| 癲疾始作，先反僵，因而脊痛 | 候之足太陽陽明太陰 | 手太陽，血變而止 |

## 膀胱經脈與胃經脈之狂疾

| 經脈 | 所生病 | 主要穴道 | 代表藥方 |
|---|---|---|---|
| 膀胱經脈 | 主筋所生病者，痔瘧、「狂」、「癲疾」、頭顖項痛、目黃淚出、鼽衄、項、背、腰、尻、膕、踹、腳皆痛、小趾不用 | 崑崙、委中、委陽、天柱 | 桃仁承氣湯<br>腎氣丸 |
| 胃經脈 | 主要血脈所生病者，「狂」瘧溫淫、汗出、鼽衄、口喎、唇胗、頸腫、喉痺、大腹水腫、膝臏腫痛、循膺乳氣街、股伏兔、骭外痛、足跗上皆痛、中趾不用 | 內庭、足三里、梁丘、下關 | 調胃承氣湯<br>小建中湯 |

**+ 知識補充站**

1. 《傷寒論》身體淤黃，虛寒症還有吳茱萸湯，熱移下焦則宜豬苓湯、蓄血抵當湯，熱流下焦梔子柏皮湯、麻黃連翹赤小豆湯。
2. 《醫方集解》第十二章攻裏之劑倒倉法，是朱丹溪來治體內陳垢積滯，以肥嫩牛肉，用量二、三十斤熬至琥珀色，先一夜不食，飲之又飲，病在上必吐，病在下必利，病在中又吐又利，視所出物可盡，病根乃止，之後調養半月一月，戒色欲半年一年，戒牛肉數年，此方傳之於西域異人，中年後行一、二次可卻疾養壽之一助也。

有過TIA（暫時性腦缺血症）經驗的患者，約有三分之一會在三年內中風，《醫宗金鑑》雜病心法述及大拇指與食指，出現麻痺或不順遂的現象，兩年內中風的機率很高，至於其他三分之二的患者，有三分之一會反覆地出現TIA症狀，有三分之一會自然痊癒（其中以生活習慣調整痊癒者為多），這之中，不難發現，危險的三分之一，除了是TIA患者外，以下十項症狀，罹患愈多者，愈是高危險群：高血壓症、糖尿病、心臟病、高血脂症、低HDL血症、肥胖、壓力、抽菸、酗酒、運動不足。

# 5-25 擺尾動長強

（參考3-17、3-22、4-19、6-15）

馬尾神經越發達的人，「尻」較具有生命力，下半身的脈管通常較活潑，腰椎與骶椎的前後弧度要比一般人來得立體又不大翹。〈陰陽二十五人〉篇：**「小肩，大腹，動手足，發行搖身，下尻長，背延延然」**是水形人，脊椎骨最發達，但是個性上極度缺乏安全感，**「不敬畏，善欺紿人，戮死」**；相對之下，屬於「暴死」猝死的火形人，**「好肩背髀腹，小手足，行安地，疾心行搖，肩背肉滿，有氣，輕財，少信，多慮，見事明，好顏，急心，不壽暴死」**。水形人與火形人的脊椎骨都異於常人，可是斯人而有斯疾也，非個性使然，而是心性與習性日久形成。

灸骶骨 20 壯，在生理學上，有活絡「神經叢」的附加價值：

## （一）周圍神經部分神經叢

1.C1~T1（頸神經叢、臂神經叢）

2.L1~Co1（腰神經叢、骶神經叢、薦神經叢）

## （二）自律神經部分神經叢

1.T1~L2（交感神經叢）

2. 腦幹與 S2~S4

從第 1、2 腰椎高度的**懸樞穴**，到尾骶骨的**長強穴**，脊椎骨內沒有脊髓，可是終系與外終系擁有脊髓的功能。古人用長鍼針長強，長針長 7 寸，對大部分的醫師與患者都很難接受；而 3 寸的毫針，多用於**長強、會陽**（針長強與會陽是直接刺激直腸與相關神經及脈管）、**八髎等穴**，也可以達到療效。

「內閉不得溜，刺是足少陰、太陽與骶以上以長鍼」，針長強穴時，請病人以跪趴，這樣最好施針；**會陽、八髎兩穴**，醫師可以請病人趴著針之；若加上長強穴，則要以跪趴的姿勢來針之。留針約 25 分鐘左右，通常病人有過勞性的性功能障礙、攝護腺腫大、子宮肌瘤壓迫膀胱等，配合此療程都有療效。

**小博士解說**

盆膈膜是提肛肌與尾骨肌構成，橫膈膜與食道控制著食飲（消化物）入腹部的關卡，盆膈膜則控制著大便（消化殘渣）出腹部的關卡，從食物的入與出來看橫膈膜與盆隔膜，盆隔膜是恥骨、坐骨、尾骨三骨之間的肌肉層。橫膈膜是胸骨第 7~10 肋骨，第 1~3 腰骨之間的肌肉層。人體內的大肌肉（major muscle），大腿的內收大肌、臀部的臀大肌都與盆膈膜的恥骨、坐骨、尾骨等等息息相關，胸部的胸大肌、背部的小圓肌，都間接地牽動橫膈膜，下肢的動脈、靜脈，與盆膈膜呈正衰反應，腳的活動靈活有力，盆膈膜必佳。上肢的動脈、靜脈，與橫膈膜呈正衰反應，手的活動靈活有力，橫膈膜必佳。從曲池、手三里、手五里穴群的肱橈肌部位的堅實、塌弱，看出排泄狀況，從足三里、上巨虛、下巨虛的腓骨長肌部位的堅脆冷熱及此區小隱靜脈曲張情形，觀察消化情形。

## 風逆厥逆諸病

| 疾病 | 治療 |
|---|---|
| 風逆暴，四肢腫，身漯漯，唏然時寒，飢則煩，飽則善變 | 取手太陰表裏，足少陰陽明之經，肉清取滎，骨清取井經也 |
| 厥逆為病也，足暴清，胸若將裂，腸若將以刀切之，煩而不能食，脈大小皆濇 | 煖取足少陰，清取足陽明，清則補之，溫則瀉之 |
| 厥逆腹脹滿，腸鳴，胸滿不得息 | 取之下胸二脇，欬而動手者，與背腧，以手按之立快者 |
| 内閉不得溲 | 刺足少陰太陽與骶上以長鍼，氣逆則取其太陰陽明厥陰，甚取少陰陽明動者之經也 |
| 少氣，身漯漯也，言吸吸也，骨痠體重，懈惰不能動 | 補足少陰 |
| 短氣息短不屬，動作氣索 | 補足少陰，去血絡 |

## 小隱靜脈，大隱靜脈與針砭

| 腳的主要靜脈 | 路徑 | 主要穴道 | 主要針砭功效 |
|---|---|---|---|
| 小隱靜脈 | 從腳背側靜脈外弓（膀胱經脈、膽經脈）經外踝後方，從小腿後面入膝窩靜脈，最後終止於鼠蹊部深層 | 坵墟、委中、委陽 | 腰背疼痛 |
| 大隱靜脈 | 從腳背側靜脈内弓（腎經脈）經腳背靜脈網（胃經脈）從内踝前方走於小腿與大腿内側皮下，終止於鼠蹊部淺層 | 然谷、衝陽、陰谷 | 胸悶腹痛 |

**+ 知識補充站**

脊髓比脊椎來得短，因此自脊髓下部（腰髓、骶髓、薦髓）的脊髓神經，相對應於脊椎骨的脊髓分節高位的位置，從脊髓出來逐漸地向下行走，通過椎間孔走出脊椎管。脊髓神經的根是從脊髓下端（第2腰椎以下）開始的下面，像頭髮被髮帶束住，向下行走，這種神經根的集團，稱為馬尾神經。

咳嗽是咳嗽受容體受刺激，造成短暫迅速吸氣之後，聲門關閉（吸氣期），呼氣肌持續急激收縮導致氣體内壓上升（加壓期），之後聲門大開，引起急激呼氣（呼出期）運動，隨意的或不隨意的發生。本來是，防止有害物質吸入氣管内，為除去異物出現反射性的防禦反應。

引起反射性咳嗽的機制是種種原因刺激咳嗽受容體，這興奮以迷走神經為主的，求心性神經傳導到延腦的第四腦室下部的咳嗽中樞，從此到舌咽神經、迷走神經及脊髓神經等下降到聲帶，肋間肌、橫膈膜、腹肌的運動而發生。咳嗽受容體是分布在氣管黏膜纖毛上皮細胞間，知覺神經終末梢間存在喉頭、胸膜、縱膈、心膜、橫膈膜、外耳道等。

# 5-26 睡不好找陽關、吃不下找曲池 （參考1-6）

骨厥與骭厥都會出現精神方面的症狀，骨厥是「氣不足則善恐，心惕惕如人將捕之」，骭厥是「善呻數欠，顏黑，病至則惡人與火，聞木聲則惕然而驚，心欲動，獨閉戶塞牖而處，甚則欲上高而歌，棄衣而走」。

癲狂之於控涎丹，有州白丸子、牛黃丸、辰砂丸、白金丸，都有歷史上的療病價值；現代人罕用，只要製造得宜，對症下藥，仍有一定的療效。腎經脈是負責體液循環的經脈，胃經脈是負責營養配送的經脈，各有所主，總是從消化、吸收、排泄來下功夫， 讓生活步調和諧，飲食與活動得以陰陽和平，就可以少恐慌、少驚嚇。

膀胱經脈是動病「踝厥」、「衝頭痛，目似脫（睛明），項如拔，脊痛，腰似折，髀不可以曲，膕如結，踹如裂」，膝膕屈伸動彈不良是為結，膕是小腿後方肌肉群， 包括股二頭肌、半腱肌、半膜肌、腓腸肌、比目魚肌、蹠肌、開膕肌、屈拇長肌、屈趾長肌、脛骨後肌等，重點在膝窩而出現「踝厥」。

股二頭肌起始於坐骨結節內側、骶結節韌帶與粗線外側外側肌關節，終止於股骨頭與股骨外髁。伸直股關節，彎曲膝關節（股二頭肌短頭只有彎曲膝關節的20%），與膀胱經脈委陽穴關係密切。

能屈能伸大丈夫，膝之曲伸主要靠股二頭肌與股四頭肌，肘之曲伸主要靠肱二頭肌與肱三頭肌。

在日常生活活動上，肱三頭肌比肱二頭肌吃力，肱二頭肌的**尺澤、曲池、曲澤、少海、小海**五穴，就成了「針」、「砭」的重要穴道，股四頭肌比股二頭肌吃力，扶弱抑強。**委中、委陽、陽關、陰谷、曲泉**五穴也成了針砭要穴區，在臨床上觀察血絡情形，與肘關節及膝關節的動作協調情形更加有價值。

**小博士解說**

心臟功能不全（衰竭）多見夜間起坐呼吸，尤其是伴見肝腫大或脾腫大的患者。子丑時辰（11:00pm~3:00am）是美容時間，也是睡眠時辰，交感神經較不亢奮，心跳較不如白天來得活潑，中醫以之為膽、肝經脈時辰，肝經脈的足五里在大腿內側，是股動脈的兩要穴（另一穴為「箕門——脾經脈」）之一，股動脈的聽診擴張期出現雜音（正常是收縮期才聽診到雜音）是心臟功能不全（衰竭）的徵候之一。

《金匱要略》第六篇、17. **虛勞虛煩不得眠，酸棗仁湯主之**。酸棗仁湯方酸棗仁二升、甘草一兩、知母二兩、茯苓二兩、芎藭二兩，五味，以水八升，煮酸棗仁，得六升，內諸藥，煮取三升，分溫三服。現代人失眠已經習慣用安眠藥，如果是一時生活忙碌，壓力大的狀況下，酸棗仁湯可提升睡眠品質；但是已經習慣服用安眠藥的人，酸棗仁湯是沒有效果的。

## 癲疾評估

| 病名 | 病症 | 治療 |
|---|---|---|
| 骨癲疾 | 顑齒諸腧分肉皆滿而骨居，汗出煩悗，嘔多沃沫，氣下泄 | 不治 |
| 筋癲疾 | 身倦攣急大 | 刺項大經之大杼脈，嘔多沃沫，氣下泄，不治 |
| 脈癲疾 | 暴仆，四肢之脈，皆脹而縱 | 脈滿盡刺之出血，不滿，灸之挾項太陽，灸帶脈於腰相去三寸諸分肉本輸，嘔多沃沫，氣下泄，不治 |
| 癲疾 | 疾發如狂 | 死不治 |

## 心包經脈穴道

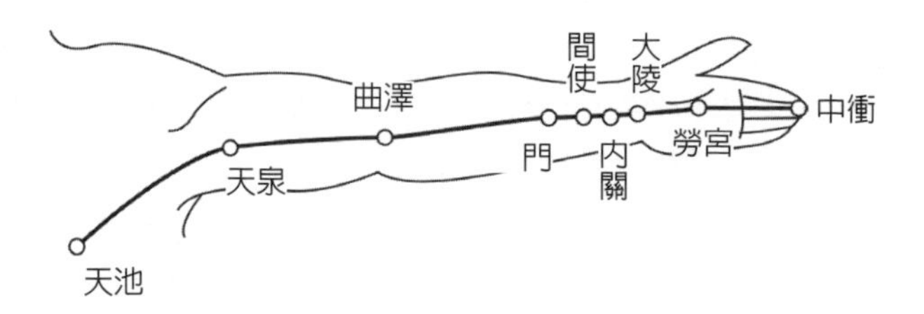


（一）壓按勞宮、內關穴，可以安定情緒。
（二）搓揉曲澤、天泉穴可以改善心臟循環。
（三）輕輕揉捏天池、中衝穴，可以讓人輕心歡愉、美容養顏。

**＋ 知識補充站**

「心主之脈⋯⋯，外屈，出行兩筋之間，上至肘內廉，入於小筋之下」正是腋窩當深靜脈與皮靜脈構成正中皮靜脈的部位，腋窩的曲池、尺澤、曲澤、少海、小海、天井六個合穴中，曲池與尺澤是針灸使用頻率最高的，一般醫生在此六穴使用頻率上，此二穴與其他四穴相比，真的是大巫見小巫，因為肱橈肌與肱二頭肌是肘關節使用頻率最高的肌肉，曲池與尺澤又恭臨盛會在它們的要塞（要債、討債）區域。正中皮靜脈領軍（腋窩的深靜脈的曲池、肘髎、手五里是一併伴行於肱動脈的肱靜脈，肱動脈的天府穴，一如前臂到手的本輸穴群（井、滎、俞、原、經、合），它在〈本輸〉是頸部本輸急救口鼻大量出血的要穴，它就在肱動脈（腋下3寸的肺經脈上面），「小筋之下」是肱二頭肌背後的肱三頭肌。

# 5-27 三合穴，流汗、放血及補腎

膝窩又稱膕窩，是膝後鑽石形的間隙，股後肌肉群有股二頭肌、半腱肌、半膜肌，它們起始於坐骨結節，臀溝中間點、屬膀胱經脈的承扶就是表現此肌肉群的功能狀況。半膜肌起始於坐骨結節外上方，終止於脛骨外髁之後內側，伸直股關節，彎曲膝關節，與肝經脈曲泉關係密切。半腱肌起始於坐骨結節內側下部，終止於脛骨骨體之內側，伸直髖關節，彎曲膝關節，與腎經脈陰谷關係至親。

膝窩的肌膜，是覆蓋膝窩的皮下組織，《內經》中的找血絡，就是在此皮下組織上做功課，尤其是小隱靜脈，從下方貫穿膕肌膜，從上到腹股溝成就了深鼠蹊淋巴結，它們屬於膀胱經脈路徑；相對之下，位於腿前側的大隱靜脈，成就了腹股溝的淺鼠蹊淋巴結，它們屬於腎經脈，在廣義上屬於肝脾腎三經脈，更重要的是衝脈與它們有密不可分的關係。在膝窩橫紋線外端就是**委陽穴**，屬膀胱經脈，也是三焦經脈的下合穴（上合穴在肘尖後方的**天井穴**）；內為**陰谷穴**，屬腎經脈，**委中**與**陰谷**兩穴都是膀胱與腎經脈的合穴，合穴在〈本輸〉篇中有經脈入臟腑的本義，即**委中**在**委陽**與**陰谷兩穴**之間，三穴的三合穴意義，就是膝窩內容物——小隱靜脈、膝窩動脈、膝窩淋巴節的整體表現，也是人體體液循環狀況的顯現。經脈入臟腑的本義，是在肘膝關節有四肢十二經脈，滋養軀體五臟六腑的意思，而不僅止是結構上的機制作業。

當小腿伸展時，膝窩會跟著伸展，半膜肌會向外移動（椎動半腱肌）來保護膝窩內容物及所有構造，腎經脈的**陰谷穴**就在膝窩內側橫紋端，即半腱肌腱與半膜肌腱之間。腎經脈的**陰谷穴**屬於膝膕中較陰沉獨居的穴道，往下的**築賓穴**（築牆的賓客）及往上的**橫骨穴**（橫刀奪愛的骨肉）都離陰谷穴很遙遠，陰谷穴最近的鄰居是肝經脈的**曲泉**，在股骨內髁後緣，正是半膜肌與半腱肌的終止點前緣，也就是說半膜肌與半腱肌終止的前面有**曲泉穴**（肝經脈）後有陰谷穴（腎經脈），「肝腎」是很重要的生命器官，**曲泉與陰谷兩穴**是肝與腎經脈入肝臟與腎臟的「合作、合同、合約」要穴，於針灸按摩及運動上都有深遠意義。

**小博士解說**

中暑的死亡率不會比中風低，中暑多出現在夏天，中風多在冬天；危及生命的腦心血管疾病，多在冷熱交替的季節，**通常冷變熱比熱變冷危及生命的機率高很多。不論是中暑或中風，都與皮膚和汗脫不了關係**，中暑當然是汗出不來，體溫升高，中風也多是靜脈回流心臟不良，尤其是四肢末梢，日久必造成腦心血管疾病，尤其是多汗體質的人，刻意少出汗甚至不流汗，腦心血管疾病罹患率自是升高。

## 狂病

| 狂病 | 病症 | 病理 | 治療 |
| --- | --- | --- | --- |
| 狂始生 | 先自悲 | 喜忘苦怒善恐者，得之憂饑 | 取手太陰陽明，血變而止，及取足太陰陽明 |
| 狂始發 | 少臥不饑 | 自高賢也，自辨志也，自尊貴也，善罵詈日夜不休 | 取手陽明太陽太陰舌下少陰，視之盛者，皆取之，不盛，釋之 |
| 狂言驚 | 善笑，好歌樂 | 妄行不休者，得之大恐 | 取手陽明太陽太陰 |
| 狂目妄見 | 耳妄聞，善呼者 | 少氣之所生 | 取手太陽太陰陽明，足太陰、頭兩顑 |
| 狂者多食 | 善見鬼神，善笑而不發於外者 | 得之有所大喜 | 取足太陰太陽陽明，後取手太陰太陽陽明 |
| 狂而新發 | 未應如此者 | | 先取曲泉左右動脈，及盛者見血，有頃已，不已，以法取之，灸骨骶二十壯 |

## 膝膕橫紋三穴道

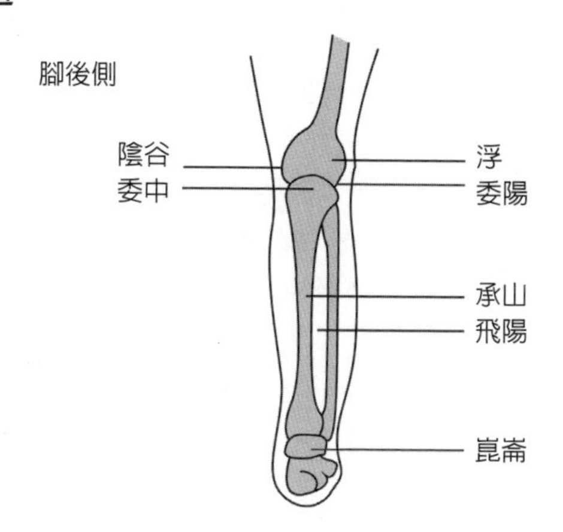


（一）揉捏委陽（膀胱經脈）改善腰背痠痛。
（二）壓按委中（膀胱經脈）治療腰背扭傷疼痛。
（三）搓揉陰谷（腎經脈）改善胸悶心痛。

# 5-28 胃表情（結構）手三里，胃心情（功能）足三里

肉食動物如狗，牠的腸子，長度是體長的 4.5 倍；草食動物如羊，牠的腸子，長度是體長的 24 倍；人的腸子，長度是體長的 9 倍。

人類的腸子長度介於肉食與草食動物之間，理想的飲食是以穀類與蔬菜為主食，動物性食品占主食的一成以下。

北歐飲食，習慣攝取富含乳酸菌的優酪乳，靈感來自牛乳腐敗後的乳酸菌，他們認為大腸內的食物腐敗，會產生細菌毒素，造成人體衰老與動脈硬化，而牛乳的酸敗乳（即乳酸發酵引起），也就是乳酸菌可到達大腸，乳酸在此處分裂增殖，可減少大腸內腐敗菌毒素增生，防止大腸的腐敗和老化，少量大腸菌可保健康長壽。

一般人的小腸長度 6 到 7 公尺，食物通過小腸的時間約 2 到 3 小時；大腸長度約 1 到 2 公尺，食物停滯大腸的時間約 12 到 24 小時。

在大腸內難消化的植物性食物，尤其是植物性纖維，要靠細菌分解和消化；人體每天吸收 9 公升水分，8 公升在小腸，1 公升在大腸。食物長時間停滯在結腸時，會產生乳酸菌，防止對酸抵抗力弱的腐敗菌毒素產生。至於愛斯基摩人及蒙古人，幾千年以來，幾乎將獵物的皮、肉、內臟、胃腸及骨髓全部食用入腹，所以他們不像一般人，會受到肉食對身體帶來的負面傷害。

基本上，胃與小腸幾乎不靠細菌來進行消化，但是草食動物的反芻動物如：牛、駱駝，胃的內部盛行細菌發酵，來增強消化作用。

通常，人體的腸道有共生菌及有害腐敗菌，年輕人體內的共生乳酸菌較多，70 歲以上的老年人較少；相對之下，健康老年人的糞便與衰老的人相比，乳酸菌含量較多。還有，正常人的胃液中胃酸分泌不多，而缺乏胃酸的老年人時有所聞。

**小博士解說**

帝曰：有病怒狂者，此病安生？陽厥，有病怒狂者，生於陽也，陽何以使人狂？陽氣者，因暴折而難決，故善怒也；陽明者常動，巨陽、少陽不動，不動而動大疾，此其候也。奪其食即已，夫食入於陰，長氣於陽，故奪其食即已，使之服以生鐵洛為飲，夫生鐵洛者，下氣疾也。

## 飽飢之傷（百病始生．靈樞66）

| 虛邪病起（從外入內） | 病狀 |
| --- | --- |
| 陽明之經，挾臍而居 | 飽食則益大，饑則益小 |
| 緩筋，似陽明之積 | 飽食則痛，饑則安 |
| 腸胃之募原，痛而外連於緩筋 | 飽食則安，饑則痛 |
| 伏衝之脈，揣之應手而動 | 發手則熱氣下於兩股，如湯沃之狀 |
| 膂筋，在腸後者 | 饑則積見，飽則積不見，按之不得 |
| 輸之脈，閉塞不通 | 津液不下，孔竅乾塞，此邪氣之從外入內，從上下也 |

**+ 知識補充站**

1.從手三里到足三里➔胃——消化。

2.從上廉到上巨虛➔大腸——排泄。

3.從下廉到下巨虛➔小腸——吸收。

5歲以下初感染Helicobacter pylori（幽門桿菌）的人會持續感染為多，成人初次感染者，則多會自然消失。因此，幼兒期的預防感染很重要，感染途徑除了從人傳染人之外，糞透過口腔，口腔透過口腔，胃透過口腔感染的那個主體無法判明，但是，經內視鏡感染的存在是明確的，Helicobacter pylori的罹患率以幼兒期的衛生環境來比較，先進國家低、開發中國家高，通常40歲以後罹患率普遍較高，加上經濟發展，年輕世代罹患率普遍降低，更加上Helicobacter pylori的研究治療進步，近來，感染者減少，消化性潰瘍及胃癌發癌率也隨之低下。Helicobacter pylori初感染一週左右，會出現腹痛與嘔吐的急性胃炎，之後，轉變為慢性感染，成為持續性組織學的胃炎，伴見黏膜萎縮及腸上皮生的變化，這樣組織學的胃炎背景，一部分的病患也會發生胃潰瘍、十二指腸潰瘍、胃癌、胃淋巴腫。

噁心、打嗝、口氣不好……等症狀，幾乎多是消化器官方面出問題，一開始有點狀況，橘皮或陳皮是調理主藥，並配合飲食作息改善，就可減少病情惡化的機率。

《金匱要略》中橘皮組成的湯方：

1.加生薑➔橘皮湯（十七、22.）

2.加生薑、竹茹、人參、甘草、大棗➔橘皮竹茹湯（十七、23.）

3.加生薑、枳實➔橘枳薑湯（九、6.）

# 5-29 手冰冷太淵經渠，腳冰冷太衝太溪

（參考1-8、2-5、2-11、3-36、4-1、5-20、5-22、5-23）

如果人體四肢厥冷，可以用肝膽經脈四逆散、腎膀胱經脈四逆湯、脾胃經脈當歸四逆湯治療，是《內經》到《傷寒論》到現代醫學寒冷血管供應的研究（Vascular reaction to cold），稱為皮膚溫變動反應（hunting reaction）。有三名A、B、C 被檢者，A 是身體機能優秀的人，C 則是身體機能不優秀的人，B 身體機能則介於其中。他們將中指放置於冰水中，A 者在很短的時間（10 分鐘不到）內，體溫從 30℃降到 10℃之後，反應波動就維持在上下 1℃的高水準溫度；C 者則馬上降到接近 0℃，在 25 分鐘後，才恢復到 5℃，之後就不再超過 3℃，60 分鐘的時候，A 者在 10℃，B 者在 7 到 8℃之間，C 者在 2 到 3℃之間（Yoshimura, H & Iida T: Jap J: Physiol: 147, 1950）。

從平均皮膚溫度可以看出，最初皮膚溫度上升的時間，有三個變數可以作為凍傷抵抗性的指標，採用測定日本人、中國人、蒙古人及大興安嶺遊牧民族，四個種族的抗凍傷指數（Yoshimura, H & Iida T: Jap J: Physiol: 2, 179, 1951~1952）會因為居住環境寒冷的程度而有不同。現代人生活環境暖房與冷氣的設施越來越普遍，人的體溫是以體內核心（core）為主，加上環境變化，體表（ shell）為輔。核心溫度的恆定需要以正常飲食與穩定的空調來維持。體內溫度在《傷寒論》中，記載疾病與地區性有相互關係。

現代藥方已經多見科學中藥，偏陽的藥方如桂枝湯，使用者體溫會較低些，但是，對於急性過勞兼見的人，用藥仍多偏用真武湯；偏陰的藥方如三黃瀉心湯，使用者通常體溫較高些，但是，對於工作壓力大、個性又倔強的人，可以考慮晚上偏陽的藥方**真武湯**，白天可以服用偏陰的藥方**半夏瀉心湯**。

雖然漢朝名醫張仲景不懂黏膜，但是他深入研究人體生理病理的心得，從藥方中推演出端倪。如：少陰病的**四逆湯與通脈四逆湯**，影響腦脊髓液與細胞外液最多，**四逆湯**是橈動脈只見脈沉而已（**太淵、經渠**），通脈四逆湯則是橈動脈微弱或脈不出，當歸四逆湯則是手足厥經脈細欲厥（太衝、太溪）。所以，張仲景強調：「凡厥者，陰陽氣不相順接，便為厥，厥者，手足道冷者是也，諸四逆厥者，不可下之，虛可亦然。」（《傷寒論》第 313 條）

## 四時之序，氣之所處，病之所舍，藏之所宜（本輸．素問2）

| 四季 | 治療 |
|---|---|
| 春 | 取絡脈諸滎，大筋分肉之間，甚者深取之，間者淺取之 |
| 夏 | 取諸俞孫絡肌肉皮膚之上 |
| 秋 | 取諸合，餘如春法 |
| 冬 | 取諸井諸俞之分，欲深而留之 |

**＋ 知識補充站**

閉塞性血栓關節炎與腰部脊椎管狹窄症，會伴見馬尾神經障礙症候群。前者多出現於30~50歲男性，多見膝窩動脈與前臂動脈等血栓形成性血管炎，後者多出現於高齡患者，以間歇性跛行而前屈較輕快的特徵，另外，自體免疫性疾病與糖尿病性腳疾病（常合併神經障礙性與虛血性，出現腳部潰瘍，可能交感神經機能低下伴見末梢血管擴張），輕度疾病患者可以睡前浸泡礬石湯，醒來洗頭用頭風摩散，三餐服用桂枝芍藥知母湯，中度病症患者以烏頭湯（炮附子取代烏頭）取代之，以15天為一療程，每月一療程，半年為期。因為下肢症狀的改善配合針灸砭與導引按蹻，是很容易看到的，可是要保持脈管的機能良好，預防往重症虛血方面進展，與減少心肌梗塞、腦梗塞的腦心血管疾病的發生，除了以上療程之外，生活習慣改善，尤其是飲食脂質的控制與減少是最重要的。

末梢動脈閉塞症患者在仰臥位、抬舉兩腳時，會出現腳底蒼白，放下來後回復原位時，腳的顏色回復快慢，與末梢動脈閉塞程度成正比，輕度患者只有患側會出現腳底蒼白，中度患者會延伸到腳踝，而且恢復會很慢。

觀念上，可以依腳的動作來判斷疾病程度：

1. 動脈出現問題的時候：腳越動越痛。
2. 靜脈出現問題的時候：腳痛了休息一下就不痛，動一動又會痛。
3. 腳的動脈與靜脈有輕度閉塞問題：腳動一動會痛，動久不痛。
4. 末梢血管閉塞相當嚴重時：腳休息久了會痛，動起來稍不痛，可是越動越痛。

輕度閉塞問題的療程在很短的時間就可見效，嚴重者則會出現時好時壞，尤其是已罹患糖尿病或高血壓等慢性痼疾的患者，最好的方法是中西醫一起治療，西藥治急，中藥治本，午餐後厚朴七物湯或半夏瀉心湯，晚餐後大黃附子湯或大柴胡湯，睡前附子粳米湯或真武湯（以上皆以科學中藥為主），腳厥冷嚴重者，可以煮當歸生薑羊肉湯，晚餐一小碗，15天為一療程。

# 5-30 衝陽比人迎更具診治效益

經絡在活體上是保護系統，雖然癌不可能走十二經脈、任督二脈、十五絡脈，但是，可以從經絡去診治，不論是中藥、西藥、手術或針灸，甚至導引按蹻或復健，都有一定的療效。

**「胃脘癰者，……診此者當候胃脈，其脈當沉細，沉細者氣逆，逆者人迎甚盛，甚盛則熱。人迎者胃脈也，逆而盛，則熱聚於胃口而不行，故胃脘為癰。」衝陽比人迎，更具診治效益。**

胃是食道與小腸之間的消化管道，有將食物作機械式化學的消化成特殊形狀，送往十二指腸。大多數的胃呈大字 J 形，正確的形狀與位置因人而異。人在吸氣時橫膈膜下降，將胃下壓；呼氣時，橫膈膜上升，將胃上抬。胃會因內容物的不同、人體姿勢的改變（坐姿或臥姿或立姿）而改變形狀。胃有將食物攪拌及貯藏的機能，而主要功能是用酵素來消化食物。胃液將食物變成半液體狀混合物的乳糜汁，在短時間內將乳糜汁送入十二指腸。胃的直徑比大腸稍大，胃容積也有相當擴張的可能性，可以裝進 2 到 3 公升的食物；另外，新生兒的胃容積只能裝進 30 毫升的牛奶。

**小博士解說**

張仲景的跗陽脈診斷，共有浮、沉、遲、數、大、微、芤、濇、滑、緊十個，最珍貴是「緊」，緊脈與弦脈相似，緊脈按之會轉動如弦索無常，弦脈按之不會轉動，是浮而緊，張仲景對《內經》脈要精微論、平人氣象論、三部九候論……有相當地體悟，才有跗陽脈與少陰脈的診斷。跗陽脈緊而浮，浮為氣，緊為寒，絞痛，浮為腹滿，腸鳴而轉膈氣下，少陰脈不出，其陰腫大。

診斷頭部、手腕、腳背是現代與中醫診斷交集最完美的部位：

1. 頸部人迎，脈診頸動脈是中西醫共同的，頸部望診是現代西醫常用的：
   (1) 頸部肌肉（胸鎖乳突肌）➔ 胸腔內科醫師觀察頸動脈於頸部肌肉的表現。
   (2) 頸部靜脈 ➔ 心臟內科醫師觀察頸靜脈回流心臟的情形。
2. 手腕的橈動脈診心臟脈動，進一步診斷五臟與胃的循環狀況，另外：
   (1) 尺動脈的神門，診孕。
   (2) 內關、曲澤的靜脈曲張情形診心臟血管循環情形。
   (3) 常人的左側以主動脈為主，右側以肺動脈為主。
3. 腳部的衝陽穴區診脛骨動脈：
   (1) 人迎診胃足陽明上半部循環狀況 ➔ 肝靜脈的全身總營養表現。
   (2) 衝陽診胃足陽明下半部循環狀況 ➔ 肝門靜脈的消化道的營養表現。
   (3) 衝陽穴區的小隱靜脈曲張情形 ➔ 心臟輸出到胃的目前狀況。

## 十二臟腑的主要生理功能（蘭靈秘典論・素問8）

| 臟腑 | 名稱 | 生理功能 |
|---|---|---|
| 心 | 君主之官 | 神明出焉 |
| 肺 | 相傅之官（輔佐） | 治節出焉 |
| 肝 | 將軍之官 | 謀慮出焉 |
| 膽 | 中正之官 | 決斷出焉 |
| 膻中（心包） | 臣使之官 | 喜樂出焉 |
| 脾胃 | 倉廩之官 | 五味出焉 |
| 大腸 | 傳道之官 | 變化出焉 |
| 小腸 | 受盛之官 | 化物出焉 |
| 腎 | 作強之官 | 伎巧出焉 |
| 三焦 | 決瀆之官（通水道） | 水道出焉 |
| 膀胱 | 州都之官 | 津液藏焉，氣化則能出矣 |

## 胃經脈的衝陽穴與人迎穴

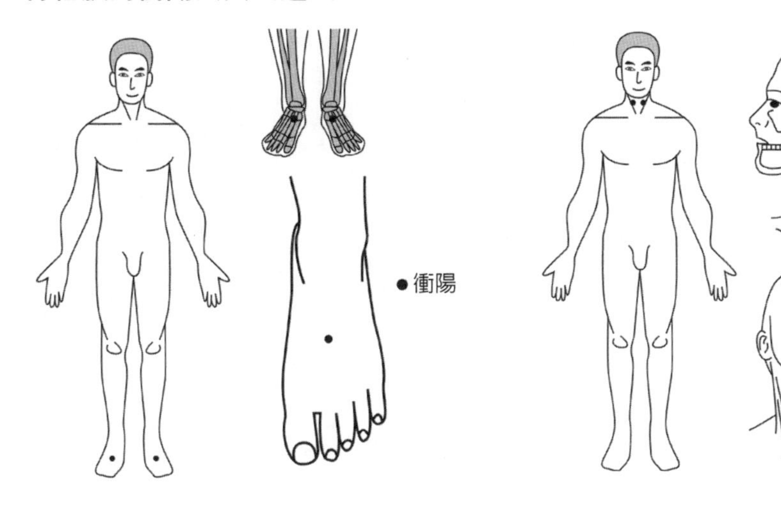


（一）衝陽穴：診治胃與肢節的功能組合。
（二）人迎穴：診治胃與心臟的功能組合。

# 5-31 肺癌

（參考3-10、4-5、4-13、5-6、6-10）

《內經》的〈熱病〉：「心疝暴痛，取足太陰，盡刺去其血絡」，〈三部九候論〉：「必先去其血脈而後調之，無問其病，以平為期」，心臟的狀況全顯現在「三部九候」（全身主要脈動處）。小腿通常是血絡浮現最多的部位，尤其是膝到踝之間。在臨床上，頸部右側頸靜脈回流心臟不良，只要抬頭，都可以看到下巴到鎖骨間小隱靜脈凸顯；症狀越嚴重的人，心臟三尖瓣結構相對不理想，只要小腿有血絡，以瀉針入，再引針出來（吸氣進針——快速，呼氣緩慢），大多可以看到大隱靜脈的血隨之而出，不只是一般放血（砭）的表層小隱靜脈瘀血而已；感冒風邪將癒、聲音嘶啞的人，瀉針**崑崙**，即使表面不見血絡，引針而出，也可能見到大隱靜脈血隨之而出，**地機、陽交、委陽、風市**……等穴是血絡最常出現的部位。如果**地機**血絡多，肝腎負擔大，脾經脈循環不良。《內經》〈厥病〉的「心痛」與西醫病理的心臟病，對照之下，「俞」穴的針砭效用，是養護心臟的前置作業，所以〈厥病〉在結束前，強調有些心臟病針灸俞穴是無效的，這表示患者已經病入膏肓。

肺癌的產生，很可能是肺支氣管黏膜受到長期慢性刺激，而產生病灶，最有可能的原因以抽菸量的大小影響最大，還有空氣污染、礦場污染、放射性元素的灰塵等。另外，人一旦經常感冒、支氣管發炎、肺氣腫等症狀，也與肺癌有關。肺癌在臨床表現上，主要取決於生長的部位和支氣管阻塞的程度，最常見的症狀有：持續性或慢性咳嗽、痰帶血絲、呼吸短促、胸部或肩膀疼痛、持續性支氣管炎或復發性肺炎、哮喘、虛弱、體重減輕、胃口減退等。手術、放射線療法與化學療法是目前常用的療法；病灶沒有轉移現象的病人，手術治癒率高達40%。

肺部發生腫瘤時，95%是惡性腫瘤，其中發生在氣管上皮細胞的原發性肺癌占99%。以生物學的特性來看，分為小細胞肺癌（SCLS）與非小細胞肺癌（NSCLC）兩種。

**小博士解說**

所有疾病都有病發（合併）的可能，塵肺是現代空氣汙染環境下最常見的，二手煙的COPD是最具代表的矽肺症，因為吸入游離矽酸（$SiO_2$）造成矽肺結節的圓形肉芽腫與纖維性變化的肺疾病，矽肺分典型矽肺、非典型矽肺、急性矽肺等三種，暴露開始幾年到十幾年發病，急性則在數日間發病，只要是礦山、鑄造工廠、陶器作業、切石工業、研磨作業、隧道工業等職業工作者都有可能罹患。

吸入肺中的石綿纖維被肺末梢的貪食細胞貪食，貪食細胞活化性，可是，石綿是不溶性，無法被破壞，過剩的免疫反應持續之下，肺末梢纖維受傷害，造成間質性肺炎及肺纖維症。

## 地機胸懷與崑崙胸膈

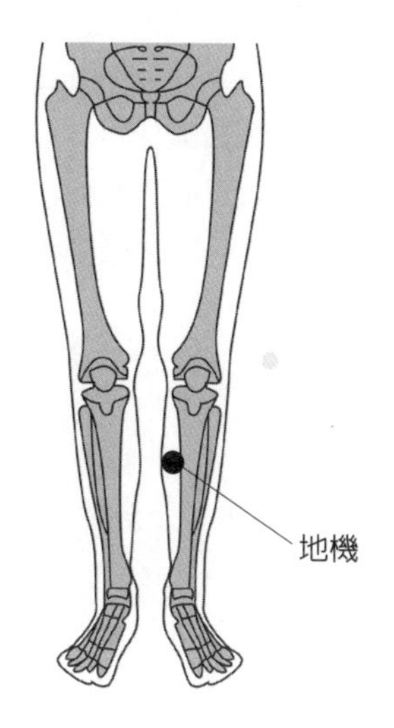


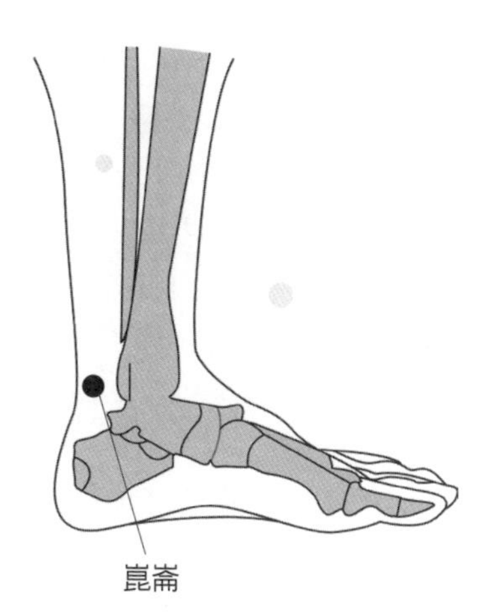


（一）地機穴：膝下五寸，脾與腎經脈瘀滯，按摩放血舒暢胸懷之功。
（二）崑崙穴：外踝外緣，肺與膀胱經脈瘀滯，按摩放血有開胸利膈之效。

**＋ 知識補充站**

- 地機穴（脾經脈）：這一穴區如果出現靜脈曲張，個性屬「結塞」（便秘），脾腎經脈會比較鬱滯，拍打膽經脈釋放壓力以促進循環。不管多會講話、多開朗，有這種現象都是有壓抑的。
- 臨床上，很多慢性痼疾，尤其是內分泌與皮膚方面，埋針療程中，可發現一針又一針地如編織美麗衣裳，建議患者接受每週埋針一次，15週為一療程，療針前後，請患者自己用手機拍攝臉部與腳部，患者的歡愉是醫者無形的報酬，助人為快樂之本，助人快樂為醫生生命之職責。陽關與陽陵泉是一無形關卡，陽關之上是梁丘、伏兔、風市、陰市等，若是梁丘、伏兔穴區靜脈曲張較多，埋線引針出血黑而多的人，多伴見長期腸胃問題，腹脹、排泄煩惱多。若是風市、陰市穴區靜脈曲張多，多伴見長期關節疼痛。

# 5-32 上星、前庭觀腦下垂體

（參考4-4）

腦下垂體，主要分為前後兩葉。前葉的體積較大約占三分之二，後葉則占三分之一。腦下垂體前葉共分泌 6 種荷爾蒙，分別是：生長激素（GH）、甲狀腺素（TSH）、腎上腺皮質刺激素（ACTH）、泌乳激素（prolactin）、卵泡刺激素（FSH）、黃體刺激素（LH），屬於血管系統。後葉分泌的荷爾蒙有：血管升壓素（抗利尿激素）（ADH）及催產素（oxytocin）。

腦下垂體門靜脈，由下視丘，經腦下垂體門靜脈，注入腦下垂髓前葉。腦下垂體的循環狀態好壞，會反映在兩眉之間，也就是臉部的闕中區（將兩眉之間為其直徑，畫一圓圈的範圍）。此區表現出生命指數，西方脈輪理論，將此區域視為第三眼或眉心輪的位置，反映人的意識與潛意識區域，也反映內分泌系統。

上星與前庭際下緣的天庭部位，膚色反應腦下垂體功能。當腦下垂體門靜脈循環不良時，此區易出現暗沉與靜脈曲張；「印堂發黑」就是腦下垂體門靜脈功能不良的顯現，代表腦下垂體門靜脈循環不順暢，全身荷爾蒙與各種感覺神經傳導，以及腦部的供氧狀態與頭腦反應，也會出現狀況。

腦下垂體是人體的荷爾蒙中樞，位於腦底中央，稱為蝶鞍構造的地方；體積相當小，重量不到 1 公克，卻是人體中血流最為豐富的組織。腦下垂體可分泌多種荷爾蒙，並藉由血流運送到身體其他內分泌腺體後，再刺激如甲狀腺、腎上腺、性腺等內分泌腺，所以會分泌多種荷爾蒙，而這些內分泌腺體功能將受到腦下垂體影響，包括：身高的生長、產後的哺乳及水分調節等，也都受到腦下垂體的控制。所以，有人稱腦下垂體是人體所有內分泌器官的「總司令」。

**小博士解說**

過勞的女強人，罹患心血管疾病的機率，不亞於停經後的女人，因為腦下垂體、下視丘與骨盆腔的運作失常，尤其是性荷爾蒙對血管內皮的直接作用，不論是血管擴張或胰島素感受性增強，冠狀動脈的疾病，尤其是狹心症機會特別多，不論是任何行業的女強人，臨床上都可分兩階段強化治療：

1. 忙碌期：
   (1) 飲食不正常 ➔ 補腦湯（半夏瀉心湯）當茶服用，嚴重者加到 2~5 倍。
   (2) 睡眠作息不正常 ➔ 腎水湯（真武湯）傍晚後服用到睡前。
2. 非忙碌期：
   (1) 工作量過大，時間過長，之後 ➔ 人參敗毒散（免疫湯）全天服用。
   (2) 工作量過大，時間不長，之後 ➔ 柴胡桂枝湯（舒節湯）全天服用。

如果是長期過勞，已經退休的女強人，一定要長期服用補中益氣湯（養肝湯）。看髮際與眉尾之間的區域範圍大小，在整個臉部尤其是額部與顳部的比例，如果髮際與眉尾之間距離很小，就是擁有很小心、謹慎或緊張的習性。反之，距離很大，多見於開朗、輕鬆或不太在乎的個性。

## 癰疽病症及治療

| 病名 | 病灶 | 病狀 | 治療 |
|---|---|---|---|
| 猛疽 | 癰發於嗌中 | 猛疽不治，化為膿，膿不瀉，塞咽，半日死 | 化為膿者，瀉則合豕膏，冷食，三日而已 |
| 天疽 | 發於頸 | 其癰大以赤黑 | 不急治，則熱氣下入淵腋，前傷任脈，內熏肝肺，熏肝肺，十餘日而死矣 |
| 腦爍 | 陽氣大發，消腦留項 | 其色不樂 | 項痛而如刺以鍼，煩心者，死不可治 |
| 疵疽 | 發於肩及臑 | 其狀赤黑 | 急治之，此令人汗出至足，不害五臟，癰發四五日，逞焫之 |
| 米疽 | 發於腋下 | 赤堅者<br>堅而不潰者 | 治之以砭石，欲細而長，疏砭之，塗以豕膏，六日已，勿裹之。其癰堅而不潰者，為馬刀挾纓，急治之 |
| 井疽 | 發於胸 | 其狀如大豆 | 三四日起，不早治，下入腹，不治，七日死矣 |
| 甘疽 | 發於膺 | 色青，其狀如穀實瓜蔞，常苦寒熱 | 急治之，去其寒熱，十歲死，死後出膿 |
| 敗疵 | 發於 | 敗疵者，女子之病也，灸之，其病大癰膿，治之，其中乃有生肉，大如赤小豆 | 剉菱翹草根各一升，以水一斗六升煮之竭，為取三升，則強飲厚衣，坐於釜上令汗出至足已 |
| 股脛疽 | 發於股脛 | 其狀不甚變，而癰膿搏骨 | 不急治，三十日死矣 |
| 銳疽 | 發於尻 | 其狀赤堅大 | 急治之，不治，三十日死矣 |
| 赤施 | 發於股陰 |  | 不急治，六十日死，在兩股之內，不治，十日而當死 |
| 疵癰 | 發於膝 | 其狀大，癰色不變，寒熱，如堅石，勿石，石之者死。須其柔，乃石之者，生 | 諸癰疽之發於節而相應者，不可治也，發於陽者百日死，發於陰者三十日死 |
| 兔齧 | 發於脛 | 其狀赤 | 至骨急治之，不治害人也 |
| 走緩 | 發於內踝 | 其狀癰也，色不變 | 數石其輸，而止其寒熱不死 |
| 四淫 | 發於足上下 | 其狀大癰 | 急治之，百日死 |
| 厲癰 | 發於足傍 | 其狀不大，初如小指發 | 急治之，去其黑者，不消輒益，不治，百日死 |
| 脫癰 | 發於足指 | 其狀赤黑 | 死不治，不赤黑，不死，不衰，急斬之，否則死矣 |

# 5-33 條口、魚際、陽交、外丘、飛揚五穴分楚漢

「心下」是食道與胃的交接區域，也是橫膈膜的中間區域，心下「痞」是病又不是（否）病。張仲景從《內經》的「半夏」研發出生薑瀉心湯、半夏瀉心湯、甘草瀉心湯……等藥方，半夏瀉心湯是目前日本許多西醫推崇的最佳胃藥，反觀台灣西醫則罕用此方來治病。以腸胃潰瘍而言，生薑瀉心湯治胃食道逆流，半夏瀉心湯則以治療慢性胃潰瘍為主，甘草瀉心湯則偏治療十二指腸潰瘍。對張仲景而言，「半夏生薑湯」是首選藥方。至於小柴胡湯、大柴胡湯、柴胡桂枝湯、柴胡加龍骨牡蠣湯、柴胡加芒硝湯，則以治療肝膽方面問題為多。腹診及腹部靜脈望診，用生薑瀉心湯以治療**巨闕穴及上脘穴**區為主，半夏瀉心湯則以**中脘穴及通里**為反應區，甘草瀉心湯則以**下脘穴及水分穴**為反應區。脈象呈現脈較細或數或過本位，右側**不容穴及承滿穴**區，以柴胡桂枝湯、小柴胡湯為主；左關脈多細小而弱，右側不容穴及承滿穴呈現僵硬者，小柴胡加芒硝湯、柴胡加龍骨牡蠣湯、大柴胡湯，左關脈則多過本位或緊張而數。

**足三里、上巨虛、下巨虛、豐隆等穴**位在小腿上半部，膝的外犢鼻下 9 寸，可以用半夏瀉心湯、生薑瀉心湯、甘草瀉心湯治療，嚴重者則以附子瀉心湯、三黃瀉心湯治療。

**外丘、陽交、光明、懸鐘等穴位**在小腿下半部，外踝上 7 寸，可以用小柴胡湯、柴胡桂枝湯治療，嚴重者則以柴胡加芒硝湯、柴胡加龍骨牡蠣湯、大柴胡湯治療。

**小博士解說**

下巨虛、陽交、外丘、飛揚、中都五穴成一橫切面，在踝上面 7 寸處，也在膝下 9 寸處，**暴飲暴食的人靜脈凸顯於上巨虛、條口、豐隆與下巨虛**，多凝聚成一小穴區；飲食清淡人靜脈較不凝聚，多會成一條蜿蜒小河川，**病症越嚴重的人，會從伏兔、梁丘、足三里、上巨虛、條口、豐隆、下巨虛、陽交、外丘、飛揚、跗陽、懸鐘**等穴浮現靜脈。病症越纏綿，這些小隱靜脈會更加凸顯，埋線引針出血一個療程後，可發現腿的線條變美，肌膚更光澤，嚴重的皮膚病，如紫外線過敏、蕁麻疹、汗皰疹、乾癬等都會改善，甚至痊癒。

腳腫是心臟功能不全的症狀之一，目黃不全然是黃疸的主要症狀，通常是心經脈循環不順的現象，目黃又胸脇不舒爽，上臂痠痛，尤其是小圓肌、大圓肌、肱三頭肌、背闊肌交織的肩貞穴區，含括肩髎、臑俞、臑會等穴，一般職業婦女，忙碌期間都會自覺水腫現象嚴重，甚至體重並沒有增加，卻覺得全身腫脹，嚴重者，即使沒吃東西也覺得腹脹，必然咽喉多不順暢，下巴與臉頰腫脹，即下臉部較腫脹。

## 臟腑募穴與治療藥方代表

| 臟腑 | 募穴 | 臟腑 | 募穴 | 治療藥方代表 |
|---|---|---|---|---|
| 肺 | 中府 | 大腸 | 天樞 | 人參敗毒散、補中益氣湯 |
| 心 | 巨闕 | 小腸 | 關元 | 半夏瀉心湯、養心湯 |
| 肝 | 期門 | 膽 | 日月 | 柴胡桂枝湯、加味消遙散 |
| 脾 | 章門 | 胃 | 中脘 | 五積散、六君子湯 |
| 腎 | 京門 | 膀胱 | 中極 | 五苓散、腎氣丸 |

條口、魚際、陽交、外丘、飛揚五穴之小腿上半部看人的力量；小腿下半部看女人的美好。

臨床上，「經脈」是胃經脈或膽經脈，診脈或望診臉部可以看出部分病情，「絡脈」也是胃經脈或膽經脈。以下巨虛、外丘、陽交為分水嶺：

1. 小腿外側上面血絡越多➔胃方面問題多。
2. 小腿外側下面血絡多➔膽方面問題多。
3. 接近脛骨方面的小腿上半部血絡多➔胃腸方面消化與排泄的問題。
4. 小腿上半部接近腓骨方面的血絡很多➔肝膽問題，影響胃腸狀況。
5. 小腿下半部接近脛骨方面血絡較多➔肝膽消化與吸收問題多。
6. 小腿下半部接近脛骨方面血絡多➔胃腸問題為主，肝膽問題為輔。

**＋ 知識補充站**

小腿前面外側的經脈是以胃經脈為主流，膽經脈為旁支，它們透過股動脈而下行脛骨後動脈與腓骨動脈，再到腳趾與腳底，交換成靜脈回流心臟，小腿外側的小隱靜脈到腹股溝形成鼠蹊深淋巴結，與髖關節及股骨的營養動脈又成了市集性交易場所，這來來往往之間，時而順著道路走，時而停滯，時而逆行，小腿外側雖有不少的靜脈瓣阻止靜脈回流腳部，可是體內的臟腑狀況，也會波及小腿外側的皮膚，如果出現色素沉澱，皮膚角質層化，幾乎都可以肯定肝臟出了問題，肝臟的生產、合成代謝解毒有一定的問題出現，足經脈是足陽經脈從體軀下行到腳，足陰經脈是從上行到體軀，由大隱靜脈上輸到腹股溝，形成淺鼠蹊淋巴結，也與髖關節及股骨的營養動脈，一起成了左鄰右舍，遠親不如近鄰，彼此的生命訊息在此輝燦或灰暗。

小腿外側與前臂內側是《內經》診治要穴區，都是診查該區的動脈與靜脈循環情形，再歸類於所屬穴道經脈臟腑，人的小腿從犢鼻到坵墟（與神經）是同身寸1尺6寸（四橫指幅為3寸）其中間有二穴，條口與豐隆，上下各距離8寸，是現代醫學肥胖症與羸質症（營養過剩與缺乏）最好的診穴區，條口一如其名是吸收及排泄的轉換區，豐隆則是消化與吸收的表現區，再往下1寸是下巨虛、陽交、外丘、飛揚，分屬胃、膽、膀胱經脈三經脈四穴成一條線，下巨虛與陽交是膽胃狀況，外丘與飛揚是膽膀胱情況，仔細觀察皮膚質地的滑濇粗細，角質層與色素都是體內有話要說，好好地聆聽，早日解決問題，可以改善病情，延壽歡樂。

# 5-34 暫時性腦缺血（TIA）與下肢靜脈栓塞（PAD）

井（**少商、大敦穴**）、滎（**魚際、行間穴**）、俞（**原—太淵、太衝穴**）、經（**經渠、中封穴**）、合（**尺澤、曲泉穴**）等穴，從井穴入合穴是經脈入臟腑。下肢靜脈栓塞（PAD）是四肢瘀血 ➔ 清血；暫時性腦缺血（TIA）是腦缺血 ➔ 造血。

下腔靜脈栓塞是四肢末梢動脈閉塞，腳跟與踝是最常見的疼痛處，病人不論坐或躺，或是起來行動，都會感到疼痛，但是稍微動一動身子，又不致於那麼痛。一般人會以為是韌帶或肌膜發炎，但血管老化與病化才是主因；反之，下肢動脈栓塞，是不動不痛，越動越痛。兩者都要以紓解疼痛來改善，打止痛劑或是類固醇或是肌肉鬆弛劑，可以暫時改善症狀，卻無法根治，尤其是新陳代謝不良的人，只有透過大量持恆運動來強化骨骼肌，促進體內基礎代謝率，始能改善新陳代謝功能，但是不能超過個人的負荷。埋針、對症中藥是良方；另外，進行指壓、復健、溫泉浴、游泳等活動也對病症改善大有助益。

暫時性腦缺血，又稱迫切性中風（imponding stroke），大多是頭顱外血管的病變。臨床發現位於頭顱內的腦血管病變也很多，除了動脈硬化外，可能是肌纖維形成不完全（這是腎血管性高血壓症的主要原因）、動脈瘤及微小栓塞子造成。

恍神失神常要人命，人走在馬路上突然失神，或是在開車途中突然恍神，都屬於腦部暫時性缺血。人體十二經脈，是身體運作的基本架構，中國人言及左三魂要安然，右七魄要自在。心臟功能不佳，左心臟功能不佳，是肺動脈失常，氣魄不足，白天精神不濟，呼吸不順暢，焦慮、恐慌、情緒不穩；右心臟功能不佳，是肝動脈失常，魂不守舍，導致晚上睡眠品質不良、腹脹、腳腫。

**小博士解說**

TIA 與古中醫的類中風相似，因為腦部循環障礙，出現一時性的局部神經失調症狀。頸部頭顱內動脈系統，是腦血管障礙的主因，與動脈瘤的關係同樣令人注目，臨床上有五個特點：

1. 各年齡層皆有，50 歲以後較多，是老化主因之一。
2. 女性多很多。
3. 臨床上沒特殊症狀，偶見頭暈或頭痛。
4. 見於腦血管障礙（蜘蛛膜下出血、腦梗塞等）、腦腫瘍、頭部外傷等。
5. 併見於肢體及臟器（肝、腎等）的動脈系統病變。

## 四季取穴之不同

| 四季 | 肌膚血脈穴道 | 肝心脾腎與生長收藏 |
|---|---|---|
| 春 | 絡脈分肉 | 木始治，肝氣始生，肝氣急，其風疾，經脈常深，其氣少，不能深入，故取絡脈分肉間 |
| 夏 | 盛經分腠 | 火始治，心氣始長，脈瘦氣弱，陽氣留溢，熱熏分腠，內至於經，故取盛經分腠絕膚而病去者，邪居淺也，所謂盛經者，陽脈也 |
| 秋 | 經俞 | 秋者金始治，肺將收殺，金將勝火，陽氣在合，陰氣初勝，濕氣及體，陰氣未盛，未能深入，故取俞以瀉陰邪，取合以虛陽邪，陽氣始衰，故取於合 |
| 冬 | 井滎 | 水始治，腎方閉，陽氣衰少，陰氣堅盛，巨陽伏沈，陽脈乃去，故取井以下陰逆，取滎以實陽氣。故曰：冬取井滎，春不鼽衄 |

**＋ 知識補充站**

**古代人萬惡淫為首，百善孝為先；現代人萬惡懶為首，百善勤為貴！**

TIA又稱為迫切性腦中風（imponding stroke）由於總是重症腦血管病變發作的前兆症狀，具有臨床上警告的意義，不容忽視，主要的成因，是在頭顱外的腦血管，尤其是頸部動脈，因為動脈硬化性病變，造成血管內腔顯著的狹窄，甚而形成血栓，由於這些含紅血球的凝集物，成為呈遊離狀態微小的栓塞粒子，當然會造成血管末梢的分歧部定著或貯留，遮斷腦血管的部分血流，當然會發生所屬的相關症候。

TIA患者死於心肌梗塞的機會，比腦梗塞的機會來得大。頸內動脈系統（人迎、扶突，埋針缺盆、氣舍）的TIA，發作的持續時間短，發作的頻率不高，但是變成腦梗塞的病例較多。椎動脈系統（天牖、天柱，埋針大杼、風門）的TIA，變成腦梗塞的機會較不多，但是病情發作的時間較長，發作頻率也較高。

TIA病患的問診非常重要，頸動脈系統與食關係較密切，易出現單眼視力障害及對側無力感，尤其是左頸動脈系統，伴見失語症，屬於河間地黃飲子症候群。椎動脈系統與飲關係較密切，易出現複視、頭暈、運動失調等，屬於大秦艽湯症候。

TIA問診：

1. 一時性局部腦機能不全，多因血管問題引起。
2. 局部神經症狀是一時性，24小時內症狀消失，通常在2~15分鐘之間，症狀發作，消失也很快速，約在2~3分鐘內消失。
3. 發作頻率與時間間隔不一定，有一日一回，也有一日多回。
4. 辨識頸內動脈或椎動脈的神經症狀。
5. 頭顱骨外腦血管的動脈硬化（狹窄性病變）。

# 5-35 三陽關診治脊椎正歪

膝窩動脈的肌肉枝動脈是將血液送往膕旁肌（hamstrings，包含股二頭肌、半腱肌、半膜肌）、腓腸肌、比目魚肌、蹠肌等，膝窩動脈供養的小腿肌肉群中，最重要的是腳跟的阿基里斯腱。太溪與崑崙分別在內踝與外踝後緣，兩穴夾著阿基里斯腱，亦即膝窩動脈循環順暢與否，與腎經脈（太溪）、膀胱經脈（崑崙）息息相關。

膝窩靜脈從膝窩下端開始，持續於脛骨後靜脈，並密接於膝窩動脈。膝窩動脈淺層同樣被纖維鞘包裹著。小腿肚的承山，及膝窩的委陽、委中、陰谷等穴區靜脈曲張越嚴重，表示腹腔的靜脈栓塞也越嚴重。

膝窩靜脈最初走於膝窩動脈的後內側，再走到脛神經外側。在較上面的部分，膝窩靜脈在膝窩動脈與覆於膝窩動脈的脛神經之間，走向膝動脈後方。膝窩靜脈包含靜脈瓣，透過內收肌腱裂孔，移行入股靜脈。手腳的靜脈瓣越多的部位，是針砭效果越佳的區域，例如：腳的**足三里、光明、委陽、委中、承山、然谷**……等穴和手的**曲池穴**等。所謂「痛下針砭，一針見血，立竿見影」是常見的，小隱靜脈從外踝後面（**崑崙、僕參、申脈等穴**——膀胱經脈，腳跟三要穴，對運動傷害的肢體損傷，只要有血絡出現，效果卓越）到達膝窩（行走於小腿肚的膀胱經脈穴群——**跗陽、飛揚、承山、承筋、委中、委陽等穴**），小隱靜脈到達膝窩之後，貫通深膝窩肌膜，注入膝窩靜脈。左右側陽關、陽陵泉、陽交，三陽開泰穴是望診、觸診脊椎骨正歪最好的穴群。

人體的陽關道，腰部的腰陽關關係著腰與髖關節的活動，牽繫著督脈、腎、大腸經脈，腳部的腳陽關關係著腳與髖關節的活動，牽繫著肝、膽經脈。腳陽關有二，腰陽關有一，合之為三陽關，三者關係密切，互相牽引、協調活動。

**小博士解說**

中樞穴（T9~T10）與陽關穴（L4~L5）是否呈和諧（homeostatic state）狀態，以及上半身、上肢（中樞穴主控）和下半身、下肢（陽關穴主控）是否呈和諧狀態，是每個人生命的全然表現，中西醫都一再地強調，生命改善與安定，一定要從兩方面著手，日常生活動作要向上陽光積極，與生命的充實度要有目標、計畫。

《傷寒論》的桂枝湯與桂枝加減湯，可以改善橫膈膜呼吸運動：

上肢的活動可以帶動肋間外肌促進吸氣，服用桂枝湯改善上肢血液循環。

下肢的活動可以帶動肋間內肌促進呼氣，服用桂枝新加湯、桂枝加大黃湯、桂枝人參湯改善下肢血液循環。

## 膝關節膝陽關

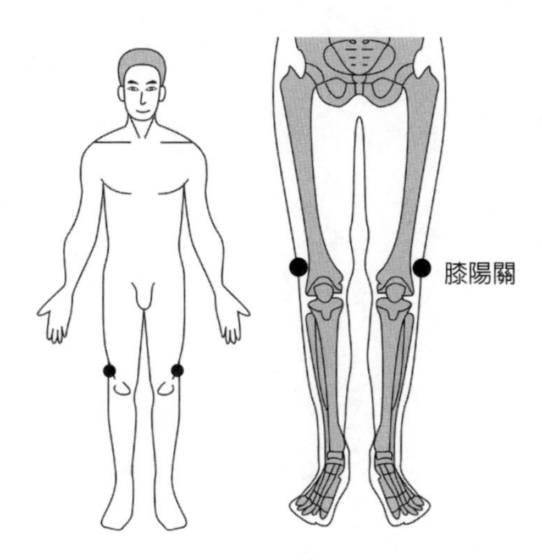


膝關節外側橫紋上方陷中夾嵌在股二頭肌與股四頭肌之間（外膝關節縫隙上方凹陷處），前有伸直膝關節的股四頭肌的股外側肌，後有屈曲膝關節的股二頭肌。

## 腰關節腰陽關

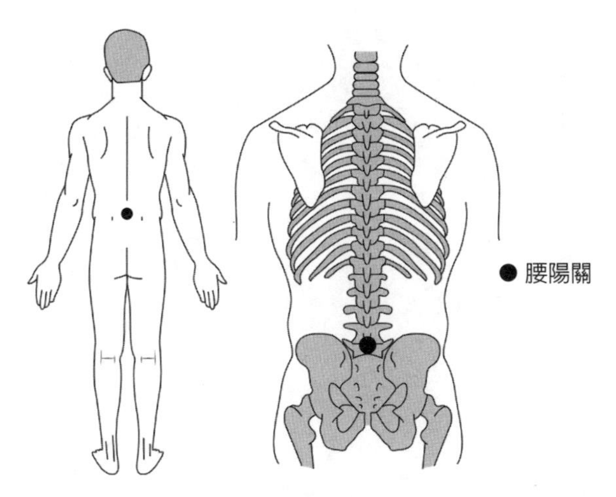


腰陽關在第4、5腰椎之間，水平線與大腸經脈息息相關，垂直線為督脈的重心點，表面淺層腰髂肌（起始第11胸椎到第5腰椎棘突，終止髂後嵴骶外側），深層腰部多裂肌（起始於腰椎乳突，終止於胸椎棘突），裡面有髂腰肌的腰大肌與腰方肌，影響著第4、5腰椎的動作。

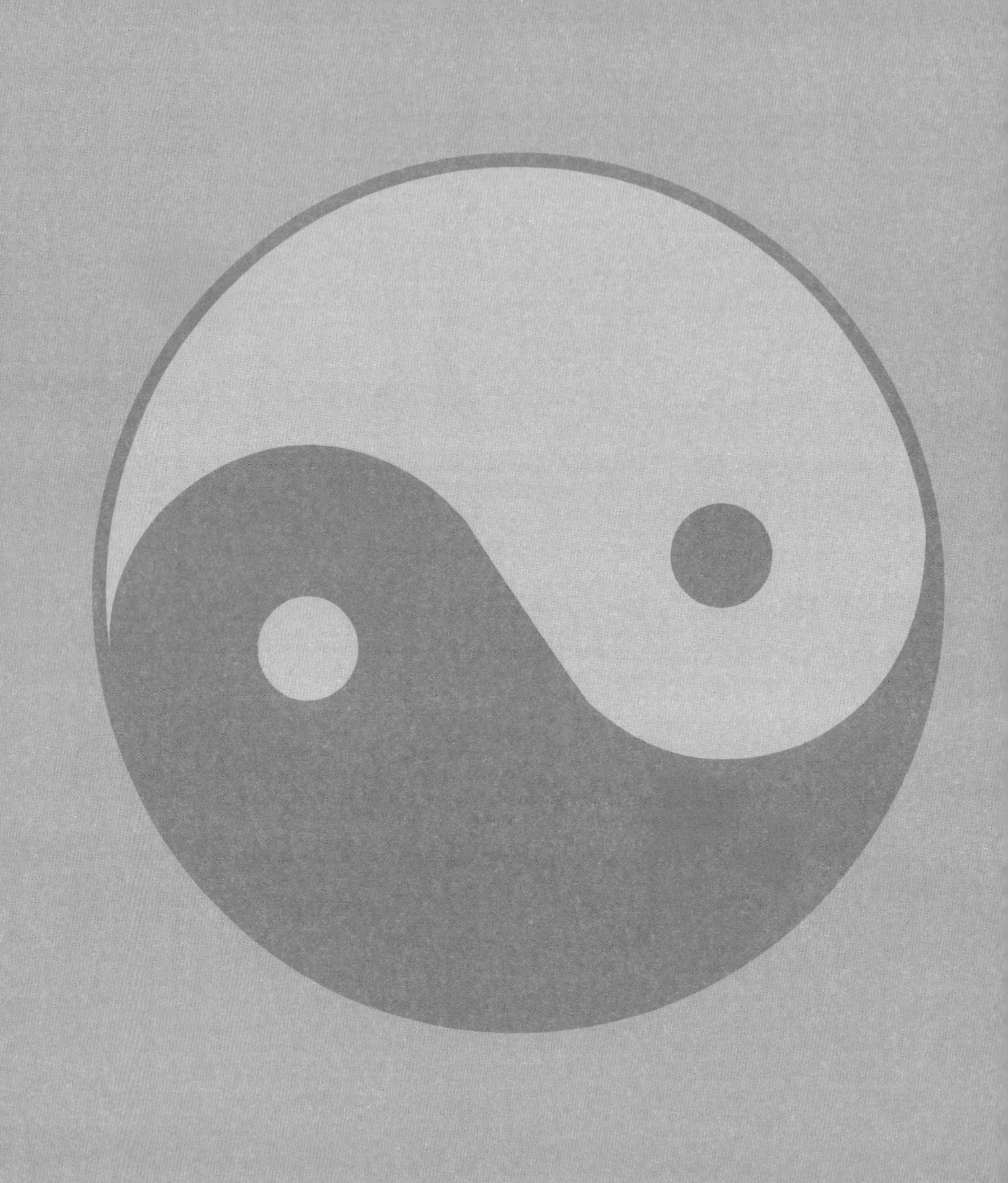

# 第6章
# 養生學說

# 6-1 最終糖化蛋白（AGE）

英文縮寫 AGE，指年齡，也是指人體內老化的最主要因子——最終糖化蛋白（advavnced glycosylation end product）。糖尿病罹患率，在 2000 年全世界的患者數目為 1 億 5 千萬，到了 2010 年就達到 2 億 2 千萬，90% 為第二型糖尿病，與肥胖率齊頭並進。許多人誤以為「肥胖」才會得糖尿病，事實上是因人而異。大多數人只要肥一些或胖一點，血糖值就會升高；也有「極少數」的人雖然身形較胖，卻沒有罹患糖尿病。

糖尿病會漸漸「酸」化動脈血，讓病人昏睡（從睡眠品質不好開始），長期下來，身體會出現病變，例如：網膜的增殖性痕（糖尿病視網膜症）、腎臟小動脈硬化造成本態性高血壓，腦部小動脈硬化造成暫時性腦缺血、末梢動脈硬化，日久失明、腎臟病（糖尿病性腎症），甚至要洗腎。

在小動脈硬化加速下，衍生大血管病變，這是血漿低密度膽固醇（LDL）增加所引起，如果不是腦盧血發作（中風），就是心肌梗塞，即使沒有以上狀況，還是有可能於自律神經或末梢神經出現神經疾病（neuropathy）；也會伴隨動脈硬化性循環不良的合併症出現，諸如慢性潰瘍與壞疽。

糖尿病出現的種種微小血管合併症，主因是長期高血糖，所以要嚴格控管平日飲食，除了糖尿病發生率低下外，還會讓病人減緩老化，甚至返老還童；只要人體內的最終糖化蛋白產量越多，老化就會越快，慢性疾病罹患率也會越高。最終糖化蛋白是細胞內的葡萄糖以蛋白質作架橋的生成物，它會損害人體的血管，也會妨礙白血球對感染的反應；一方面破壞體內結構、皮膚肌肉骨骼和眼睛，另一方面又會減低人體對體外病毒的免疫力。所以體內多餘的糖分是老化與生病的主因，超過遺傳與感染的危險性。「吃」可以讓人維持體力、活力，但「吃不對」會讓人降低生活品質與情趣，甚至縮短壽命。

針對體內最終糖化蛋白過高，最適症的中藥是半夏瀉心湯；對於吃太飽時，埋針最好的穴位是曲池。埋針可以診察左右曲池穴，如果左穴位外觀塌陷者，表示人體排泄不淨或無力，可以一起刺 3 針，兼及**曲澤穴**；嚴重者以揚刺 5 針，兼及**少海穴**。右穴位外觀塌陷者，表示病人多頻便或便秘，可以一起刺 3 針，兼及**曲澤穴**；嚴重者可以揚刺 5 針，兼及**少海穴**。臨床上，長期接受西藥治療的慢性糖尿病患者，只要症狀不嚴重，大多可以獲得改善。

## 糖尿病分一型糖尿病與二型糖尿病

| 一型糖尿病 | 二型糖尿病 | 其他 |
|---|---|---|
| 少數患者因為病毒感染等，無法分泌胰島素，或者分泌量非常少，造成糖尿病。10歲左右的兒童較多見 | 因體質，或因熱量過多、運動不足、肥胖等原因，造成胰島素分泌量減少，活動量低下，引發糖尿病，糖尿病的95%患者都屬於此型，中老年居多，近年有年輕化的趨勢 | 由妊娠引起妊娠糖尿病 |

## 半夏瀉心湯七味藥之盛產地

| 藥名 | 盛產地 | 使用部位 |
|---|---|---|
| 半夏 | 江蘇 | 根莖 |
| 黨參 | 甘肅 | 根莖 |
| 黃連 | 四川 | 根莖 |
| 黃芩 | 黑龍江 | 根莖 |
| 生薑 | 台灣 | 根莖 |
| 甘草 | 寧夏 | 根莖 |
| 紅棗 | 河南 | 果實 |

半夏瀉心湯的組成是半夏、黨參、黃連、黃芩、生薑、甘草、紅棗七味藥中，除了紅棗（礦物質含量非常豐富，是中藥至寶）使用果實部位，其他六味藥皆使用根莖部位，仔細看看，它們幾乎遍布華北、華中、華南，所擁有的天地精華是多麼地珍貴，半夏瀉心湯不只是養護胃腸的上好藥方，也是初期糖尿病患者延緩惡化的至寶。

**＋ 知識補充站**

身體的調節不外乎體液性調節：五臟六腑➔飲食、藥方➔靜養；神經性調節：肢體關節➔針灸、導引按蹻➔動生

停經前的女性如有糖尿病，則失去女性特有的心臟保護作用，因此，在此狀況之下，冠狀動脈疾病的罹患機率會和男性一樣，如此的女性，因為內皮機能的障礙，冠狀動脈擴張反應減弱，所以停經前的糖尿病女性患者，常常伴見心血管疾病，而且心肌梗塞的危險機率也比男性來得高，糖尿病的女性患者容易出現左心室肥大。

# 6-2 淡鹽飲食長壽之道

（參考4-9、4-17）

現代人知道食鹽過量，會增進食慾造成過食而肥胖，體內脂質合成能力升高，血中膽固醇值也升高，結果是促使動脈硬化；淡薄飲食的人，少病、多健康而長壽，若是一天只攝取 2 到 3 公克食鹽的人（飲食不加食鹽），比起一天消費 16 到 24 公克食鹽的人（味道不夠就加鹽），高血壓的罹患率後者是前者的 24 倍以上，而且後者的高血壓族群中，50% 都是肥胖者；當鹽攝取過量，它滲透壓的影響增加血液量，為了排出多餘的鈉，就會增加腎臟的負擔，血壓就會升高。

鈣是骨與牙齒形成的必要物質，所有的細胞都需要它，因此血液得以維持一定的濃度來調節心臟的律動，肌肉的收縮、神經組織的正常反應、細胞膜離子的流動及血液凝固的某種酵素反應，所以六種必要飲食元素中，它僅次於蛋白質，但是它在體內含量中，不如三大營養物質（C、H、N、O）的 96%，與磷、鉀、硫、氯、鈉、鎂合之為七種必要礦物質，才占人體的 3.65%，磷與鈣共事生命，尤其是鈣吸收時，鈣與磷都維持在 1：2 的範圍內，吸收量與維生素 D 相關。當微生素 D 缺乏時，鈣吸收就會降低，骨骼、關節也就容易出問題；但是攝取過量也不好，尤其是小孩子，因為鎂與鈣一起存在骨骼中，也存在血液、臟器中，參與多種酵素作用。缺乏鎂對肌肉而言，人體容易僵直、抽筋，情緒也易不穩；鉀負責體液的酸鹼平衡；氯則是產生胃酸的重要物質。

食物在身體中：

1. 一次機能：必須維持生命，滿足飢餓，傳宗接代，熱量來源，例如：米、麵、魚、肉。
2. 二次機能：刺激色香味感覺，例如：薑、蔥、蒜、桂皮、辣椒、茴香。
3. 三次機能：調節身體機能更優質，醫食同源，例如：大黃、黃連、石膏。

市面上充斥保健食品，尤其是健康食品，還有營養補助食品、營養機能食品，由於商業主義掛帥，缺乏科學根據，容易造成有害的健康食品氾濫，注意日常生活飲食習慣，少量多餐多變化，才能夠營養均衡，不要多吃其他另類食品。

**小博士解說**

「腸癰」就是闌尾炎，現代急性闌尾炎可以手術治療，古代手術並不方便，大黃牡丹皮湯就是設計用來治療闌尾炎，加上，現代人的營養也較好，慢性闌尾炎多虛證，桂枝茯苓丸、桂枝加芍藥湯等較實用，臨床上，闌尾炎化膿，就會出現脈頻數，是不可以用大黃牡丹皮湯。

闌尾炎患者體溫一般微熱（37.2~38℃），若超過 38.3℃則有可能會穿孔，通常曾有腫瘤，出現重症泛發性腹膜炎，則有可能是盲腸癌或 Crohn 病；症狀出現在 24 小時內穿孔者不多，48 小時之後則機率上升到 80%。

## 男八女七歲數之差異

| 男子 | 女子 |
|---|---|
| 八歲，腎氣實，髮長齒更 | 七歲，腎氣盛，齒更髮長 |
| 二八，腎氣盛，天癸至，精氣溢瀉，陰陽和，故能有子 | 二七而天癸至，任脈通，太衝脈盛，月事以時下，故有子 |
| 三八，腎氣平均，筋骨勁強，故真牙生而長極 | 三七，腎氣平均，故真牙生而長極 |
| 四八，筋骨隆盛，肌肉滿壯 | 四七，筋骨堅，髮長極，身體盛壯 |
| 五八，腎氣衰，髮墮齒槁 | 五七，陽明脈衰，面始焦，髮始墮 |
| 六八，陽氣衰竭於上，面焦，髮鬢頒白 | 六七，三陽脈衰於上，面皆焦，髮始白 |
| 七八，肝氣衰，筋不能動，天癸竭，精少，腎臟衰，形體皆極 | 七七，任脈虛，太衝脈衰少，天癸竭，地道不通，故形壞而無子也 |
| 八八，則齒髮去，腎者主水，受五臟六腑之精而藏之，故五臟盛，乃能瀉 | |
| 今五臟皆衰，筋骨解墮，天癸盡矣。 故髮鬢白，身體重，行步不正，而無子耳 | |

上述內容描述人體腎氣與生長、發育、生殖的關係。

## 癰與疽的不同

| 癰疽 | 病因 | 病機 | 鑑別（以皮膚） |
|---|---|---|---|
| 癰（陽證） | 榮衛稽留於經脈之中，則血泣而不行，不行則衛氣從之而不通，壅遏而不得行，故熱。大熱不止，熱勝則肉腐，肉腐則為膿。然不能陷骨髓，不為焦枯，五臟不為傷，故命曰癰 | 多見紅腫掀熱疼痛，表皮薄而光澤，病變較淺，潰破或破膿後，瘡口易收 | 癰者其皮上薄以澤 |
| 疽（陰證） | 熱氣淳盛，下陷肌肉，筋髓枯，內連五臟，血氣竭，當其癰下，筋骨良肉皆無餘，故命曰疽 | 多皮色不變，漫腫或平坦，不熱，膿腫在深部，潰後膿液清稀，或冷稠穢臭，瘡口難以收斂，易內陷而成敗證 | 上之皮大以堅，上如牛領之皮（觸之堅厚） |

## 癰疽之生，膿血之成也，不從天下，不從地出，積微之所生

| 疾病 | 病因 |
|---|---|
| 癰疽（內） | 有喜怒不測，飲食不節，陰氣不足，陽氣有餘，營氣不行 |
| 膿（外） | 陰陽不通，兩熱相搏，小鍼能取之乎 |

# 6-3 日本海水浴與德國森林浴

（參考6-7）

日本海水浴場，早在1881年《內務省衛生季報》第34卷〈海水浴場〉，即提倡海水浴治療，當時有七要點：

1. 選擇時間：7月到10月上旬最恰當。
2. 停留時間：依症狀長短決定，一回逗留25到30天為標準。
3. 次數：一天一次，一次10分鐘，有些場合可以一天兩次。
4. 浸浴時間：中午之前最適合，老弱婦孺則是下午4到6時最適當。
5. 飲食：逗留期間，適量紅葡萄酒最好，茶、酒、菸都要控制。
6. 運動：散步、游泳、騎馬、划船，不要過量就有益。
7. 娛樂：海水浴場的設備，新聞、雜誌、棋藝、桌球、撞球……等。

受德國開發一連串的自然療法影響，日本更加提倡自然療法，治病的方法越多越好，自然療法順天地之「正」氣更益養生。

森林浴在德國是120年以前的自然療法之一，強調運用阿爾卑斯山脈中分布在森林的小麥田及牧草地。「登高必自卑，行遠必自邇」就是指森林浴，芬多精、負離子……植物與人（動物）的呼吸吐納，是息息相關的。檜木的芬多精更是珍貴，台灣有十二個林區，尤其是北部的明池國家森林遊樂區更是上選，由於東北季風從太平山脈與雪山山脈吹入明池，讓明池景色有如晉朝王羲之的《蘭亭序》的場景。自然療法，就是享用自然環境、森林、山谷、河川、湖泊……，利用地理環境、活動或運動來增強體力，可以讓人在森林中練氣功、禪坐、易筋經、散步、快走、慢跑等。

**小博士解說**

《論語・先進篇》「暮春者，春服既成……浴乎沂，風乎舞雩詠而歸」，就是在沂水洗溫泉浴養益身心，中國醫學與儒學一脈相傳，《金匱要略》第三章百合病，有洗浴藥方，與日本海水浴、德國森林浴異曲同工：

1. 論曰百合病者，百脈一宗，悉致其病也。意欲食復不能食，常默默，欲臥不能臥，欲行不能行，欲飲食，或有美時，或有不用聞食臭時，如寒無寒，如熱無熱，口苦，小便赤，諸藥不能治，得藥則劇吐利，如有神靈者，身形如和，其脈微數。每溺時頭痛者，六十日乃愈；若溺時頭不痛，淅然者，四十日愈；若溺快然，但頭眩者，二十日愈。其證或未病而預見，或病四、五日而出，或病二十日或一月微見者，各隨證治之。

2. 百合病一月不解，變成渴者，百合洗方主之。百合洗方百合一升，水一斗，漬之一宿，以洗身。洗已，食煮餅，勿以鹽豉也。

## 四季變化

| 季節 | 春三月 | 夏三月 | 秋三月 | 冬三月 |
|---|---|---|---|---|
| 特點 | 發陳 | 蕃秀 | 容平 | 閉藏 |
| 天地變化 | 天地俱生，萬物以榮 | 天地氣交，萬物華實 | 天氣以急，地氣以明 | 水冰地坼，無擾乎陽 |
| 養生要點 | 以使志生 | 使志無怒，使華英成秀 | 使志安寧，以緩秋刑 | 使志若伏若匿，若有私意，若己有得 |
| 養生方法 | 夜臥早起，廣步於庭，被髮緩形，生而勿殺，予而勿奪，賞而勿罰 | 夜臥早起，無厭於日，使氣得泄，若所愛在外 | 早臥早起，與雞俱興，收斂神氣，使秋氣平，無外其志，使肺氣清 | 早臥晚起，必待日光，去寒就溫，無泄皮膚，使氣亟奪 |
| 逆之 | 逆之則傷肝，夏為寒變 | 逆之則傷心，秋為痎瘧，冬至重病 | 逆之則傷肺，冬為飧泄 | 逆之則傷腎，春為痿厥 |
| | 奉長者少 | 奉收者少 | 奉藏者少 | 奉生者少 |
| 相應之道 | 此春氣之應，養生之道 | 此夏氣之應，養長之道 | 此秋氣之應，養收之道 | 此冬氣之應，養臟之道 |
| 功效 | 廣步於庭（多走），被髮緩形以使治生（賞花、散步、打球） | 無厭於日（多曬太陽），使志無怒，使華成秀，使氣得泄，若所愛在外（跑步、游泳） | 與雞俱興（早起），使志安寧，以緩秋刑，收斂神氣，使秋氣平無外，其志使肺氣消（爬山、騎車） | 必得日光（找太陽），使志若伏，若匿若有秋意，若已有德，去寒就溫，無泄皮膚，使氣亟奪（唱歌、跳舞、賞雪） |
| 生活常態 | 年輕強健，視同春夏，隨心所欲 | | 一般中老年，體弱多病的年輕人，量力而為 | 老弱及重病人 |

**＋ 知識補充站**

早睡早起只有秋季，冬季要早睡晚起，春夏則可以晚睡早起，好好享受人生樂趣。

# 6-4 勾踐化學脫胎，班超物理換骨

顏面成長學（facial growth）是牙科醫學中很重要的一環，人類的骨頭多先由透明軟骨生成，某些部位由緊密的間質骨生成，因此多先有軟骨組織，才漸被硬骨組織取代，骨頭生長基於三要素：

1. 骨骼的改造、骨骼的成長與吸收（營養狀況的表現）。
2. 骨骼縫合處與軟骨結合的附加改善（活動狀況的表現）。
3. 擴大與改造骨骼位置的移動變化（營養與活動狀況的整體表現）。

成人的頭顱骨會隨著年齡增長，頭顱骨包含腦和下顎。《內經》〈陰陽二十五人〉篇大頭的水形人和小頭火形人，分別代表下顎骨大和小兩種極端；小頭的木形人、金形人則是額骨與下頷骨寬度接近，大頭的土形人則腦和四肢較勻襯，造就身心修為圓滿，形成完美圓滿的頭骨與顏面骨。

所有人的從生長到老死為止，都有千變萬化的可能，只是年紀越長，變化機會及能力隨之越小，尤其是在青春期之後。因此，在陰、陽抗衡的和諧運作下，基底頭骨像四肢和脊椎一樣由軟骨生長，頭頂骨和顏面骨則由結締組織生長而來，就是體況的變化。生活活動程度的展現，造就生命品質大不同，楊貴妃、林黛玉小下巴短命，慈禧太后、武則天大下巴長壽。

春秋戰國越王勾踐長頸鳥喙，臥薪的活動改變骨骼縫合處與軟骨結合的變化，嘗膽的膽汁與食飲，尤其是在吞嚥方面，因豬膽汁之苦與酸促進骨骼的成長與吸收的改造，日久才形成骨骼的改造工程。

漢朝班超燕頷，咬緊牙關以活動來加強吞嚥的功能，勾踐是化學效應的改造工程，班超是咬肌群的物理效應改造工程。成功的人找方法，不外乎勞筋骨、苦心志，天行健君子以自強不息，他倆不是天生燕頷與長頸鳥喙。班超出使西域頂風沙暴，臥薪嘗膽才能從頭到腳，脫胎換骨，脫殼換相。所謂「前凸金，後凸銀」，就是大腦與腦殼需要健康的結構來生存，才能享受金銀財寶的生活功能，只見大廟名僧無不是前凸後凸又光滑，小寺苦行僧莫不枕骨突稜多銳角。

## 嘴唇周圍大有文章

| 部位 | 唇下 | 唇外 | 唇內 |
|---|---|---|---|
| 反應脊骨 | 14椎 | 11椎 | 9椎 |
| 望診臟腑 | 腎 | 脾 | 肝 |
| 顏色 | 赤色 | 黃色 | 五色 |
| 圖示 | | | |

| 部位 | 交人中、上唇 | 人中、雙唇 | 交頤中、下唇 |
|---|---|---|---|
| 反應脊骨 | 16椎 | 18椎 | 12椎 |
| 望診臟腑 | 大腸 | 小腸 | 胃 |
| 顏色 | 五色 | 五色 | 五色 |
| 圖示 | | | |

**＋ 知識補充站**

脾病者雙唇瘀黃或紫黑➔上唇顏色不好，排泄不順暢；下唇則腸胃有問題。

《難經》七門從唇之飛門到肛門之魄門，賁門與幽門為中間橋樑，賁門是食道與胃之門的門卡，是食慾與消化的標準，幽門是胃與十二指腸的門卡，是消化與吸收的標準，胃食道逆流與幽門桿菌都分別是胃潰瘍與十二指腸潰瘍的好鄰居。

1. 白天過勞的人，特別是三餐不繼，賁門痙攣症與胃潰瘍機會大，大黃甘草湯、小半夏湯、小半夏加茯苓湯、甘草湯、桔梗湯、生薑甘草湯、半夏麻黃丸等是很好的養護藥方。
2. 晚上過勞熬夜的人，十二指腸潰瘍、上腸間膜動脈症候群機會大，小柴胡湯、瀉心湯、半夏瀉心湯、茯苓加半夏生薑湯、大柴胡湯等是很好的考量。

# 6-5 面有微塵，面塵脫色

膽循環出問題會先出現痠痛麻痺，或肌膚枯萎胕毛乾脆弱，若是臉色開始出現「**面有微塵**」狀況，必然膽腸循環已有問題，按摩導引針灸相關穴道，或對症施以加味消遙散或柴胡桂枝湯，多可漸漸改善。

肝門靜脈高血壓，除了食道靜脈曲張之外，因引起肝臟內微血管血壓增加，淋巴液壓增加，血漿過濾液直接過濾通過肝外膜入腹膜腔而腫脹和擴張，即為腹水（ascites）。另外，因為肝門靜脈鬱血而脾臟腫大，發生網狀內皮系統紅血球、白血球和血小板破壞增加，而貧血、感染出血等。

從上半身的肺、心、心包三經脈來看口腔、耳下緣的過敏、瘡疹、淋巴結腫大，幾乎都是活動量不足，加上壓力，兩相折磨造成。改善生活步調，培養良好的有氧運動習慣是最重要的，近年國內衛生署（衛生福利部前身）提倡三三三制，是一週三天，一次 30 分鐘，一次心跳在 113 下；早期世界衛生組織是提倡，一週三天以上，一次心跳依年齡不同跳數也不一樣，30 分鐘以上，男人 200 減年齡（女人則是 220）乘以 0.8，如男人 60 歲，就是（200-60）×0.8=112 下，一週 3 次，每次心跳 112 下，維持 30 分鐘的有氧運動；女人 30 歲，則是（220-30）×0.8=152 下，一週 3 次，每次心跳 152 下，維持 30 分鐘。不常運動的人，很難了解這之中的困難度；即使有運動的人，也很難持之以恆。不論是國內衛生署，或是世界衛生組織所建議的運動量，讀者必須知道，一個人心跳是 70 下左右，年紀越大，心臟的結構越老化，心跳頻率要增加很難。不只是心臟而已，世界衛生組織的建議是更適合人性的，國內衛生組織的數據，對年輕人而言是不夠的。總之，維護心臟的功能，保持在一個水平以上，讓體內的膽固醇、血脂肪降低，血壓也會趨於正常。在技術上，要一個人跑步、游泳是很難的，建議可以參加社團、運動中心、健身房……等，讓自己對生命健康更有責任。

### 小博士解說

〈經脈〉是動病、所生病，配合針、灸、砭、導引按蹻，可大大改善。

1. 掌中熱（肺）➔ 上臂內前廉疼痛冰冷
2. 手食指痛不用（大腸）➔ 大腸經脈，多並見肩關節疾病或僵硬無力
3. 腳中趾不靈活（胃）➔ 小腿前面及腳背上常痠痛
4. 腳大拇趾不靈活（脾）➔ 大腿內側及膝彎腫脹或冰冷
5. 掌中熱（心）➔ 上臂內後廉疼痛冰冷
6. 臉頰頸肩臂肘及前臂外後廉疼痛（小腸）
7. 腳小趾不靈活（膀胱）➔ 項臂腰尻、大腿、小腿皆痛
8. 腳下熱痛（腎）➔ 脊及右腿內後廉疼痛
9. 掌中熱（心包）➔ 臂肘攣急
10. 手無名指不靈活（三焦）➔ 耳前、肩、上臂、肘、前臂外皆痛
11. 腳第四趾不靈活（膽）➔ 胸脇肋骨髀膝外至小腿外踝前皆痛
12. 腳大拇趾（肝）➔ 腰痛不可以俯仰

## 〈玉版論要〉（素問15）容色見上下左右，各在其要

| 診察重點 | 診治調理 | 療程 | 代表藥方 |
|---|---|---|---|
| 色見淺（如面微塵） | 湯液主治，十日已 | 10到14天 | 柴胡桂枝湯（通暢肢體關節） |
| 見深（如面塵） | 必齊主治，二十一日已 | 21到30天 | 加味消遙散（改善血液循環） |
| 見大深（如顏面黑暗） | 醪酒主治，百日已 | 90到100天 | 秦艽鱉甲散（療養肝腎虛勞） |
| 色夭面脫（如面塵脫色） | 不治，百日盡已 | 無藥可治 | 藥膳調理 |
| 脈短氣絕死 | 病溫虛甚死 | 無藥可治 | 藥膳調理 |

**＋ 知識補充站**

色見上下左右，各在其要。上為逆，下為從。女子右為逆，左為從；男子左為逆，右為從。

肝經脈出現「面塵脫色」，除了所屬穴群外，可能要考慮大柴胡湯、柴胡加龍牡湯、腎氣丸、秦艽鱉甲散，肝臟的血液從肝門靜脈將營養送往心臟，此條營養道路出問題久了，才會面黑如漆柴；臨床上，腎臟方面出問題也會先從面有微塵到面塵脫色，而黑如漆柴，是因為多功能障礙造成，並不是單單腎功能問題所形成。

《金匱要略》侯氏黑散的服用方法，以現代醫學生理來看，不符科學，通常飲食入胃3~6小時，從胃到十二指腸，飲食入口最快4小時到盲腸，最慢72小時還會留在直腸，侯氏黑散共100單位的藥，菊花占40單位，防風、白朮10單位，桔梗8單位，黃芩5單位，細辛、茯苓、人參、當歸、川芎、桂枝、乾薑、牡蠣、礬石各3單位（一單位等於1分，10分等於1錢，1錢約等於3公克），磨成藥粉後，日服一次溫酒調服1寸匕（約等於2.74毫升，金石藥末約2公克，草木藥末約1公克，1錢=3.125~3.72公克），此藥方共100分等於10錢，每天每次約半錢，一劑藥剛好20天份，加上初服20天，禁食魚肉大蒜，避免開胃大食，常宜冷食、多蔬菜水果，對胃腸消化器官及心臟循環器官有辟食（變相絕食）清倉之效，如此，60天，即使牡蠣礬石也不過9分，不到1錢的量，但是，對體內微量礦物質的補充仍有相當助益，冷食物藥力是讓藥全然地在體內發揮功能，重點在清淡食物60天，糖尿病、高血壓三高的中風體質，因為不再大魚大肉，胃與十二指腸的黏膜得到充分休息，因為冷食易脹也無法吃多，要在腹中排泄也不順暢，60天後恢復正常飲食，即熱食，胃腸蠕動恢復正常，即可使之排泄而出。

# 6-6 看人之「穴」與「空」

《冰鑑》全書只有 1,500 字左右，是清朝曾國藩，民國蔣中正、蔣經國父子，看人與用人的參考要書之一。其中第一篇〈神骨〉篇，以人的頭顱骨「額骨、顳骨、枕骨、眉稜骨、顴骨突」來看生命的活力，一好則不窮，二好則不賤，三好則貴，四好則心想事成，五好幾近完美，少之又少。

額骨與顳骨構成冠狀縫，矢狀縫兩旁有顳骨，人字縫下面是枕骨，眉稜骨與顴骨突和其他頭顱骨成一體，以上頜骨，和下頜骨（下腦）的關節互動來影響結構發展。人誕生之後，食飲咀嚼、言語的動作，促成腦和下顎的拮抗局面，使得腦頭顱骨和顏面頭顱形成一整體的生命功能體，中國命相學中的五嶽就在表現咀嚼肌群功能為主（咬合的顳肌、咀嚼肌、翼內肌、開口的翼外肌、二腹肌及舌骨肌群等），額骨、顳骨、枕骨是頭顱骨的基底骨，和脊椎及四肢一樣是軟骨生長，巔頂骨與顏面骨則是以結締組織來生長，軟骨生長與肝經脈的關係密切，結締組織成長則與肺經脈關係密切。

中國命相「前凸金」，表示額骨豐盈，「後凸銀」則是表示枕骨飽滿，它們需要巔頂骨與顳骨的支持。大腦額葉與思想關係密切，大腦枕葉則與判斷、執行能力攸關。

《冰鑑》第七篇〈氣色〉篇，最重要的是陰騭紋與功名紋，陰騭紋在顳骨與顳肌區，與情緒關係較大，以頭維（胃經脈）及和髎（三焦經脈）為展示區，此區的顳靜脈凸顯，顏面靜脈及回頸外靜脈的循環不良，女人都會出現情緒失控的現象，青筋越凸顯的越嚴重。功名紋在額骨與額肌區，直接反應腦下垂體與下視丘，與脾氣及氣魄關係較大，以攢竹（膀胱經脈）和禾髎（大腸經脈）為展示區；男人如果此區色澤不佳，脾氣必然不好，而眼靜脈回流頸外靜脈的循環必然不良。

《內經》記載皮脈肉筋骨，對應肺心脾肝腎，有一定的制式運作，十二經脈聯絡臟腑與肢節，結構上是相互聯結（connection），視其所以，觀其所由，察其所安，都可以看出端倪，《內經》〈經脈〉篇膽經脈是動病「甚則面微有塵，體無膏澤」，肝經脈是動病「甚則嗌乾，面塵脫色」，胃經脈是動病「顏黑」，至於膀胱、腎經脈、心包經脈、心經脈、小腸經脈、大腸經脈等六經脈循環不順暢，都會出現「眼睛黃濁」。從身體的疾病變化來看命相變化，必然是「斯人也而有斯疾也」。**扁骨（肋骨）無髓孔，長骨（胸廓及骨盆，肱骨及大腿骨近端擁有造血的骨髓）的胸骨及髖骨的腸稜骨常是抽取骨髓檢查的部位。**

## 骨空的位置

| 骨空 | 位置 | 穴名 |
|---|---|---|
| 髓空 | 在腦後三分，在顱際銳骨之下，一在斷基下，一在項後中復骨下 | 風府、風池、下極（兩眼之間的鼻骨與額骨交縫）、啞門 |
| 脊骨上空 | 在風府上 | 腦戶 |
| 脊骨下空 | 在尻骨下空 | 長強 |
| 臉部數髓空 | 在面俠鼻，或骨空在口，下當兩肩 | 顴髎、巨髎、素髎、和髎、禾髎、瞳子髎、大迎 |
| 兩髆骨空 | 在髆中之陽 | 肩髎 |
| 臂骨空 | 在臂陽，去踝4寸兩空骨之間 | 三陽絡 |
| 股骨上空 | 在股陽，出上膝4寸 | 伏兔 |
| 骺骨空 | 在輔骨之上端 | 犢鼻 |
| 股際骨空 | 在毛中動下 | 曲骨 |
| 尻骨空 | 在髀骨之後，相去4寸 | 八髎 |

## 五臟次於中央：
## 顏面各部位與臟腑對應圖

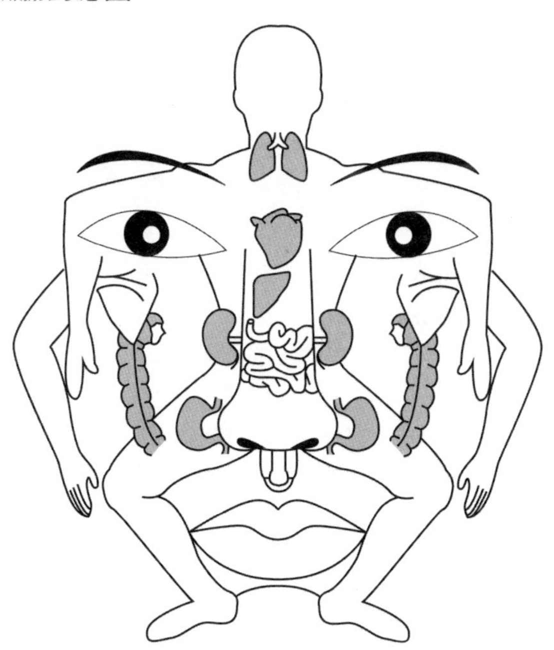

# 6-7 台灣溫泉養生與德國病患泡溫泉 （參考6-3）

台灣溫泉大致上分硫磺與非硫磺二類，大台北地區、陽明山以硫磺類溫泉為主，烏來則以非硫磺為主。

德國病患在溫泉保養地，普遍會停留兩週以上，照醫師處方箋（按照病人病情，指定溫泉保養地）泡溫泉，喝溫泉水（有的溫泉可飲用，具有藥效）；最重要的是，病人保持「放輕鬆」（relax），大部分活動就是讀書、散步（接觸戶外）、睡覺（晝寢），周邊多有綠地公園等設施，這些都是治療的一環。《論語》中，孔子在第十一篇：「暮春者……洗溫泉、森林浴、作詩唱歌」及第五篇：「老者安之，朋友信之，少者懷之。」就是保養的實踐。

台灣溫泉地區很多，有證照的溫泉區有 128 處，以溫泉區地質而言，變質岩區最多，其次為火成岩區，最少是沉積岩區。由於地熱遍布台灣全島，全島均有溫泉資源，除了雲林縣、彰化縣及澎湖縣外，其他縣市皆有溫泉蹤跡。台灣是不折不扣的溫泉王國，溫泉開發與利用是在西元 1894 年，德國人 Quely 在北投發現，西元 1896 年 3 月，日本人平田源吾在北投開設台灣第一家溫泉旅館「天狗庵」，在日據時代，四大溫泉為北投、陽明山、關子嶺、四重溪。西元 1945 年起台灣溫泉由盛轉衰，西元 1999 年在有關單位推廣之下，台灣溫泉風華才得以重現，讓現代人享受溫泉鄉的溫泉與欣賞湖光山色，養生與治病於未然。

洗溫泉最重要的就是下半身的浸泡，在溫泉之中**轉腰翹臀盤腿**，來帶動十二經脈與經筋，是很有效率的導引按蹻，脊椎骨的骶骨支撐整個脊椎，形成骨棘骨盆後部—骶骨，與 L5（第五腰椎）形成 130 到 160 度的腰骶角，人的臀部翹不翹，西方女性比東方女性角度來得大。

整體而言，西方女人比東方女人的身形來得立體，與這角度關係很大，因此公共場所有蹲式馬桶與坐式馬桶的話，西方女性多會選擇坐式，就因為此角度較大，兩腳蹲踞不如東方女性穩而方便。

骶骨的骨盆面（腹側面）是滑溜而凹陷的，成人看起來是四條橫線顯示，五個骶椎癒合成骶骨，孩童期的各個骶椎是用玻璃狀軟骨連繫著，有椎間盤隔開著，過了 20 歲以後開始癒合，一直到中年後才完整成一骨，不再成長。現代溜冰選手的黃金時期多在 20 歲之前，之後就很難維持原有的職業水準，其主要原因就是骶骨骨化完成，第 5 腰椎與骶骨間的活潑靈活度大幅降低。

## 邪客十二經脈與絡脈

| 邪客之部位 | 症狀 | 針灸位置 |
| --- | --- | --- |
| 足少陰之絡 | 卒心痛、暴脹、胸脅支滿無積者 | 然谷之前 |
| 手少陽之絡 | 喉痺舌卷，口乾心煩，臂外廉痛，手不及頭 | 手中指次指爪甲上 |
| 足厥陰之絡 | 卒疝暴痛 | 足大指爪甲上與肉交者 |
| 足太陽之絡 | 頭項肩痛 | 足小指爪甲上與肉交者 |
| 手陽明之絡 | 氣滿胸中，喘息而支胠，胸中熱 | 手大指次指爪甲上 |
| 臂掌之間 | 不可得屈 | 其踝後，先以指按之，痛乃刺之 |
| 足陽蹻之脈 | 目痛，自內眥始 | 外踝之下半寸所 |
| 上傷厥陰之脈 | 人有所墮墜，惡血留內，腹中滿脹，不得前後，先飲利藥 | |
| 下傷少陰之絡 | | 足內踝之下 |
| 然谷之前 | 血脈出血 | 足跗上動脈 |
| | 出血不已 | 三毛上 |
| 手陽明之絡 | 耳聾，時不聞音 | 手大指次指爪甲上 |
| 足陽明之經 | 鼽衄，上齒寒 | 足中指次指爪甲上與肉交者 |
| 足少陽之絡 | 脇痛不得息，欬而汗出 | 足小指次指爪甲上與肉交者 |
| 足少陰之絡 | 嗌痛，不可內食，無故善怒，氣上走賁上 | 足下中央之脈 |
| 足太陰之絡 | 腰痛引少腹，控季肋不可以仰息 | 腰尻之解，兩胂之上是腰俞 |
| 足太陽之絡 | 拘攣，背急引　而痛 | 從項始數脊椎 |
| | 挾脊疾按之，應手如痛 | 脊傍 |
| 足少陽之絡 | 留於樞中，痛髀不可舉，刺樞中以毫針，寒則久留針 | |
| 五臟之間 | 其病也，脈引而痛，時來時止視其病 | 手足爪甲上 |
| 手足少陰太陰、足陽明之絡，此五絡皆會於耳中，上絡左角，五絡俱竭 | 身脈皆動而形無知也，其狀若尸，或曰尸厥 | 足大指內側爪甲上 |

# 6-8 臀部的最高學問——尻（參考3-22、4-19、5-25、6-15）

骨的背側面是粗糙而突出的五條縱向隆起線，相對於腹側面，可視之為陽五隆起，陰四橫。背為陽，腹為陰，以陽治陰（針八髎）以陰治陽（內服藥物）。骶骨中心線為正中骶骨稜，骶骨有稜（正中骶骨稜）有角（骶骨岬角），古人稱之為尻。**人的下體為男有屌，女有屄，共同擁有尻**；字形以屍體的尸為頭，以吊、穴、九為尾；尻象徵九個屍體，人的生命就像九命怪貓，都有其生命之義。正中骶骨稜是上面三個或四個骶椎痕跡，是來自棘突的癒合，第五骶椎並沒有棘突，所以**上髎、次髎、中髎、下髎等穴**，就成了正中骶骨稜旁的山谷，四個山谷各有各的風貌、情慾，又因人因時而大異，兩個骶椎之間的關節突癒合成中間骶骨稜，就是正中骶骨的主山脈之間，又有較低的小山峰。

在正中骶骨稜與骶骨孔之間，骶骨孔內側近正中骶骨稜是中間骶骨稜，骶骨孔外側則有外側骶骨稜，是骶椎的橫突的尖端癒合而成，診治八髎過程中，隨著經驗增加，先學習找到正中骶骨稜，之後漸漸可以摸索到外側骶骨稜；熟稔之後，更能確定觸及到外側骶骨稜。在這三個階段，隨著針刺**八髎穴**的經驗而漸入佳境，否則難免常如身置迷霧之中，偶爾才會出現柳暗花明又一村的感覺。

骨背側面，在臨床上，尤其是對於針灸上，包含骶骨裂孔與骶骨裂角兩個部分。骶骨裂孔呈側 U 字型或側 V 字型，與骶骨的倒三角形有型態相互顛倒的意味。骶骨裂孔是第 5 骶椎欠缺椎弓板而形成，骶骨裂孔到骶骨管為止，這深度有各式各樣的不同，如果第 4 骶椎的棘突與椎弓板存在的話，骶骨裂孔的兩側會向下方突出，第 5 骶椎下面的骶骨角就成了骶骨裂孔的路界（骶骨岬角在第一骶椎上面）。骶骨與腸骨之間的骶腸關節，在身體上，這個耳狀面（骶骨的側面部位）是覆蓋著玻璃狀骨。

腸骨是髖骨中最大的骨骼（髖骨由腸骨、恥骨、坐骨構成）。腸骨上半部為腸前翼，此區域有帶脈、五樞、維道等穴，帶脈在第 12 肋骨尖與腸陵骨之間，由於上面有京門穴（第 12 肋骨尖—腎的募穴）與日月穴（位於乳頭下方，第 6、7 肋骨間—膽的募穴），下面有腸骨突區域的五樞、維道兩穴，由於骼腰肌（骼肌與腰大肌）牽動著腰部與下體的所有動作，此五穴就成了很重要的臨床診治穴帶區（第 11 肋尖章門穴下 1 寸 8 分，與肚臍為水平點）；五樞穴（帶脈下 3 寸）、維道穴（五樞穴下半寸），也是人體性感指數的指標，不論是在人體活動或安靜時觸按之際，都有功效。

## 十二經脈之終（診要經終論．素問16）

| 六經之終 | 病症 | 死證 |
|---|---|---|
| 太陽 | 也戴眼反折，瘈瘲，其色白 | 絕汗乃出，出則死矣 |
| 少陽 | 耳聾，百節皆縱，目睘絕系 | 絕系一日半死，其死也，色先青白，乃死矣 |
| 陽明 | 口目動作，善驚妄言，色黃，其上下經盛 | 不仁，則終矣 |
| 少陰 | 面黑，齒長而垢，腹脹閉 | 上下不通而終矣 |
| 太陰 | 腹脹閉不得息，善噫，善嘔，嘔則逆，逆則面赤，不逆則上下不通 | 不通則面黑，皮毛焦而終矣 |
| 厥陰 | 中熱嗌乾，善溺，心煩 | 甚則舌卷，卵上縮而終矣 |

## 八髎穴圖

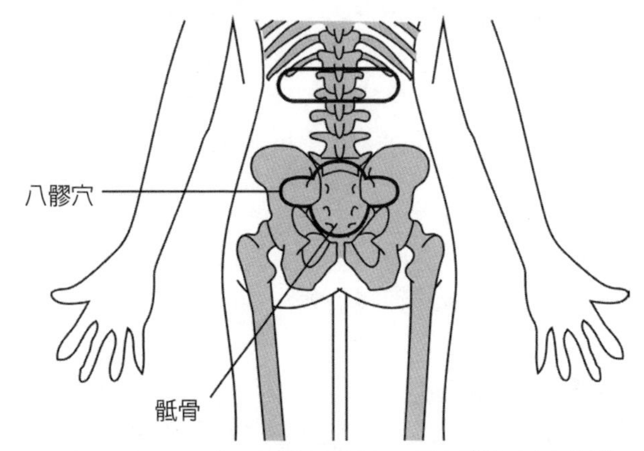


女人病化、老化最直接顯示區域，表層的梨狀肌，與裡層的子宮骶韌帶，更是相互輝映。

### ＋ 知識補充站

**1.闊韌帶**

子宮漿膜前後葉在子宮兩側會合形成翼形的腹膜皺襞，兩側向盆壁伸展，與腹膜壁層相延續，含有少量結締組織及豐富的血管。上緣游離，包裹輸卵管，外側端移行於卵巢懸韌帶。下緣和外側緣是盆底和盆側壁的腹膜，內側緣與子宮前、後面的腹膜相續。

**2.主韌帶**

在闊韌帶基底部，橫行於子宮兩側和骨盆側壁，為一對堅韌的平滑肌與結締組織纖維束，呈扇形，稱子宮頸橫韌帶，向下與盆膈上筋膜相連。固定子宮頸，使其維持在坐骨棘平面以上的重要結構，損傷或牽拉造成該韌帶鬆弛後，容易引起子宮脫垂。

**3.圓韌帶**

為一對近圓形的肌纖維束，有腹膜覆蓋。起於子宮底兩角輸卵管的前下方，向前向外延續，通過腹股溝管止於陰阜及大小陰唇內，維持子宮前傾的作用。

**4.子宮骶韌帶**

子宮頸後上方兩側向後伸延，繞過直腸兩側止於第2、第3骶骨前的筋膜，將子宮頸向後上方牽引，表面有腹膜覆蓋，形成直腸子宮壁。防止子宮前移，維持子宮前屈。

**5.恥骨子宮韌帶**

起自子宮頸前面，向前呈弓形繞過膀胱外側，附著於恥骨盆面，韌帶表面有腹膜覆蓋，形成膀胱子宮壁。作用是限制子宮後傾後屈。

# 6-9 風門、風府推而上之

（參考2-9、2-17、5-2）

醫師在針灸之前的診斷，要先觀察經絡的虛實：

1. 切而循之，診寸口脈找到主要的問題經脈，分為上中下三部分，再分左右，細分虛實，十二經、十五絡脈，血絡的重要部位。
2. 經由觸按而彈動所找到的穴位，從曲池到手三里等穴、陽關到足三里等穴，確定其穴位始下手治療。

針灸治療的要領：

一、 解結：〈刺節真邪〉：「六經調者，謂之不病，雖病謂之自已。六經不調者有病」，「一經上實下虛而不通者」；〈陰陽二十五人〉，六陽經之上下虛實，因每個人的體質不同，生活狀態不一，形成不同疾病，把握「氣積於胃，以通營衛」（飲食方面）及「宗氣流於海」（呼吸活動方面）之治則，不適者多痛，必有橫紋加予大經，靜脈血栓塞，在手足六陽經之所在，以「厥在於足，宗氣不下，脈中之血，凝而留之。」或下肢靜脈血栓子，或下肢末梢動脈閉塞，都是「氣衝」（腹股溝鼠蹊淋巴節作主），股動脈下行，股靜脈上行不良，小隱靜脈於腹股溝鼠蹊深淋巴結（膀胱經脈為主，膽胃經脈為輔），大隱靜脈於腹股溝鼠蹊淺淋巴結（腎經脈為主，肝膽經脈為輔），視血絡（靜脈）曲張處，刺而治之。

二、 推而上之：上寒下熱，先刺頭，太陽，久留之。項以風府、風池、天柱、啞門等居枕骨、第 1 頸椎第 2 頸椎之間，必要時再加大杼、風門，留針 25 分鐘以上，臨床上，枕骨與第 1 頸骨間的枕下靜脈出血機率很大，《傷寒論》桂枝湯證無效，刺風池，再服桂枝湯，就是「推而上之」，以在上面的熱氣，下合下面的熱氣，令靜脈回流心臟順暢，心臟動脈就可上下輸通。

三、 引而下之：上熱下寒，診視其虛脈而陷之於經絡者，取之氣下乃上，臨床上，針補足三陰經之太衝、太白、太溪，引各自之熱氣最為有效，一樣留針 25 分鐘，患者可以接受多針而不會太痛的話，齊針（三針）補之（呼氣進針—順經脈、緩慢。吸氣出針—逆經脈，迅速）。

四、 推而散之：大熱偏身，狂而妄見妄聞妄言，視足陽明及大絡取之。臨床上，足三里、上巨虛、豐隆、條口、下巨虛，及衝陽，是針之、砭之血絡出血最多的部位；飲食習慣越不好、情緒越不穩的人，出來的瘀血就越黑越多，時而會出針噴血，配合瀉心湯、調胃承氣湯、防風通聖散或五積散，可以改善慢性生活習慣病的症狀與情緒。療程上因人而異，以一週針一次，3 個月為一個基本療程；虛者補之，針以上諸穴以補針之法，出針時，手急接針孔，儘量不要出血；有血而實者則瀉之，令患者仰臥，醫者站於頭的前方，以兩手四指（食指中指）指腹挾按頸動脈人迎久持之，卷而切之，下至缺盆中而後止如前，熱去乃之。

## 風雨寒濕與喜怒悲之傷人

| | | |
|---|---|---|
| 實 | 風雨傷人<br>（生於陽） | 先客於皮膚，傳入於孫脈，孫脈滿則傳入於絡脈，絡脈滿則輸於大經脈，血氣與邪並客於分腠之間，其脈堅大，故曰實。實者外堅充滿，不可按之，按之則痛 |
| | 喜怒不節<br>（生於陰） | 陰氣上逆，上逆則下虛，下虛則陽氣走之，故曰實矣 |
| 虛 | 寒濕傷人<br>（生於陽） | 皮膚不收，肌肉堅緊，榮血泣，衛氣去，故曰虛。虛者聶辟氣不足，按之則氣足以溫之，故快然而不痛 |
| | 喜悲<br>（生於陰） | 喜則氣下，悲則氣消，消則脈虛空，因寒飲食，寒氣熏滿，則血泣氣去 |

## 陰陽之虛盛

| | |
|---|---|
| 陽虛則外寒 | 陽受氣於上焦，以溫皮膚分肉之間。令寒氣在外，則上焦不通，上焦不通，則寒氣獨留於外，故寒慄 |
| 陰虛則內熱 | 有所勞倦，形氣衰少，穀氣不盛，上焦不行，下脘不通，胃氣熱，熱氣熏胸中，故內熱 |
| 陽盛則外熱 | 上焦不通利，則皮膚緻密，腠理閉塞，玄府不通，衛氣不得泄越，故外熱 |
| 陰盛則內寒 | 厥氣上逆，寒氣積於胸中而不瀉，不瀉則溫氣去，寒獨留，則血凝泣，凝則脈不通，其脈盛大以濇，故中寒 |

## 三大穴，大有文章

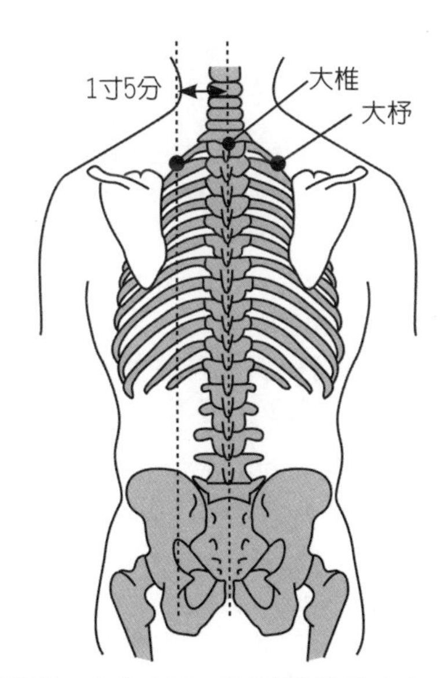


大椎屬督脈在第七頸椎與第一胸椎之間，是提綱挈領的大穴，垂頭喪氣或抬頭挺胸，它居於關鍵地位，大椎不良有「錐」心之痛的感覺。

大杼屬膀胱經脈在第一、二胸椎旁1寸5分，是肩負責任與擔當的大穴，大椎、大杼三穴優良有「舒」節壓力之能。

# 6-10 空氣之於肺癌、肝癌（參考3-10、4-5、4-13、5-6、5-31）

行政院衛生福利部公布國人 101 年主要死因統計，因惡性腫瘤死亡人數為 43,665 人，占所有死因死亡人數的 28.4%，平均約每 12 分鐘即有一人死於癌症。

惡性腫瘤死亡人數呈逐年增加，其占率從 70 年之 16.0% 逐年上升至 101 年達 28.4%；惡性腫瘤自 71 年起已連續 31 年高居國人死因之首位。如依各癌症死亡率排序，101 年十大癌症死因第一順位為氣管、支氣管和肺癌，第二為肝和肝內膽管癌。如以男、女兩性十大癌症死因來看，男性因氣管、支氣管和肺癌的死亡率為 48.3%，女性則為 25.5%；男性因肝和肝內臟管癌的死亡率為 47.0%，女性為 21.7%，都分別高居兩性癌症死因首位及次位。

流行病學家也開始了解，某些職業的從業人員，有較高的癌病發生率。如：染料廠工人的膀胱癌發生率偏高，常接觸鉻元素的工人也比較容易得肺癌。到了 1930 年代左右，某些工業用的化學物質與某些癌病之間的關係，已經相當明顯了。不過由於有些罹患癌病的人，並沒有接觸到這些已知的致癌物質，因此癌病的發生顯然還有其他的機制和因子。

1761 年，英國希爾（John Hill）醫師，注意到常使用鼻菸的人，比較容易得到鼻腔腫瘤。到了 1775 年，外科醫師波茲（Percival Potts）發現，清掃煙囪的工人在陰囊附近，特別容易發生某種皮膚癌。空氣的品質很重要，十九世紀英國倫敦不少煙囪工人罹患睪丸癌。

2012 年 7 月 26 日，日本朝日新聞：「多量吸入造成發癌的恐慌─印刷廠的膽管癌，洗淨劑是原因嗎？」問題的發端是大阪市印刷廠的前作業員，負責校正印刷，印刷機的墨水使用頻繁，洗淨劑使用機率很高，洗淨劑內含「X」物質是確認的，日本厚生勞動省基於勞動安全衛生法，指名「X」現為發癌的化學物質。日本國內經老鼠實驗確認「X」可能發生肺癌或肝癌；美國在 1990 年發表，使用「X」物質的紡織工廠，有 1,300 位工人，其中膽管癌及肝癌發癌率偏高。事實上「X」物質從空氣吸入與皮膚接觸，經過血液通過肝臟來分解，只有少量的「X」物質是透過正常路徑分解成二氧化碳等。

動物實驗結果：「空氣中濃度約 500 ppm（ppm 是百萬分之一）以上，癌的發生率推定為一成」，日本厚生勞動省實施大阪印刷廠空氣檢驗，驗出約 130 到 360 ppm，約是美國產業衛生學術會容許濃度（一天工作八小時）的2.6到7.2倍，人一旦吸入「X」物質，會出現嘔吐、腹脹、肝臟及腎臟機能低下等現象，在工作職場上常會接觸不明的危險化學物質，但常會被忽略。除了工作環境，工作時間不能過長也很重要，空氣品質優劣與人之神氣與血氣形志息息相關，尤其是肝臟與肺臟。

## 神、氣、血、形、志之有餘與不足

| 五臟所藏 | 有餘 | 不足 | 血氣未並五臟安定 | 命曰 | 補瀉 | | 刺微 |
|---|---|---|---|---|---|---|---|
| | | | | | 有餘 | 不足 | |
| 神 | 笑不休 | 悲 | 邪客於形，洒淅起於毫毛，未入於經絡 | 神之微 | 瀉其小絡之血，出血勿之深斥，無中其大經，神氣乃平 | 視其虛絡，按而致之，刺而利之，無出其血，無泄其氣，以通其經，神氣乃平 | 按摩勿釋，著鍼勿斥，移氣於不足，神氣乃得復 |
| 氣 | 喘欬上氣 | 息利少氣 | 皮膚微病 | 白氣微泄 | 瀉其經隧，無傷其經，無出其血，無泄其氣 | 補其經隧，無出其氣 | 按摩勿釋，出鍼視之，曰我將深之，適人必革，經氣自伏，邪氣散亂，無所休息，氣泄腠理，真氣乃相得 |
| 血 | 怒 | 恐 | 孫絡水溢，則經有留血 | | 瀉其盛經，出其血 | 視其虛經，內鍼其脈中，久留而視，脈太疾，出其鍼，無令血泄 | 刺留血，視其血絡，刺出其血，無令惡血得入於經，以成其疾 |
| 形 | 腹脹，涇溲不利 | 四肢不用 | 肌肉蠕動 | 微風 | 瀉其陽經 | 補其陽絡 | 取分肉間，無中其經，無傷其絡，衛氣得復，邪氣乃索 |
| 志 | 腹脹飧泄 | 厥 | 骨節有動 | | 瀉然筋血 | 補其復溜 | 即取之，無中其經，邪所乃能立虛 |

**＋ 知識補充站**

肝臟是消化器官中，解毒的主要部位，細胞病變會引起持續性瘢痕化，形成再生結節，持續破壞肝細胞，造成肝硬化。現代工業溶劑中的四氯化碳環境，以及慢性酒精中毒的患者，肝硬化機率很高，酒精性肝硬化，是門脈壓異常亢進最常見的原因，脂肪變性與纖維化造成肝腫大。

肝臟擁有很大的預備機能能力，但是肝功能不全的代謝性癥候會較遲出現，纖維性組織被肝內血管及膽管包裹，在肝硬化的同時，此處的血液流通就被阻礙，甚至停止，成為門脈壓亢進症。

# 6-11 膝與小腿的要穴

膝窩的神經是從坐骨神經在膝窩的上角方面，分成脛神經與腓總神經，脛神經是膝窩的三大功臣中，位居最表層，也是神經最活絡的區域。由於它位居保護周圍構造的位置，因此活動的位置較少，脛神經範圍從上角到下角，在膝窩一分為二。

膝窩內脛神經的分枝分別送往比目魚肌、腓腸肌、蹠肌、開膕肌……等，在針砭陰谷穴區域時，如果皮膚色澤太蒼白，只能「砭」（淺），絕對不要「針」（深），因為三大功臣的動脈循環不良，神經一定敏感又脆弱，病人在針後可能可持續疼痛多日，造成日後排斥針灸的心理，不可不慎。在膝窩方面，內側腓腸皮神經也起始於腓神經，在高度彈性下，靠腓神經交通枝，加之於外側腓腸神經，如此製造腓腸神經。腓腸神經分布在小腿與腳跟的外側，即膀胱經脈的**合陽穴**（委中下 2 寸）、**承筋穴**（合陽與承山之間）、**承山穴**（小腿肚分內間陷中，**飛揚穴**上行 1 寸，內開 1 寸處）、**飛揚穴**（崑崙穴直上 7 寸）、**跗陽穴**（崑崙穴直上 3 寸處）、**崑崙穴**（外踝與腳腱凹陷處）、**僕參穴**（崑崙直下，當跟骨下陷中）、**申脈穴**（外踝下 5 分陷中）。

腓總神經起於第 4 腰神經到第 2 骶神經（L4~S2）前枝的背側部分，坐骨神經外側的小的終枝。膝窩上角開始，沿著股二頭肌內側緣，膝窩的上外側緣行走，腓總神經通過腓腸肌的外側頭的表層，通過腓骨頭後面，腓總神經在腓骨頭附近分出廣泛的終枝，脛神經與膀胱經脈密不可分，腓總神經鍾情於膽經脈與胃經脈，膽經脈的**陽陵泉穴**（腓骨小頭前下方陷中，腓骨長肌中）、**陽交穴**（外踝上 7 寸，腓骨腸肌和伸趾長肌群之間），從**陽交穴**來看胃經脈，**陽交穴**前 1 寸有膽經脈的外丘穴，再往前則有胃經脈的**下巨虛穴**，此三穴可視為小腿的腰部，腰以上為天，即腓骨第三肌與脛骨前肌為主的。……胃經脈穴群，有犢鼻、足三里（犢鼻下 3 寸）、上巨虛（足三里下 3 寸）、條口（上巨虛下 2 寸）、豐隆（條口前 1 寸）、下巨虛（上巨虛下 3 寸）。腰以下為地，是腓骨長肌與腓骨短肌的膽經脈責任區，有外丘（外踝直上 7 寸）、光明（外踝直上 5 寸）、陽輔（外踝直上 4 寸）、懸鐘（外踝直上 3 寸）及坵墟（外踝下前凹陷中）。

**小博士解說**

「營養動脈」提供營養予肱骨、股骨、篩骨、胸骨、肋骨、骨盆、肩胛骨等「造血」骨骼，將來自心臟的動脈血液，進入骨骼內營養骨髓與參與骨髓造血，將精華與廢物透過靜脈回流心臟，營養動脈在安靜時儲藏於靜脈血約 80% 血液（肝臟、脾臟、皮膚等）開始活動、勞動、運動時，這些靜脈血液盡速運回心臟，營養成分也送回心臟，心臟將動脈血送到有需求的部位。

## 十二經脈與十二時辰

| 經脈 | | 絡穴 | 時辰 | 肌肉 | 能力 | 時間 | 精神 |
|---|---|---|---|---|---|---|---|
| 肺 | 手太陰 | 列缺 | 寅 | 旋前圓肌、橈側屈腕肌 | 行動力（方向） | 3:00~5:00 | 氣魄 |
| 大腸 | 手陽明 | 偏歷 | 卯 | 伸食指肌、橈側伸腕長肌、橈側伸腕短肌 | 體力 | 5:00~7:00 | |
| 胃 | 足陽明 | 豐隆 | 辰 | 腓骨長肌、腓骨第三肌 | 慾望<br>胃口 | 7:00~9:00 | 意智 |
| 脾 | 足太陰 | 公孫<br>大包 | 巳 | 腓骨前肌、外展拇指肌<br>前鋸肌、肋間外肌 | 智慧<br>活動力<br>（能量） | 9:00~11:00 | |
| 心 | 手少陰 | 通里 | 午 | 旋前方肌、尺側屈腕肌 | 堅持力 | 11:00~13:00 | 神情 |
| 小腸 | 手太陽 | 支正 | 未 | 尺側伸腕肌、<br>伸小指最小肌 | 心力 | 13:00~15:00 | |
| 膀胱 | 足太陽 | 飛揚 | 申 | 腓腸肌、脛骨後肌 | 衝力 | 15:00~17:00 | 精志 |
| 腎 | 足少陰 | 復溜 | 酉 | 脛骨後肌、比目魚肌 | 後勁 | 17:00~19:00 | |
| 心包 | 手厥陰 | 內關 | 戌 | 掌長肌、屈指淺肌、屈指深肌 | 關懷力 | 19:00~21:00 | 情性 |
| 三焦 | 手少陽 | 外關 | 亥 | 伸指長肌、伸指短肌 | 身心<br>調節力 | 21:00~23:00 | |
| 膽 | 足少陽 | 光明 | 子 | 腓骨第三肌、脛骨後肌 | 膽識 | 23:00~1:00 | 魂舍 |
| 肝 | 足厥陰 | 蠡溝 | 丑 | 脛骨後肌、脛骨前肌 | 腦力 | 1:00~3:00 | |
| 督 | | 尾翳 | | 腹直肌 | 肚量 | | 懷意 |
| 任 | | 長強 | | 梨狀肌、會陰肌 | 骨氣 | | 負志 |

**＋ 知識補充站**

1. 列缺穴位於橈骨莖突的上方，肱橈肌腱與外展拇指肌腱之間，腕後1寸5分（虎口交叉、食指按壓蓋處）針三分、灸三壯，治驚悸健忘、口眼歪斜、半身不遂、小便熱痛、溺血精出、抽筋。手銬銬住的地方，讓人動彈不得，多揉按可補心肺裂縫與身心缺憾。向上橈肌側揉按列缺，可除鼻唇間粉刺，向外展拇長肌揉按，有益顏面皮膚光滑潤澤，壓按可寧心。
2. 公孫穴在臨床上，是脾經脈的三陰交與膽經脈的懸鐘，也是透針治病的別穴，對腹腔及骨髓造血意義很大，脾之公孫之於腸胃問題，腎之大鐘之於泌尿及腰脊方面的問題都有相當的療效。公孫穴區過敏癚疹多的人，脾氣不好或歇斯底里，公孫穴區膚色烏黑者，造血功能不好，免疫力也不佳。

# 6-12 十二月之人氣不同

五臟與四季的感應是春肝、夏心、仲夏脾、秋肺、冬腎的關係。一年分二十四節氣，人體健康狀況與天地能量感應變化最大的是春分、夏至、秋分、冬至四個節氣前後，依序是肝、心、肺、腎，至於脾則因飲食與四季不可切割，所以感應始終存在。

夏至與冬至是晝夜長短的分界日，既是與農業社會密不可分，同時也和中原居民的生活起居與健康息息相關，特別是體弱多病的人更是敏感。健康就像成績單與銀行存款貸款一樣，是有階段性與長期性之分；階段性潤肺以秋分前後為主，長期性則要各臟腑皆相宜，以至於夏日食涼過度，秋冬季節就容易肚子痛、受傷風感冒。要強健所屬臟腑，當季是最佳時機，非當季節則宜妥為保養。

在二十四節氣中，春分與秋分是分野，溫度變化，由冷而熱，由熱而冷，就在此兩個節氣見真章；夏至與冬至是境界，太陽早起與晚起，至此無怨無悔。

生活中，春分後的節氣——清明，是筍子的甘美分界嶺，清明後的筍子，拙婦都可以炒出甘美味。秋分前的節氣——白露，是茄子損益的分水嶺，白露前茄子，清暢臟腑，白露後的茄子，缺損於無形，強健者不知其異，衰弱者動則得咎。

四立（立春、立夏、立秋、立冬），有四季立意，一過四立就有春意、夏意、秋意、寒意，立春踏青開始養肝魂，是一年中養護情緒最重要的時候，一年之計在於春，不懂得四立二十四節氣，一年總是在忙碌紊亂之中過日子，很可能年終前忙死人、累死人。

**人要開心安魂，一定要「麗」（立）春；立夏「夏意」濃，仲夏夜之夢；立秋秋意來，秋高氣爽；立冬冬意到，養精蓄銳，儲備因應明年的精氣神。**

**小博士解說**

日夜星辰，一年二十四節氣，一天十二時辰，息息相繫，古人將一天分為四季，強調春生夏長秋收冬藏，**清晨為春是肝，中午為夏是心**，肝臟由肝門靜脈與胸管輸送營養到心臟；**傍晚為秋是肺**，心臟與肺臟透過肺動脈與肺靜脈做氣體交換；**半夜為冬是腎**，肺臟與腎臟的體液運作，就是以腎臟過濾全身體液為基礎。一日之計在於晨（春）——養肝，中午烈日炎炎——養心，傍晚夕陽最美——養肺，半夜最好眠——養腎。

生長激素是入夜開始上升，到午夜幾乎是全天分泌最高的時候，褪黑激素也在一樣的時間作業，生長激素就是「一眠大一寸」，年幼需要較長時間的睡眠，年老的則無法睡眠太久，年幼白天活動量大，春夏生長氣息強，晚上睡眠就可以秋冬收藏氣息斂。生長激素除了年齡與活動量大小有關之外，與飲食及情緒關係也很大。

## 歲時十二月之氣化

| 歲時 | 天氣 | 地氣 | 人氣 |
|---|---|---|---|
| 正月二月 | 始方 | 始發 | 在肝 |
| 三月四月 | 正方 | 定發 | 在脾 |
| 五月六月 | 盛 | 高 | 在頭 |
| 七月八月 |  | 陰氣始殺 | 在肺 |
| 九月十月 | 陰氣始冰 | 始閉 | 在心 |
| 十一月十二月 | 水復 | 合 | 在腎 |

## 春夏秋冬，各有所刺

| 四季 | 部位 | 要領 |
|---|---|---|
| 春 | 散俞 | 及與分理，血出而止，甚者傳氣，間者環也 |
| 夏 | 絡俞 | 見血而止，盡氣閉環，痛病必下 |
| 秋 | 皮膚 | 循理，上下同法，神變而止 |
| 冬 | 俞竅於分理 | 甚者直下，間者散下 |

## 春、夏、秋、冬刺之亂

| | | |
|---|---|---|
| 春刺之亂 | 春刺 | 散俞，天氣漸暖，氣血循環在表 |
| | 夏分 | 脈亂氣微，入淫骨髓，病不能愈，令人不嗜食，又且少氣 |
| | 秋分 | 筋攣逆氣環，為欬嗽，病不愈，令人時驚，又且哭 |
| | 冬分 | 邪氣著臟，令人脹，病不愈，又且欲言語 |
| 夏刺之亂 | 夏刺 | 絡俞，表層之血絡 |
| | 春分 | 病不愈，令人懈墮 |
| | 秋分 | 病不愈，令人心中欲無言，愓愓如人將捕之 |
| | 冬分 | 病不愈，令人少氣，時欲怒 |
| 秋刺之亂 | 秋刺 | 皮膚，介於散俞、絡俞與俞竅之間的肌膚 |
| | 春分 | 病不已，令人愓然欲有所為，起而忘之 |
| | 夏分 | 病不已，令人益嗜臥，又且善夢 |
| | 冬分 | 病不已，令人洒洒時寒 |
| 冬刺之亂 | 冬刺 | 俞竅於分理，天冷氣血循環較深層，關節竅俞是關鍵 |
| | 春分 | 病不已，令人欲臥不能眠，眠而有見 |
| | 夏分 | 病不愈，氣上，發為諸痺 |
| | 秋分 | 病不已，令人善渴 |

# 6-13 五行之於人體傳化

人在恐懼與壓力過大的時候，就會刺激交感神經，令副腎上腺素分泌增加，結果就會出現心跳加快（心悸、心慌、心煩），呼吸不順暢（胸悶、胸痛），誘導體內的血糖上升，血脂肪與膽固醇也微微增加，代謝也會出現變化，諸如糖尿病、高血壓、心臟病、精神方面疾病、感染症、過敏症、癌、腎臟病……等，都是因為長期的自律神經異常，在尚未達吃降血壓藥、胰島素、鎮定劑、止痛藥、安眠藥、免疫抑制劑或類固醇之前，可以先檢查十二經脈。

在十二經脈中，「飲食方面」會先在胃經脈呈現症狀，呈現「呻吟、哈欠、討厭人群與火熱燥熱，容易驚嚇，心悸動、心跳不穩定，常要自己獨處，喜樂在封閉空間，甚至大喊大叫，不穿衣不穿鞋……」，只要有一、二項，就該注重「體液性調節」，亦即日常生活活動，一定要「少量多餐多變化」，切忌「偏食」與「暴飲暴食」（不吃早餐，只吃午餐，或再加消夜，都會破壞自律神經系統的平衡（homeostatic））；其次，對症調整，開始用薑、半夏「和胃健脾，補肝潤肺，除濕化痰，發表開鬱，發音聲利水道」。久視傷血、久臥傷氣 、久坐傷肉、久立傷骨、久行傷筋，是謂五勞所傷，五勞傷久，氣血多衰，夢必多。

《內經》將〈**脈要精微論**〉**（素問** 17**）**、〈**方盛衰論**〉**（素問** 80**）**、〈**淫邪發夢**〉**（靈樞** 43**）**分而論之，再以「虛」、「實」參而合之，最重要的是從夢境中，了解疾病之虛與實。實證則夢精神心智方面為多，虛證則夢身邊人事物方面為多。

**小博士解說**

人體的球關節只有肩關節與髖關節，肩關節負責肝經脈的生化訊息，屬木。人的上肢活動要透過肩關節控制，髖關節負責脾經脈的運作，屬土。下肢則要透過髖關節，人行萬里路，髖關節活動量大，股骨的營養動脈就相對的比其他部位發達，股骨近端的造血功能也比其他部位佳。讀萬卷書（持捧書籍寫字）肱骨近端也較發達，任何運動活動都一樣，營養動脈，不只是營養所需要的骨骼，如肱骨近端與股骨近端，還意味著它們造血的功能加大，所屬的三角肌（肱骨）、臀中肌、臀大肌（股骨）也相對發達。反之，活動太少而老化、病化，就會大骨枯槁向內陷下；導引按蹻也是在強化人體關節與營養動脈的運行。同時，對靜脈回流心臟，胸管與淋巴管之回流心臟也是相輔相成，肩部的美與靈巧反應人肝魂（soul）的優美、愉悅，臀部的美與靈巧寫實人意智（wisdom）的崇高與任勞任怨，努力不懈的人，如木植於土而生生不息；慵懶的人，木剋土而哀怨不斷。

## 五臟之身體變化

| 五臟 | 肝 | 心 | 脾 | 肺 | 腎 |
|---|---|---|---|---|---|
| 五味所入 | 酸 | 苦 | 甘 | 辛 | 鹹 |
| 五氣所病 | 肝為語<br>膽為怒 | 心為噫 | 脾為呑<br>胃為氣逆為噦為恐 | 肺為欬<br>大腸小腸為泄 | 腎為欠、嚏<br>下焦溢為水<br>膀胱不利為癃，不約為遺溺 |
| 五精所并 | 憂 | 喜 | 畏 | 悲 | 恐 |
| 五臟所惡 | 風 | 熱 | 濕 | 寒 | 燥 |
| 五臟化液 | 淚 | 汗 | 涎 | 涕 | 唾 |
| 五味所禁 | 酸走筋，筋病無多食酸 | 苦走骨，骨病無多食苦 | 甘走肉，肉病無多食甘 | 辛走氣，氣病無多食辛 | 鹹走血，血病無多食鹹 |
| 五臟所藏 | 魂 | 神 | 意 | 魄 | 志 |
| 五臟所主 | 筋 | 脈 | 肉 | 皮 | 骨 |
| 五勞所傷 | 久行傷筋（多泡澡泡溫泉） | 久視傷血（多遊山玩水） | 久坐傷肉（多按摩） | 久臥傷氣（多運動） | 久立傷骨（多休息睡覺） |
| 五脈應象 | 肝脈弦 | 心脈鉤 | 脾脈代 | 肺脈毛 | 腎脈石 |

## 五病所發，五邪所亂

| | 陰 | 陽 |
|---|---|---|
| 五病所發 | 陰病發於骨，陰病發於肉，陰病發於夏 | 陽病發於血，陽病發於冬 |
| 五邪所亂 | 邪入於陰則痺，搏陰則為瘖，陰出之陽則怒 | 邪入於陽則狂，搏陽則為癲疾，陽入之陰則靜 |

## 四季脈之五邪所見

| 五邪 | 春 | 夏 | 長夏 | 秋 | 冬 |
|---|---|---|---|---|---|
| 五邪所見 | 秋脈 | 冬脈 | 春脈 | 夏脈 | 長夏脈 |

名曰陰出之陽，病善怒不治，是謂五邪，皆同名，死不治。

# 6-14 夢境的診斷

「夢的解析」、「夢的判斷」……21 世紀初，人類深層的心理活動，精神分析，佛洛伊德、佛洛姆等專家的學說蔚成風潮。

早在《論語》第 7 篇第 5 章，孔子說：「甚矣！吾衰也，久矣！吾不復夢見周公」，無異是當頭棒喝，表示人在現實生活中求取的成果，無法全然實踐時，內心世界就會累積慾望，透過夢來解放，變成日有所思，夜有所夢。

人的意識（脾主益智）在睡夢中，潛意識（肝主魂、肺主魄）就會得到解放，所有七情（喜、怒、憂、思、悲、恐、驚）六慾全在腦海中奔放，甚至是孩童時期的求知慾、青春期的性慾和中年期的戰鬥生活（孔子的三戒——年少戒之在色，年壯戒之在鬥，年老戒之在得），以至於對未來的言語行為，都有可能是預知的資訊。

夢有正向之夢，也有逆向之夢，《內經》就以實與虛來解析，用之來看《紅樓夢》十二金釵，這十二美女的十二經脈各有盛衰，例如：王熙鳳毒設相思局，是陽經脈盛；林黛玉葬花是陰經脈盛，《紅樓夢》的第一夢中，短劍殺賈寶玉，這就是〈淫邪發夢〉篇：「少氣之厥，令人妄夢，其極至迷。三陽絕，三陰微，是為少氣。是以肺氣虛，則使人夢見白物（刀劍），見人斬血籍籍，得其時，則夢見兵戰。」

我們要如何使用《內經》的資訊呢？就是以現代的醫學理論，去看自己的身體哪方面可能有問題，再依《內經》陰陽學說、五行學說、經絡學說……，並試著以「針、灸、砭、藥、導引按蹻」來治療疾病，改善慢性疾病；除非情況不得已，才服用「西藥」，再不得已才進行「手術」。

佛洛伊德的《夢的解析》膾炙人口，倘若我們從《內經》來作「夢的解析」，意義也是相似。《內經》的〈脈要精微論〉、〈方盛衰論〉、〈淫邪發夢〉三篇論說夢境，全部以陰陽五行經脈學說為基礎，不論是大腦皮質或腦下垂體、下視丘、松果體、腦幹……，從經脈來看夢境，不但可以看出人生之真，文字之美，都是從善如流。

晉朝陶侃夢飛就是憂心忡忡，《紅樓夢》王熙鳳、林黛玉也有諸多夢境，一如鳳姐的「柳葉吊梢眉，丹鳳三角眼」，黛玉的「兩彎似蹙非蹙籠煙眉，一雙似喜非喜含情目」，依《內經》〈五色〉、〈經脈〉，就是心肺功能長期不良（闕中者兩眉之間肺，下極者兩眼之間心，眉尾絲竹空三焦經脈，眼尾瞳子髎膽經脈），從經脈去找頭緒，對身心靈的認識與養生，延年益壽是很有助益的。吃飽的人會夢到給予、施捨、大放厥詞等夢境；飢餓的人會夢見拿取、乞取、嗷嗷待哺等情境；肝盛（循環不暢）的人會夢見憤怒、生氣、不高興，所以現實生活急需紓解、放鬆和解壓；肝虛（循環虛弱）的人，則會夢到山林樹木，表示現實中急需生長、學習、救助……。舉一反三，小腿循環不順的人（在爬山、跑步過累之後），常會夢到腳走不動，或腳被絆住。「客於陰虛則夢性交」，小則因應生理需求的反應，大則生殖器方面可能要出問題。

## 四季脈之五邪所見

| 十二盛 | 夢境 | 十二盛 | 夢境 |
|---|---|---|---|
| 陰氣盛 | 夢涉大水而恐懼 | 甚飽（暴飲暴食） | 夢予 |
| 陽氣盛 | 夢大火而燔灼 | 肝氣盛 | 夢怒 |
| 陰陽俱盛 | 夢相殺 | 肺氣盛 | 夢恐懼，哭泣，飛揚 |
| 上盛 | 夢飛 | 心氣盛 | 夢善笑，恐畏 |
| 下盛 | 夢墮 | 脾氣盛 | 夢歌樂，身體重不舉 |
| 甚饑（勞饑過度） | 夢取 | 腎氣盛 | 夢腰脊兩解不屬 |

凡此十二盛者，至而瀉之，立已。與脈要精微論的十一盛可互為參酌。

## 十五不足夢境

| 十五不足 | 夢境 | 代表藥方 | 十五不足 | 夢境 | 代表藥方 |
|---|---|---|---|---|---|
| 心 | 邱山煙火 | 大黃黃連瀉心湯 | 小腸 | 聚邑衝衢，高樓大廈 | 苓桂朮甘湯 |
| 肺 | 飛揚。見金鐵之奇物 | 瀉白散 | 膽 | 鬥訟自刳 | 溫膽湯 |
| 肝 | 山林樹木 | 龍膽瀉肝湯 | 陰器 | 接內 | 清心蓮子飲 |
| 脾 | 邱陵大澤，壞屋風雨 | 瀉黃散 | 項 | 斬首 | 葛根湯 |
| 腎 | 臨淵，沒居水中 | 真武湯 | 脛 | 行走而不能前，及居深地窌苑中 | 三痺湯 |
| 膀胱 | 遊行 | 五苓散 | 股肱 | 禮節拜起 | 茯苓丸 |
| 胃 | 飲食 | 二陳湯加平胃湯 | 胞植 | 洩便 | 腎氣丸 |
| 大腸 | 田野 | 越鞠丸 | | | |

凡此十五不足者，至而補之立已也。與方盛衰論的五虛可互為參酌。

**+ 知識補充站**

《內經》文字不若《夢的解析》多，然而這三篇又如達爾文密碼，有身體基因的解說，上盛是心肺方面有問題，夢到的是「飛」（up & fly），肝脾腎是屬下盛，夢到的是「墜」（down & full），日有所思夜有所夢，孔子之吾已久未夢見周公，是自省日有所荒廢，夜就有所失態，上盛還包括頭、上肢，下盛還包括下肢、生殖器官，盛與虛，就是循環不順暢與無力感。

# 6-15 經筋與素女經

（參考3-5、4-19、5-24）

東方醫學不如西方醫學來得精確，西方醫學不如東方醫學來得完整。

西元 1972 到 1974 年，中國湖南省長沙馬王堆一號和三號漢墓，出土大批珍貴之物，這些文物的年代約在西元前100到200年，漢高祖吸取了秦代的諸多教益、養生續命。其中，有「堯問於舜曰天下孰最貴，舜曰生最貴，堯曰治生奈何，舜曰審乎陰陽。」性教育方面有「吾精以養女精，前脈皆動，皮膚氣血皆作，故能發閉通塞，中府受輸而盈。」以及「振動者，欲人久持之也。」

秦漢之後，唐朝孫思邈在《千金方》中著墨很多，後來《素女經》就更加完備了，《內經》中的導引按蹻，華陀五禽戲、達摩易筋經都是用來治病兼養生的。帛書四十四式中，仰呼、杖通陰陽、引聾、引溫、引項、引胠積、引膝痛……等，其中引痺痛與鸇，本書第六章養生學說有詳加解說。

男人的四肢動作，都在輔助陽關穴，即第 5 腰椎的「有分量」，再加上腰方肌、腰大肌及髂肌的全方位合作，男性生殖器官才得以雄赳赳、氣昂昂，才能譜出美的鴛鴦之樂。從「龍翻式」可以看出男人「勢壯且強」，就在薦部副交感神經表現最優異，表面上四肢是周圍神經在敲鼓齊鳴，實際上仍要靠「中樞」神經及「自律」神經的作業，才能兩情相悅；女人方面的「蓄血式」中「極內之」，是女人讓子宮頸與男人的小頭能夠碰觸到底並砥礪不已，男人要勃起堅挺，才能安抵陰道深處的子宮頸，否則多半途而廢；相對女人的腰、腳要很有力，骨盆內的臟器循環很好，子宮頸管內的子宮骶韌帶要很結實有力，才能安然操作「蓄血式」。女人控制男人就以「蓄血式」最完備，從控制男人的小頭，去張羅男人的大頭。

L5 往 S1（第 1 骶椎）傳動的動作，最常見的就是走路、跑步等，它們的活動量越大，腳的活動關鍵區（腳的靜脈網），盆腔的活動關鍵區（腹盆腔的靜脈、淋巴群）也會有所動作及涵養能量。

**小博士解說**

淋巴節是沒有被膜的卵形淋巴組織塊，散布在腸胃道、尿道、生殖器官、氣管等的黏膜固有層（結締組織），稱為黏膜關連淋巴組織（Mucosa-Associated Lymphatic Tissue, MALT），多數的淋巴小節是小而孤立的，一部分在身體特定部位形成複數的大的集合體，這之中有咽頭部的扁桃，小腸的迴腸淋巴濾泡集合板，淋巴小節的集合在盲腸也可見，通常五個扁桃（tonsils）有 MALT，這些是口腔、咽頭口部及鼻腔咽頭的境界部，呈環狀並存。扁桃是吸氣或食飲時，對抗異物的免疫器官戰略配置，一個咽頭扁桃埋在咽頭鼻部的後壁，二個口蓋扁桃在口腔的後方兩側，常常被摘除，一對舌扁桃在舌頭基部，也常被摘除。

## 十二經筋起始與結束

| 十二經筋 | 起於（動力的根源處） | 結於（動力的結果處） |
| --- | --- | --- |
| 足太陽 | 足小指 | 上結於踝，邪上結於膝，其下循足外側，結於踵，上循跟，結於膕。其別者，結於腨外，上膕中內廉，與膕中並上結於臀，上挾脊上項 |
| 足少陽 | 小指次指 | 上結外踝，上循脛外廉，結於膝外廉。其支者，別起外輔骨，上走髀。前者結於伏兔之上，後者結於尻 |
| 足陽明 | 中三指 | 結於跗上，邪外上加於輔骨，上結於膝外廉，直上結於髀樞，上循脇屬脊。……其直者，上循伏兔，上結於髀，聚於陰器 |
| 足太陰 | 大指之端內側 | 上結於內踝，其直者絡於膝內輔骨，上循陰股，結於髀，聚於陰器，上腹結於臍，循腹裏，結於肋，散於胸中 |
| 足少陰 | 小指之下，並足太陰之筋，邪走內踝之下 | 結於踵，與太陽之筋合，而上結於內輔之下，並太陰之筋，而上循陰股，結於陰器，循脊內挾膂，上至項，結於枕骨，與足太陽之筋合 |
| 足厥陰 | 大指之上 | 上結於內踝之前，上循脛，上結內輔之下，上循陰股，結於陰器，絡諸筋 |
| 手太陽 | 小指之上 | 結於腕，上循臂內廉，結於肘內銳骨之後，彈之應小指之上，入結於腋下 |
| 手少陽 | 小指次指之端 | 結於腕，上循臂，結於肘，上繞臑外廉，上肩走頸，合手太陽 |
| 手陽明 | 大指次指之端 | 結於腕，上循臂，上結於肘外，上臑，結於髃 |
| 手太陰 | 大指之上，循指上行 | 結於魚後，行寸口外側，上循臂，結肘中，上臑內廉，入腋下，出缺盆，結肩前髃，上結缺盆，下結胸裏，散貫賁，合賁下抵季 |
| 手心主 | 中指，與太陰之筋並行 | 結於肘內廉，上臂陰，結腋下，下散前後挾 |
| 手少陰 | 小指之內側 | 結於銳骨，上結肘內廉，上入腋，交太陰，挾乳裏，結於胸中，循臂下繫於臍 |

# 6-16 導引按蹻——帛書四十四式之引痺痛

**導引任督，璀燦生命**

引痺痛，導引任督二脈，帶動十二經脈，從肋骨下功夫。**人的肋骨第 1 到第 7 肋是真肋骨，第 8、9、10 肋是假肋骨，三隻肋骨一舉附著在第 7 肋骨上，第 11、12 肋骨是浮肋**，它們保護著五臟，也與五臟六腑息息相關，運作生命。

讀者可以試著體會肋間外肌張開胸腔的感覺，膻中（任脈），在第 4 肋的兩乳間，是八會穴的氣會要穴；膈俞在第7脊椎旁寸半，是八會穴的血會要穴。第2、3 肋間的**神藏**（腎經脈），第 4、5 肋間的**神封**（腎經脈）、**乳中**（胃經脈，第 4 肋）、**乳根**（胃經脈，第 5 肋），左側又稱胃的大絡虛里，診斷心尖跳動情形，即藉由氧氣與營養集合，表現心臟情形。

呼氣時，試著用上半身及兩大腿擠壓腹部，同時以十趾抓緊地面，尤其是腳大拇趾，可激活伸拇長肌、伸屈拇長肌、外展拇趾肌、屈拇短肌、內收拇肌及蹠方肌，它們可以強化大敦（肝經脈）、隱白（脾經脈）與湧泉（腎經脈）。

操作多次及體質很好的人可以輕易以十趾抓緊地面，也同時可以活絡**厲兌**（胃經脈，第二、三趾）、**竅陰**（膽經脈，第四趾）、**至陰**（膀胱經脈，第五趾）以上六穴，是足六經脈的井穴，井穴是出發與啟動的要穴，是動、靜脈交換要區，經脈循行上手腳末梢的井穴是出關，肘膝的合穴是入關，前臂與小腿，是腕肘與踝膝的槓桿，三八式與引痺痛，就是激活末梢井穴以出關闖創天地，再強化肘膝合穴以入關再造天下。

人的手腳乾淨與否，表示手腳的動脈到末梢及靜脈回流心臟是否健康，尤其是末梢靜脈回流心臟要健康，就要動得巧，吃得妙，才能身心輕盈，少病多歡愉。

**小博士解說**

呼吸是人體中再自然不過的生存本能，活著的每一秒都在呼吸，無須刻意人人皆會，細看卻是上山下海的大本事，呼吸的奧妙之於血液、肌肉、臟腑，都有密不可分的關係。

呼吸的主要器官是肺臟。呼吸的主要肌肉是橫膈膜，它包裹著肝臟、脾臟、胃，吃太飽胃撐大了，阻礙橫膈膜呼吸，暴怒沮喪阻礙了肝膽循環，兩者都會妨礙橫膈膜的呼吸順暢。

胸腔呼吸靠的是上半身肌肉群，橫膈膜、肋間外肌、斜角肌、上後菱形肌、胸鎖乳突肌、胸小肌等輔助吸氣，肋間內肌則輔助呼氣；腹部肌肉群，腹內斜肌、腹外斜肌、腹直肌、腹橫肌及闊背肌、下後鋸肌等則負責輔助呼氣。腹式（丹田）呼吸法，加強下半身肌肉群的輔助功能。

## 引痺痛

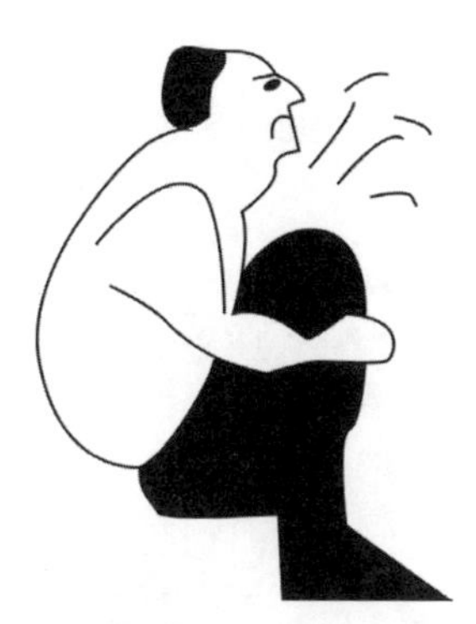

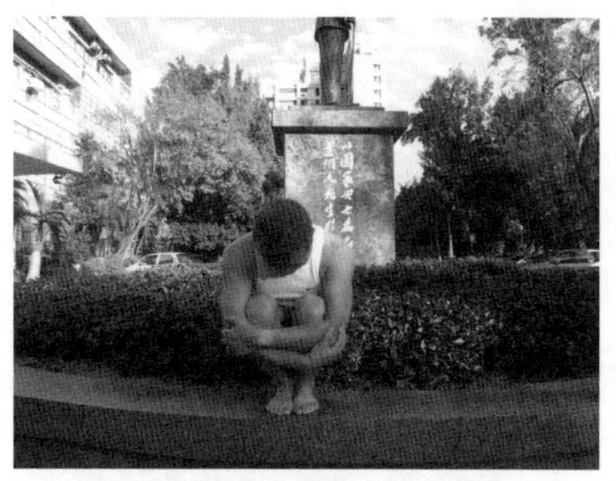

俯首引痺痛—養督脈，開鬼門，潔淨腑。

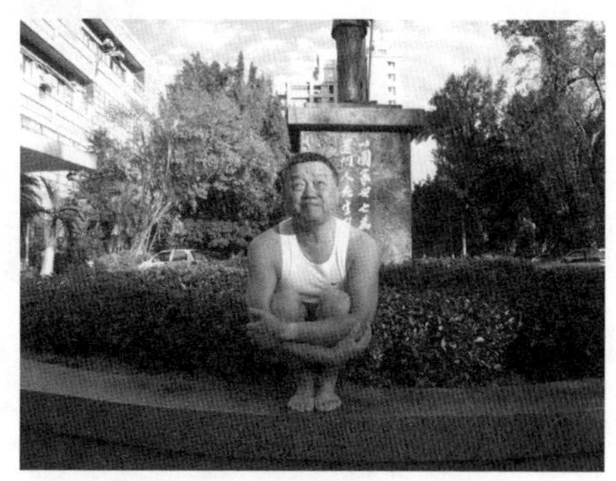

仰首引痺痛—養任脈，精自生，形自盛。

**＋ 知識補充站**

1. 兩手自然放置在身體後方，讓上半身緩和，將大關節調整，兩腳併攏，兩腳內側緊貼，十腳趾併攏，令兩腳底渾然成一體。男性須將外生殖器官擺在最佳位置。
2. 右手抓抱左小腿外側，盡可能抓緊小腿肚承山穴區，若能夠抓到絕骨穴區或崑崙穴區，表示體態輕盈，罹患慢性生活習慣病機率也小。反之，若抱不到以上穴區，不是肥胖就是肢節老朽，或是有慢性病、糖尿病、高血壓、腦心血管疾病、肝病……甚至無一不有，只要早上操作三八式與引痺痛，這些症狀都會改善。將右手抓緊左小腿，同時左手巧妙使力抓緊右肘天井穴區後方，抓得越緊越好，此時可以感覺腹部已開始受擠壓，右手也隨即抓緊左肘天井穴區後方。
3. 在這個過程中，一般人可將兩膝懷抱在胸中，兩手交纏在併攏的兩膝下方。兩手隨著操作時間增加，儘量緩緩向下移，藉以擠壓腹部；同時，十指抓緊時緩緩吸氣，呼氣則十趾用力抓地，尤其是大拇趾。吸氣時，可以感覺橫膈膜向下推移，背部膈俞膈關（越吃緊）到胸部期門（肝經脈，乳下第六6、7肋）、日月（膽經脈，乳下第7、8肋）、章門（肝經脈，第11肋尖）、京門（膽經脈，第12肋尖）都有被牽引的感覺，此四穴分別是肝、膽、脾、腎四經脈的募集氣血主要穴道。

# 如何使用《圖解內經》

全書162篇，最重要的一篇是〈經脈〉，從〈上古天真論〉到〈癰疽〉，幾乎都在詮釋〈經脈〉。

〈經脈〉背得越熟，越能善用《內經》，背十二經脈循行路線與是動、所生病，是擁有《內經》知識的人，必備工作，言之易，行之難，臨床上經脈循行是錯綜複雜的……，三十多年來，體悟到十二經脈與任督二脈的360穴的第一字，是該天天背，有空就背，循行路線與是動、所生病偶爾亦需複習。循行路線的字詞句，不論是動詞、名詞、形容詞、副詞都有一定的意義，如「肝經脈起始於大趾叢毛之際，上循足跗上廉……上額與督脈會於巔」、「膽經脈起於目內眥……下出外踝之前循足跗上，入小趾次趾之端，其支者別跗上入大趾次趾內出其端，還貫爪甲出三毛」，這兩經脈的「三毛」大敦穴，診治上意義非常重要，可是使用的人少之又少，只視為理所當然，一如呼吸很自然，尊養呼吸就大費周章了。

默而識之，背誦日久，必能死背活用，就可以體悟到學而不厭與誨人不倦的妙趣。〈經脈〉篇的是動、所生病妙在詮釋循行路線與臟腑的親密關係，尤其是「痛」「厥」「心」……「面」……等，只有「分而論之」日久，如臉色①面塵②面微有塵③顏黑屬於肝、膽、胃經脈，至於如何「參而合之」，巧妙於心。就靠持恆的功夫，將〈五色〉、〈五閱五使〉，反覆再三融入，至於〈陰陽二十五人〉、〈本藏〉、〈師傳〉、〈通天〉、〈瘦夭剛柔論〉、〈逆順肥瘦〉等就會逐一上手，妙不可言。是動病是快要生大病，所生病幾乎都是可能危及生命的病，至於輕重緩急，就看如何診治，西醫也參考運用，必然更加會心微笑。

《內經》對於大部分人在認知上是食古不化的，其中有一大半的內容，對筆者而言，也是難以得其門而入。《論語》對很多人也一樣，筆者持恆背誦三十多年，二十篇《論語》最實用的是〈鄉黨〉篇，尤其是「鞠躬如」，《內經》則是〈經脈〉、〈陰陽二十五人〉、〈本藏〉、〈師傳〉、〈通天〉，從「科普」角度來看，讀者可以透過《圖解內經》來檢視自己的身心變化。

疾病是由病而疾，病（甲乙丙……）是慢慢形成，疾（一矢中的）是非治不可，久病成良醫，老病人常是好醫師的良師益友。痿弱無力之痿，以筋痿與骨痿來對比，肝氣熱則膽泄口苦，筋膜乾則筋急而攣縮而筋痿，腎氣熱則腰脊不舉，骨枯髓減發為骨痿，這是「病機」，至於「病因」則常是「有所失亡，所求不得發肺鳴，肺鳴則肺葉焦」與「遠行勞倦，逢大熱而渴，陽氣內伐，熱舍於腎而腎熱，腎熱則骨枯而髓虛足不任身，發為骨痿」，診斷以望診與問診為主，「治則」是「治痿獨取陽明」，「治法」是「補其榮而通其俞，調其虛實和其逆順，筋脈骨肉，各以其時，受則病矣。」

本書篇章是依照《內經》與國考的需求來寫作，所以臨床使用上需要互相參考各章節，譬如肺癌一定要參考以下六個章節：

1. 三——3-10 五臟六腑皆能令人咳嗽
2. 四——4-5 日本醫學氣象預報與台灣寒熱劇變
3. 四——4-13 伸出手便知有沒有
4. 五——5-6 慢性阻塞性肺病（COPD）
5. 五——5-31 肺癌
6. 六——6-10 空氣之於肺癌、肝癌

所有的臨床使用，都要反覆的比較各章節，才能更加領悟《內經》的精髓。《內經》天文地理方面的論說，天元紀大論（A66）、五運行大論（A67）、六微旨大論（A68）、氣交變論（A69）、五常政大論（A70）、六元正紀大論（A71）、至真要大論（A74）、九宮八風（B77）、刺法論（B82）等，筆者一直束手無策，不得其門而入，可能是用功不夠，更可能是筆者無法學以致用，才無法學而時習之，相對地，其他不少篇章，一直是筆者臨床上的根基，認識《內經》Knowing How，才得以珍惜享受 The foundation stone of knowledge。

# 後記

《圖解內經》成書之後，2013 年 5 月應高雄市中醫師成書之邀，講授四堂課程，二堂內經，二堂傷寒論，《內經體檢表》與《實用傷寒論》隨之成書出版，《內經體檢表》與《圖解內經》是各領風騷、相得益彰，交集的部分如杵狀指、日本人的骨頭等等，都是以西醫的生理病理來詮釋內經的經絡穴道理念，最重要的是它們都很實用，也很好用，只不過要「學而時習之」、「默而識之」，自然能心領神會《內經》之妙，妙不可言。

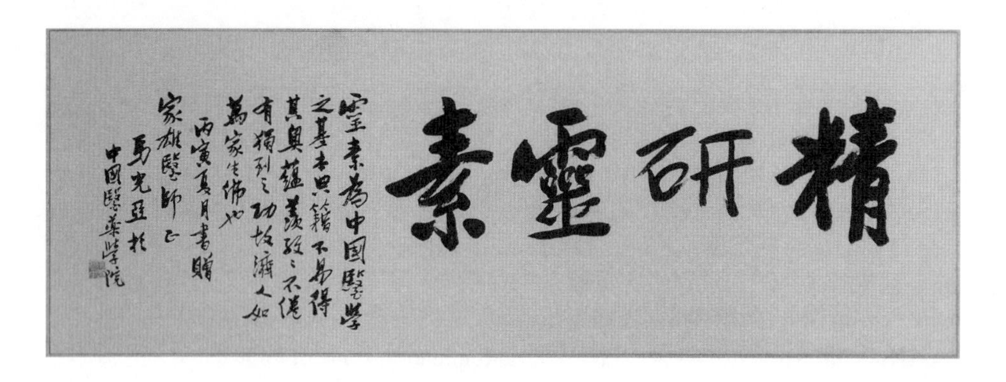


寫作之際，抬頭就看見馬光亞老師及師母的相片，兩人相依而坐，師母偎在老師左側，老師……民國75年（馬老師73歲）寫「精研靈素」於筆者，無庸置疑，是支持筆者在寒冬酷暑的半夜起床寫作的最大動力。《內經》是一棒接一棒傳承的，馬老師於筆者如此，筆者於徒子徒孫亦如此。

李家雄 於台北診所

國家圖書館出版品預行編目資料

圖解內經／李家雄著. --三版. --臺北市：五南圖書出版股份有限公司，2021.09

面；　公分

ISBN 978-986-522-484-4（平裝）

1.內經　2.中醫典籍　3.養生

413.11　　110002365



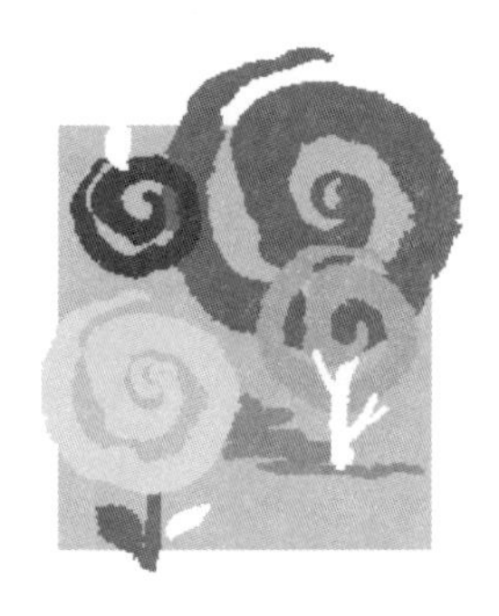

5L05

# 圖解內經

作　　者 — 李家雄（92.1）

發 行 人 — 楊榮川

總 經 理 — 楊士清

總 編 輯 — 楊秀麗

副總編輯 — 王俐文

責任編輯 — 金明芬

封面設計 — 王麗娟

出 版 者 — 五南圖書出版股份有限公司

地　　址：106台北市大安區和平東路二段339號4樓

電　　話：(02)2705-5066　　傳　　真：(02)2706-6100

網　　址：https://www.wunan.com.tw

電子郵件：wunan@wunan.com.tw

劃撥帳號：01068953

戶　　名：五南圖書出版股份有限公司

法律顧問　林勝安律師事務所　林勝安律師

出版日期　2014年10月初版一刷

2015年11月二版一刷

2021年 9 月三版一刷

2022年10月三版二刷

定　　價　新臺幣380元